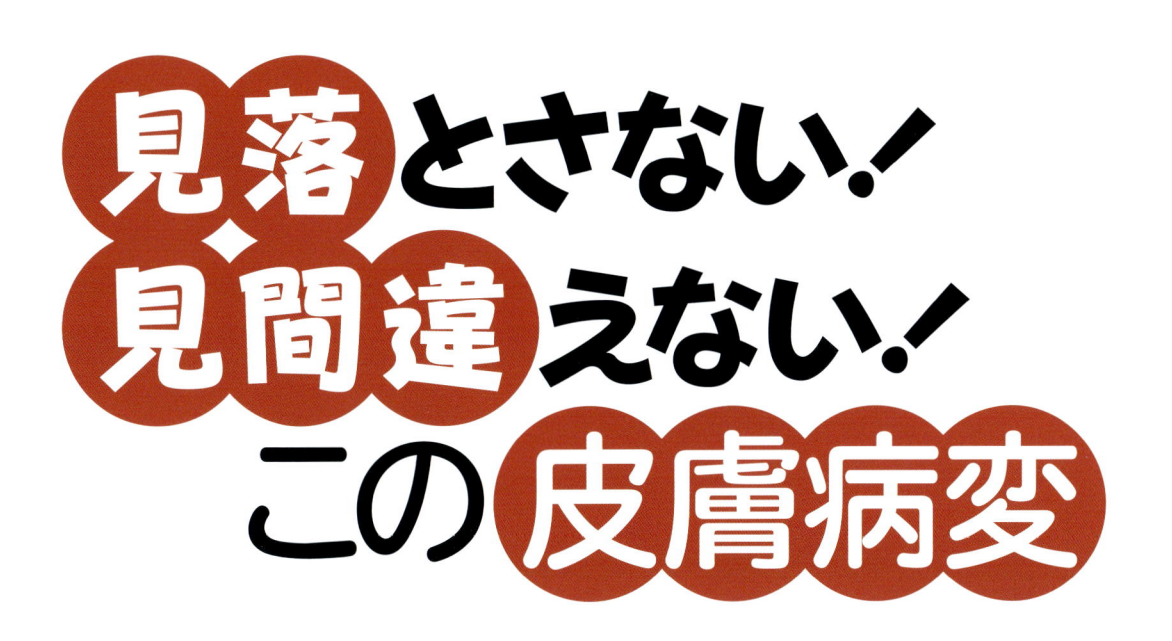

見落とさない！見間違えない！この皮膚病変

編集　石川 治　群馬大学教授

全日本病院出版会

発刊にあたって

　臨床医であれば誰もが「見落とし」や「見間違え」を経験していることでしょう．間違いなく私もその一人です．通常，こうしたことは経験年数に応じて減っていくものですが，そうでない臨床医も存在します．その違いはどこから生まれるのか．それは，「見落とし・見間違え」に気づく感性と「なぜ，見落としたか，見間違えたか」を考える理性を持ち合わせているか否かだと思います．優れた臨床医は「見落とし・見間違え」に気づき，二度と同じ轍を踏みません．

　本書では群馬大学皮膚科学教室が経験した症例を集め，日常診療で「見落とし・見間違え」やすい疾患を中心に解説しました．豊富なカラー写真とともにその解説内容は日常診療に必ず役立つものと自負しております．

　本書には私が執筆した10本のコラム(随筆)を載せさせていただきました．コラムの内容は，私が一診療科の責任者と兼任しながら，6年前から4年間に亘り附属病院長・病院担当理事，2年前から教育・国際交流担当理事として地方国立大学法人のトップマネジメントに携わってきた折々に感じた事柄です．本書の箸休めとして気軽にお楽しみください．以下は，本書用に書き下ろしたものです．

マクロとミクロは車の両輪

　最近，私が気になることは「専門分野の細分化」の問題です．あらゆる分野でこのことが指摘されて久しいのですが，私が当教室で実感し始めたのはここ数年です．きっかけは，病理標本作成担当の当科専属技官が定年を迎え，生検組織を病院病理部に提出するようになったことでした．その後，若手医師が皮膚病理を読もうとしない傾向が現れ始めたのです．確かに，病理部へ提出するとさまざまな抗体を用いて免疫染色をしてくれます．その結果，担当医師は病理報告書を鵜呑みにし，回診で滔々と述べるようになりました．要するに，彼らは完全調理された答えを報告するメッセンジャーの役割を果たしているのです．「病理組織診断は病理医が専門なのだから任せておけばよい．診断を間違ったら彼らの責任なのだ．自分の責任ではない」と考えているのでしょうか．

　私たちが彼らの年代のころは，まず自分でHE標本を読み，そして診断に必要な特殊染色や免疫染色を専属技官に依頼するという過程を踏むことで，皮膚病理を読む力を鍛錬してきました．現状では，自分自身でHE標本を観察して有意な所見を抽出して鑑別疾患を考え，鑑別するためにどのような特殊染色や免疫染色が必要なのかを考えるという過程がすっぽりと抜け落ちてしまっているのです．これでは，優れた皮膚科臨床医は育ちません．なぜならば，臨床像(マクロ)を知っており，その病理像(ミクロ)をも知り得るのは皮膚科医だけだからです．両者を熟知した医師こそが患者さんに最適の医療が提供できますし，病態解明の糸口や研究のアイデアを発想できるのです．

　苦労はしたくないかもしれません．しかし，成功は苦労した量に比例します．「若い時の苦労は買ってでもしろ」とは歳をとってから実感するのですが，本書を手にされた若い皮膚科医の皆さん，どうか苦労を買ってください．そして，臨床と研究において世界のトップレベルの地位を維持してください．

2013年4月吉日

石川　治

執筆者一覧

編　　集

石川　治　　　群馬大学大学院医学系研究科皮膚科学講座，教授

執筆者（五十音順）

安部正敏　　　群馬大学大学院医学系研究科皮膚科学講座，講師

天野博雄　　　群馬大学大学院医学系研究科皮膚科学講座，講師

石川　治　　　群馬大学大学院医学系研究科皮膚科学講座，教授

岡田悦子　　　群馬大学大学院医学系研究科皮膚科学講座

清水　晶　　　群馬大学大学院医学系研究科皮膚科学講座，講師

田子　修　　　群馬大学大学院医学系研究科皮膚科学講座

永井弥生　　　群馬大学大学院医学系研究科皮膚科学講座，准教授

服部友保　　　群馬大学大学院医学系研究科皮膚科学講座

茂木精一郎　　群馬大学大学院医学系研究科皮膚科学講座，講師

（2013年3月31日現在）

見落とさない！
見間違えない！
CONTENTS

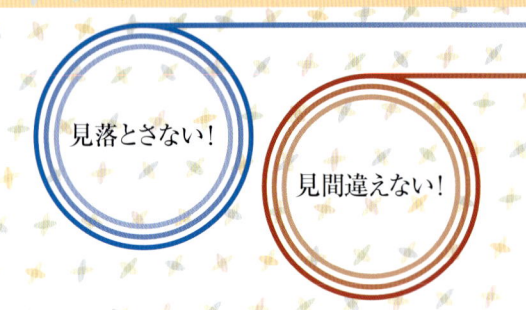

I. 見落とさない！この皮膚病変

[被髪頭部]

1. 頭部の紫斑を見落とすな！　―血管肉腫……………………………………………岡田　悦子　2

[顔面・頸部]

2. びまん性脱毛が起こるのは？　―原因はさまざま，精査を！！……………………石川　治　4
3. ぬかりなく！糖尿病に伴う皮膚病変　―皮膚症状から糖尿病を診断…………………石川　治　6
4. 顔面の水疱，瘢痕　―稀な疾患だが…………………………………………………田子　修　8
5. 鼻から頬部の淡黄色小結節を見つけたら？
　　―癲癇発作の小児は鼻周囲に注目！！…………………………………永井　弥生　10
6. 脂漏性皮膚炎様皮疹をどうみるか？　―脂漏性皮膚炎様皮疹は奥が深い………永井　弥生　12
7. 耳介の病変　スペシャリストのみかた
　　―DLE，日光角化症，耳介偽囊腫など多彩！！………………………安部　正敏　16
8. 眼瞼の腫脹に気をつけよう！　―接触皮膚炎から悪性リンパ腫までも…………天野　博雄　20
9. 排膿を伴う皮下結節　―結核は再興感染症……………………………………永井　弥生　22
10. 頸部の褐色調角化から分かること　―内臓悪性腫瘍を見逃すな！！……………清水　晶　26
11. 急性のアレルギー性接触皮膚炎を見極める　―漿液性丘疹を確認する！！……石川　治　28

[躯　幹]

12. ダリエ徴候をとらえろ！　―診療中でも自分でできる検査をマスターする………安部　正敏　30
13. 全身に多発する色素斑　―乳幼児の神経線維腫症の診断…………………………天野　博雄　34
14. 後天性無汗症を見過ごすな！　―命にかかわることも……………………………田子　修　36

15. 肝疾患に伴う皮膚病変を見つけよう ―皮膚から内臓へ………………………… 清水　晶　38
16. 頸部の黄白色敷石状丘疹
　　　―眼科からPXEを疑われ照会されたが，皮疹がない？ ………………………… 服部　友保　40
17. 躯幹の多形皮膚萎縮（poikiloderma）
　　　―IVRによる慢性放射線皮膚炎に要注意！！ ………………………………… 茂木精一郎　42
18. 要注意！老人性血管腫様病変 ―老人性血管腫でいいの？ ……………………… 茂木精一郎　44

[四　肢]

19. 四肢の浮腫に気づけるか？　―意外な疾患が隠れている ……………………… 石川　治　46
20. なぜ樹枝状皮斑が現れるか　―樹枝状皮斑は血管の器質的変化を示す ……… 石川　治　48
21. 甲状腺機能異常に伴う皮膚病変　―甲状腺疾患は圧倒的に女性に多い ……… 天野　博雄　50
22. 蕁麻疹様紅斑の原因を探れ！　―たかが蕁麻疹，されど蕁麻疹 ………………… 天野　博雄　52
23. 足底の胼胝・潰瘍　―ありふれた胼胝腫だが… ……………………………………… 清水　晶　54

[指趾・掌蹠・爪]

24. 膠原病の毛細血管異常を見つけられるか？
　　　―ダーモスコピーでバッチリ ………………………………………………………… 石川　治　56
25. ばち状指と手指関節の腫脹　―内臓疾患や悪性腫瘍に関連した皮膚病変 ……… 永井　弥生　58
26. 複数の指爪に変化をきたす疾患　―皮膚疾患，全身性疾患，薬剤性など ……… 安部　正敏　62
27. 梅毒の2期疹を忘れるな！　―バラ疹，掌蹠の乾癬様皮疹を見落とさない …… 安部　正敏　66
28. 爪の変形を軽視すべからず！　―常に悪性腫瘍を念頭に置こう ……………… 清水　晶　68
29. 副腎機能異常に伴う皮膚病変　―全身を細大漏らさずにチェック！！ ……… 清水　晶　70
30. 有痛性皮下腫瘍の診断ポイント　―ANGELと覚えよう ………………………… 岡田　悦子　72
31. 基底細胞母斑症候群を想定せよ！　―特徴的な顔貌に気づくか？ …………… 茂木精一郎　74
32. 手指の有痛性紅斑を見落とすな！　―感染性心内膜炎を知っているか？ …… 茂木精一郎　76

[粘　膜]

33. HIV感染診断のきっかけに！　―ありふれた疾患を診断の手がかりに ………… 永井　弥生　78
34. 診断に直結する粘膜病変
　　　―Koplik斑，Wickham線条，SLEの硬口蓋潰瘍 ……………………………… 安部　正敏　80

Ⅱ. 見間違えない！この皮膚病変

［被髪頭部］

35. 頭部の鱗屑を伴う紅斑を見間違えない！
　　―乾癬，脂漏性皮膚炎，tufted folliculitis など ………………………… 安部　正敏　84

36. 限局性の脱毛斑の鑑別チェックポイント
　　―まず，頭皮に変化がないかを確認 ……………………………………… 清水　　晶　86

［顔面・頸部］

37. 蝶形紅斑いろいろ　―真の蝶形紅斑と蝶形紅斑様皮疹を鑑別しよう …………… 石川　　治　88

38. 眼周囲の丘疹にクローズアップ！　―ニキビと違う．何だろう？ ……………… 茂木精一郎　90

39. 顔面の環状紅斑を見間違えない！　―原因は多彩．顔面白癬も見逃さない …… 永井　弥生　92

40. 顔面の鱗屑を伴う紅斑　―DLE，サルコイドーシス，尋常性狼瘡，白癬 ……… 安部　正敏　96

41. 顔面の色素斑　診断の分かれ道　―老人性色素斑，脂漏性角化症，悪性黒子？… 岡田　悦子　100

42. 小児の顔面の紅斑　―初期の SSSS を見逃さない！！ …………………………… 茂木精一郎　102

43. 額部の皮下結節　―覚えておきたい subgaleal lipoma ……………………………… 岡田　悦子　106

44. 似て非なる　雀卵斑 vs 肝斑　―鑑別のポイントは上眼瞼の色素斑の有無 ……… 清水　　晶　108

45. 口唇（唇紅部）のびらん　―経過は慢性か，急性か？ ………………………… 安部　正敏　110

46. 口腔内びらん，潰瘍　―まず，天疱瘡と扁平苔癬を考えよう ………………… 安部　正敏　112

47. 口唇の腫瘍を間違わない！　―ほんとうに炎症性疾患としていいの？ ……… 岡田　悦子　114

48. 難しい！低色素性基底細胞癌　―色はないけれど，基本構造は同じ ………… 岡田　悦子　116

［躯　幹］

49. アトピー性皮膚炎と誤診しない！　―小児の皮膚筋炎との鑑別 ……………… 天野　博雄　118

50. 乳児湿疹？見直してみよう！　―疥癬では？ …………………………………… 天野　博雄　120

51. 成人の慢性湿疹？　―大事なことを忘れずに！悪性リンパ腫との鑑別 ……… 天野　博雄　122

52. 薬疹？急性ウイルス感染症？　―頭を悩ませる問題…ときに両者の関連もある… 永井　弥生　124

53. 全身に汎発する膿疱　―AGEP，膿疱性乾癬，急性汎発性膿疱性細菌疹 ……… 安部　正敏　126

54. 体幹，背部の瘙痒が強い浮腫性紅斑　―慢性湿疹や蕁麻疹と思い込まない …… 服部　友保　128

55. 見れば分かる！ツツガムシ病 ─診断・治療が遅れると死亡することも ……… 清水　晶　132

56. 躯幹の硬化性病変 ─外陰部以外の硬化性萎縮性苔癬との鑑別………… 茂木精一郎　134

57. ちょっと待て！乳児の肛門周囲の発赤 ─オムツ皮膚炎でいいの？ ………… 安部　正敏　136

58. その診断にご用心！外陰部潰瘍 ─ベーチェット病か単純ヘルペスか？……… 永井　弥生　138

59. 外陰部の白色調病変をどう見る？ ─硬化性萎縮性苔癬を忘れずに …………… 清水　晶　140

60. 陰部の暗紅色斑を見逃さない！間違えない！
　　　─プライベートパーツなのでついつい… ………………………… 茂木精一郎　142

[四　肢]

61. 下肢の多発性紫斑に潜むもの ─血管炎？診断は？ …………………… 永井　弥生　144

62. 下腿に多発する紅斑 ─どんな疾患を考えますか？ ……………………… 永井　弥生　148

63. 片側下腿の発赤・腫脹 ─ありふれた症状ですが… ………………………… 田子　修　152

64. 手指の扁平結節は慎重に！ ─手は小さな外傷の多い部位 ……………… 茂木精一郎　154

65. 指趾末端の色素沈着 ─脱色素斑も混在しているか？ …………………… 服部　友保　158

66. 足底の小結節 ─鶏眼，胼胝腫，疣贅の鑑別 ……………………………… 安部　正敏　160

67. 凍瘡と見誤ってはならない疾患
　　　─凍瘡（しもやけ）をほんとうに知っていますか？……………………… 安部　正敏　162

68. 掌蹠の点状水疱
　　　─病態は多彩！！異汗性湿疹，金属アレルギー，掌蹠膿疱症，etc ………… 安部　正敏　164

69. その診断は問題ないか？脂漏性角化症
　　　─その臨床像は多彩！ボーエン病との鑑別を ……………………………… 岡田　悦子　168

70. 気をつけろ！無色素性／乏色素性悪性黒色腫 ─肉芽腫様結節には要注意…… 岡田　悦子　170

71. 発熱を伴う皮膚潰瘍のチェックポイント
　　　─緊急を要する疾患を見逃さない！……………………………………… 永井　弥生　172

72. 壊疽性膿皮症を見極めよ！ ─隠れている基礎疾患を見つけよう……………… 茂木精一郎　174

コラム ……………………………… 石川　治　15, 19, 33, 57, 61, 99, 105, 131, 167, 178

索引 ………………………………………………………………………………………… 179

CONTENTS

見落とさない！

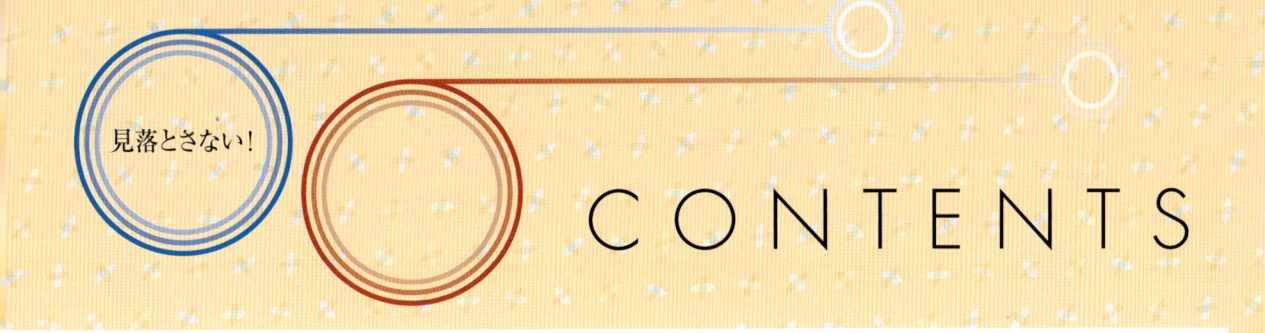

I．見落とさない！この皮膚病変

1. 頭部の紫斑を見落とすな！
2. びまん性脱毛が起こるのは？
3. ぬかりなく！糖尿病に伴う皮膚病変
4. 顔面の水疱，瘢痕
5. 鼻から頬部の淡黄色小結節を見つけたら？
6. 脂漏性皮膚炎様皮疹をどうみるか？
7. 耳介の病変　スペシャリストのみかた
8. 眼瞼の腫脹に気をつけよう！
9. 排膿を伴う皮下結節
10. 頸部の褐色調角化から分かること
11. 急性のアレルギー性接触皮膚炎を見極める
12. ダリエ徴候をとらえろ！
13. 全身に多発する色素斑
14. 後天性無汗症を見過ごすな！
15. 肝疾患に伴う皮膚病変を見つけよう
16. 頸部の黄白色敷石状丘疹
17. 躯幹の多形皮膚萎縮(poikiloderma)
18. 要注意！老人性血管腫様病変
19. 四肢の浮腫に気づけるか？
20. なぜ樹枝状皮斑が現れるか
21. 甲状腺機能異常に伴う皮膚病変
22. 蕁麻疹様紅斑の原因を探れ！
23. 足底の胼胝・潰瘍
24. 膠原病の毛細血管異常を見つけられるか？
25. ばち状指と手指関節の腫脹
26. 複数の指爪に変化をきたす疾患
27. 梅毒の2期疹を忘れるな！
28. 爪の変形を軽視すべからず！
29. 副腎機能異常に伴う皮膚病変
30. 有痛性皮下腫瘍の診断ポイント
31. 基底細胞母斑症候群を想定せよ！
32. 手指の有痛性紅斑を見落とすな！
33. HIV感染診断のきっかけに！
34. 診断に直結する粘膜病変

[被髪頭部] 見落とさない！見間違えない！この皮膚病変

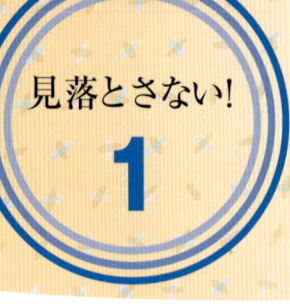

見落とさない！1 頭部の紫斑を見落とすな！

血管肉腫

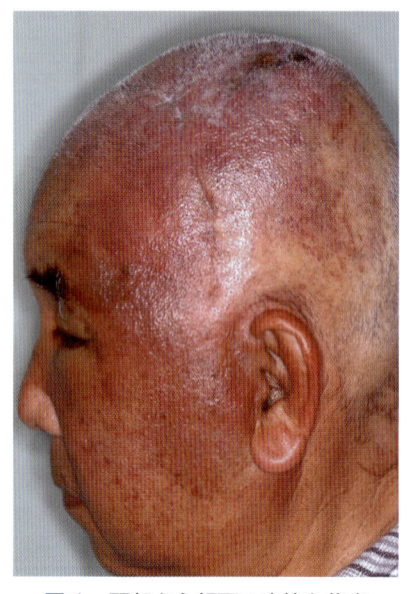

図1．頭部から顔面の広範な紫斑

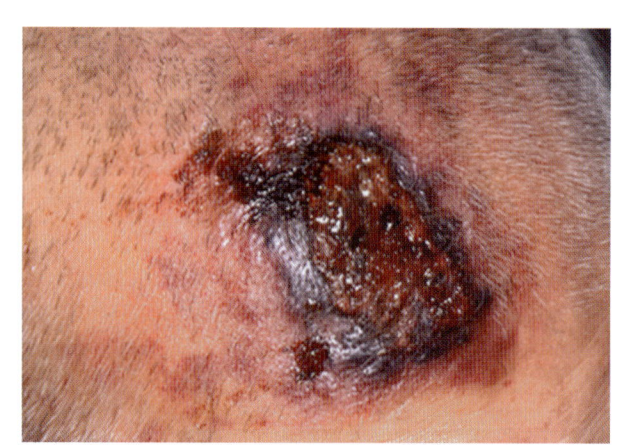

図2．不整形の紫斑と出血性の腫瘤

診断のポイント

　紫斑は皮内，皮下の出血であり，点状出血から斑状出血などさまざまな形を呈する．特に高齢者の頭部に斑状出血の症状で発症する血管肉腫を見逃してはならない．

【紫斑の原因】
1）血小板，凝固・線溶因子，血漿蛋白などの血液異常
2）血管支持組織の脆弱化
3）血管炎
4）血管内圧上昇
5）血管構成成分の腫瘍（未熟な血管構造）

【鑑別疾患】
・外傷
・単純性血管腫
・血管肉腫

　血管肉腫は高齢者の頭部に好発し，境界不明瞭な紅斑や紫斑から始まり（図1），進行すると血疱や結節を形成し，しばしば潰瘍化し易出血性となる（図2）．発症からの期間，打撲や外傷など発症の契機が明らかか，紫斑に拡大傾向はあるかなどを問診し，色調は均一か，腫瘤形成があるか，出血を伴うか，などを観察する．

解　説

◎ **血管肉腫**(図3, 4)：高齢者の頭部から顔面に好発し，淡紅色～暗紅色の紅斑や浸潤性紫斑，血疱などで発症し，数か月以内に急速に拡大し，結節や易出血性のびらん，潰瘍となる．臨床病型は，斑状型，結節型，潰瘍型に分類されるが，各病型が混在することもある．辺縁が不明瞭で，衛星病巣が存在することがあるので，頭皮に生じた場合は剃毛してよく観察する．
　5年生存率は9％，平均生存期間は19.5か月と極めて予後不良で，高率に血行性転移を起こす．特に肺転移による血気胸は致命的となる．

◎ **単純性血管腫**(図5)：生下時からみられる境界明瞭で均一な紅色～紫紅色の斑で，顔面，頭部に好発する．加齢とともに病変部が肥厚し，その上に隆起性の結節，腫瘤を形成することがある．もとにある紅斑を自覚していない場合や，斑全体が隆起すると血管肉腫との鑑別が必要になる．

◎ **外傷性血腫**：打撲や外傷を契機に出現し，自然に吸収される．色調は始め紫紅色で，しだいに橙黄色から色素沈着になり，数週間で消褪する．経時的変化を問診，または観察する．

(岡田悦子)

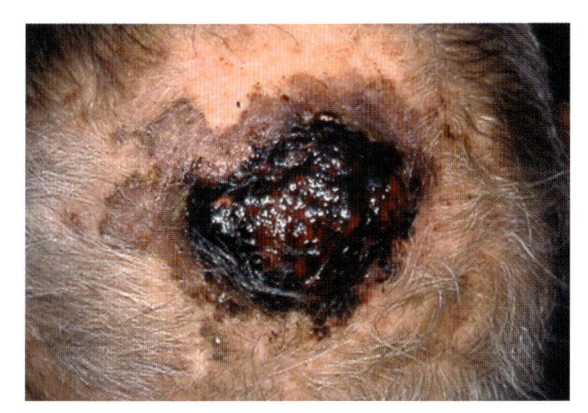

図3．不整形の紫斑上に潰瘍を伴った出血性の腫瘤形成

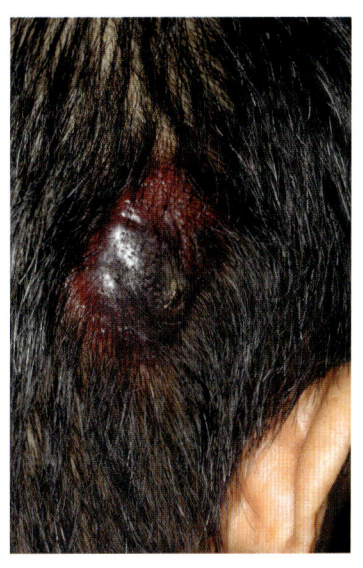

図4．血腫を伴った暗赤色の腫瘤
　　　周囲に紫紅色斑

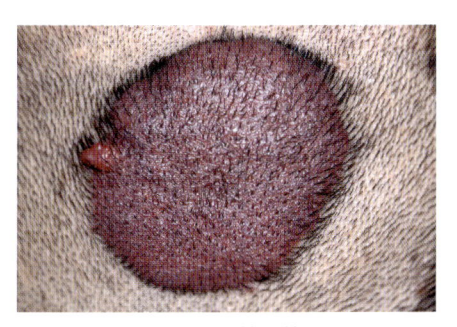

図5．単純性血管腫

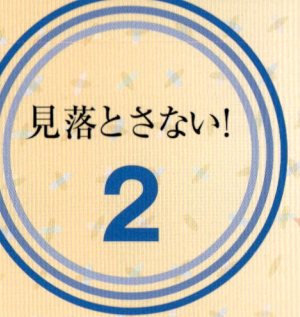

[顔面・頸部] 見落とさない！見間違えない！この皮膚病変

見落とさない！2 びまん性脱毛が起こるのは？

原因はさまざま，精査を!!

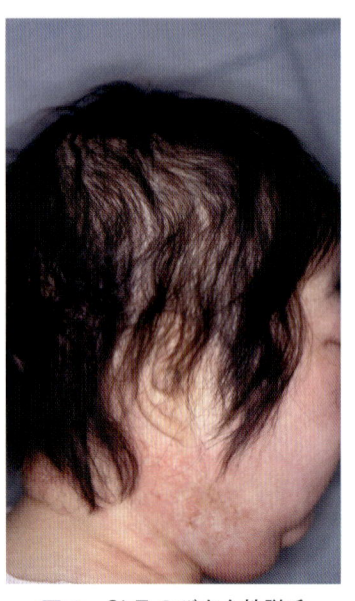

図 1．SLE のびまん性脱毛

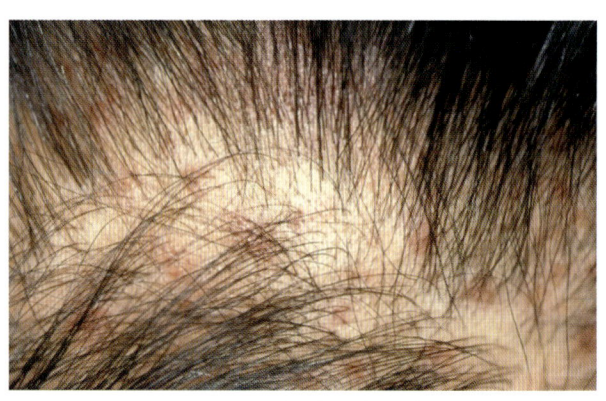

図 2．頭皮の紅斑（SLE）

診断のポイント

　後天性にびまん性脱毛をきたす原因疾患の診断に際しては，頭皮に皮膚変化を伴うものと伴わないものとに分けて考えるとよい．

1）頭皮に皮膚変化を伴わない脱毛
　休止期脱毛状態：分娩後脱毛症，急性熱性疾患罹患後
　栄養・代謝障害：亜鉛欠乏性症候群，Cronkhite-Canada 症候群，潰瘍性大腸炎，原発あるいは続発性吸収不良症候群など
　内分泌異常：下垂体機能低下症，甲状腺機能低下症，甲状腺機能亢進症
　腎不全と維持透析
　薬　剤：抗がん剤など
　全身性感染症：梅毒
　毛髪の異常：男性型脱毛症，多発性円形脱毛症
2）頭皮に皮膚変化を伴うことのある脱毛
　膠原病：全身性エリテマトーデス（SLE）（紅斑．図 1，2），皮膚筋炎（紅斑）

解　説

- **分娩後脱毛**：妊婦の約半数が経験し，分娩2～4か月後に発症する．妊娠中のエストロゲン高値状態が毛髪の成長期から休止期への移行を遷延化させている．分娩後にエストロゲンが急速に低下して休止期へ移行する毛髪が増加するために脱毛をきたす．
- **急性熱性疾患罹患後**：平均2.5か月で発症する．毛幹に一定間隔のくびれがみられることがある．
- **亜鉛欠乏性症候群**：皮膚炎，脱毛，下痢を3主徴とする．後天性の場合には，亜鉛を含まない中心静脈栄養，消化管切除，炎症性腸疾患，低亜鉛母乳，神経性無食欲症などがある．
- **Cronkhite-Canada症候群**：消化管ポリポージス（炎症性），蛋白漏出，爪甲の萎縮・脱落，脱毛を主徴とする（図3，4）．

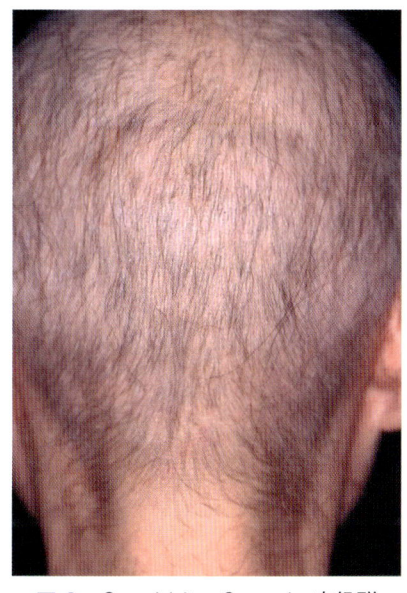

図3．Cronkhite-Canada症候群 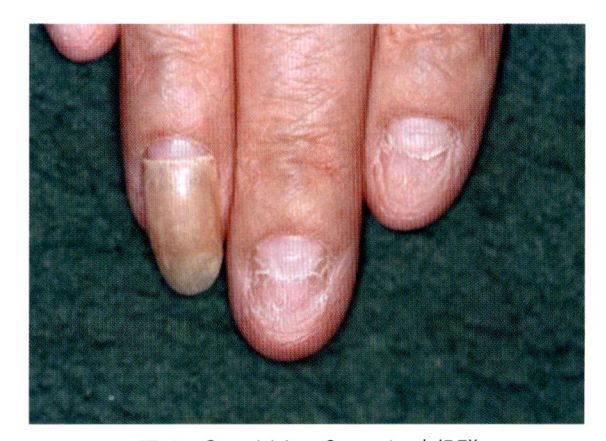　　図4．Cronkhite-Canada症候群

- **甲状腺機能低下症**：休止期毛の増加（30～70％）が原因と考えられている．腋毛，陰毛の減少やHertoghe徴候（眉毛外側の脱毛）もみられる．
- **透　析**：維持透析を受けている患者の約60％に脱毛がみられる．二次性副甲状腺機能亢進症，ビタミンD活性化障害，微量金属代謝異常などの関与が推定されている．
- **SLE**：疾患活動性の高い時期に一致して，約半数の患者で前頭部から側頭部にかけて脱毛がみられる（lupus hair）．頭皮に小豆大以下の多発性紅斑を認めれば診断的価値が高い．脱毛は可逆性である．

〔石川　治〕

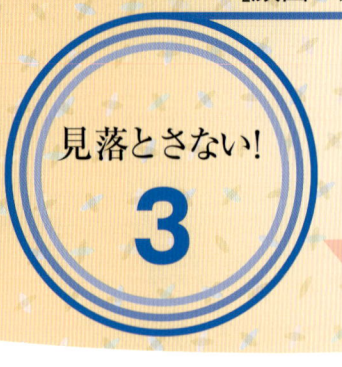

[顔面・頸部] 見落とさない！見間違えない！この皮膚病変

見落とさない！ 3

ぬかりなく！糖尿病に伴う皮膚病変
皮膚症状から糖尿病を診断

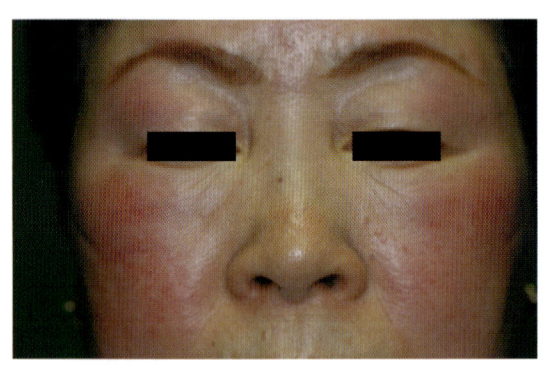

図1. 糖尿病性顔面潮紅

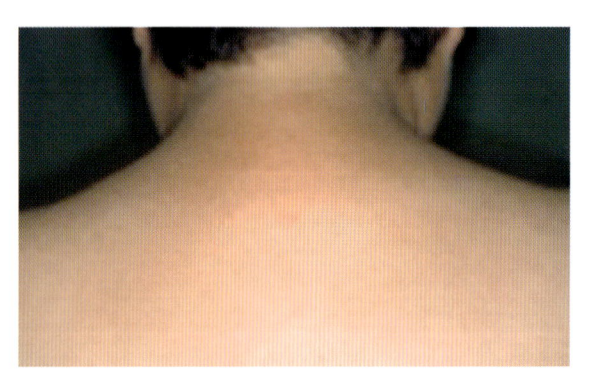

図2. 糖尿病性浮腫性硬化症

診断のポイント

　糖尿病が適切にコントロールされていない患者はさまざまな皮膚症状を呈する．特に，皮膚症状から糖尿病が疑われ，糖尿病の診断と治療に至った患者にとって皮膚科医の価値は計りしれない．

1) Ⅰ, Ⅱ型の糖尿病に伴う皮膚病変
　　顔面・頭頸部：糖尿病性顔面潮紅（図1），澄明細胞汗管腫
　　躯　幹：糖尿病性浮腫性硬化症（図2），発疹性黄色腫
　　四　肢：発疹性黄色腫, 汎発型環状肉芽腫，糖尿病性リポイド類壊死症，前脛骨部萎縮性色素斑
　　掌　蹠：Dupuytren拘縮
　　指　趾：糖尿病性強指症，糖尿病性壊疽・水疱・潰瘍
　　その他：乾皮症，無汗症
2) 糖尿病を併発する基礎疾患の皮膚病変
　　ヘモクロマトーシス：褐色〜青銅色のびまん性色素沈着，皮膚萎縮，疎毛化
　　グルカゴノーマ症候群：辺縁に水疱・びらん・痂皮を伴い，中央に色素沈着を残しながら遠心性に拡大する地図状ないし環状紅斑
　　晩発性皮膚ポルフィリン症：日光露出部のびまん性色素沈着，水疱，強皮症様皮膚変化，顔面多毛
　　先端巨大症：特徴的顔貌（頭蓋骨肥厚，眉弓部隆起，頬骨発達，下顎前突），巨大舌，口唇肥厚
　　クッシング症候群：中心性肥満，満月様顔貌，上背部の水牛様脂肪沈着，皮膚の脆弱性，痤瘡，多毛，間擦部の色素沈着
　　ステロイド誘発性糖尿病：クッシング症候群とほぼ同じ
　　内分泌異常を伴う黒色表皮腫：間擦部，手指背面は黒褐色調でザラザラしたビロード状

解　説

- **糖尿病性顔面潮紅**：眉間，上眼瞼，頬部の対称性，びまん性紅斑．
- **澄明細胞汗管腫**：下眼瞼に好発する．細胞がグリコーゲンを蓄積して大型化するため，通常の汗管腫より大きい．
- **糖尿病性浮腫性硬化症**：上背部の皮膚がムチン沈着により浮腫性に硬く触れる．
- **発疹性黄色腫**：躯幹・四肢に突然，米粒大以下の黄白色調の小結節が多発する（図3）．
- **汎発型環状肉芽腫**：関節背面以外の四肢・躯幹に環状肉芽腫が多発する．
- **糖尿病性リポイド類壊死症**：下腿前面の萎縮性局面．中央が黄褐色調で光沢を有し，その周囲を紅褐色紅斑が囲む（図4）．
- **前脛骨部萎縮性色素斑**：下腿前面に中央が萎縮した淡褐色斑が散在性に多発する（図5）．
- **Dupuytren 拘縮**：掌蹠の索状硬結で，指の屈曲・伸展に伴って動く（図6）．
- **糖尿病性強指症**：手指が浮腫性に腫脹する．膠原病（全身性強皮症，混合性結合組織病）との鑑別が必要（図7）．
- **糖尿病性壊疽・水疱・潰瘍**：指趾末端ではなく，足底の内外側縁，踵部に生じる（図8）．末端部の変化は合併する動脈硬化によることが多い．

(石川　治)

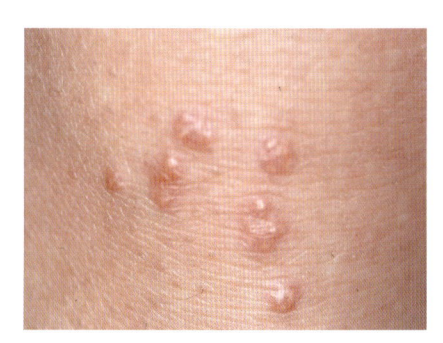

図3．発疹性黄色腫 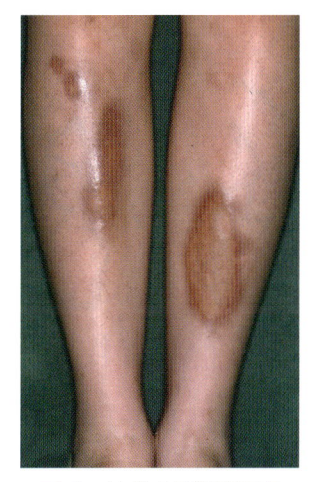　　図4．リポイド類壊死症 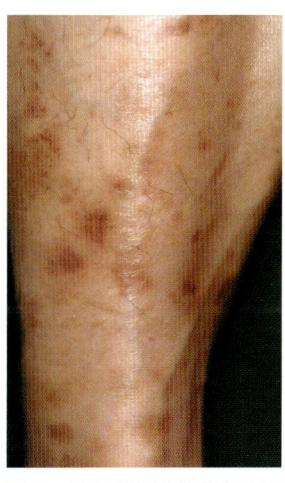　　図5．前脛骨部萎縮性色素斑

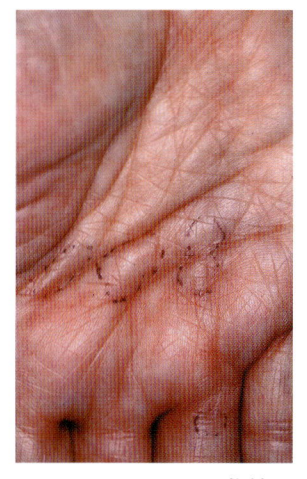

図6．Dupuytren 拘縮 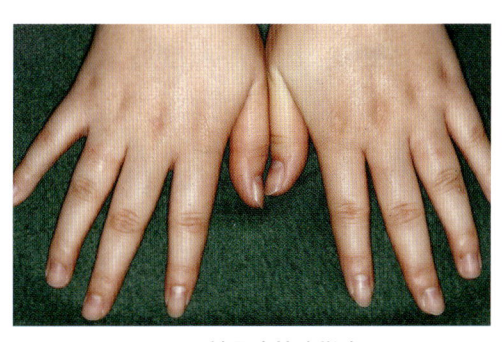　　図7．糖尿病性強指症 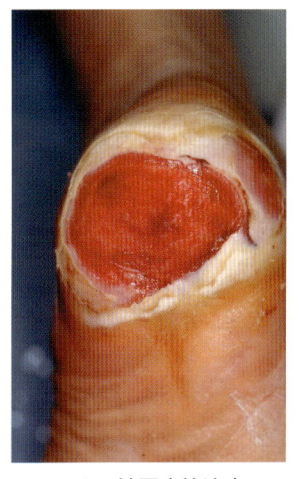　　図8．糖尿病性潰瘍

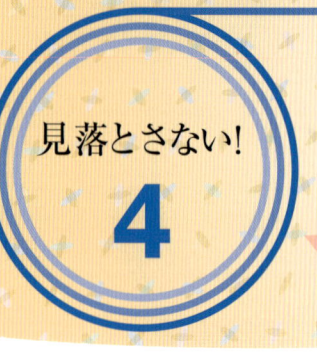

[顔面・頸部] 見落とさない！見間違えない！この皮膚病変

見落とさない！4　顔面の水疱，瘢痕

稀な疾患だが…

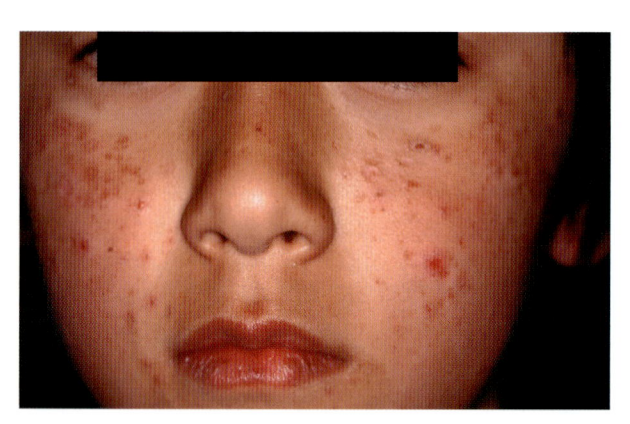

図1．種痘様水疱症

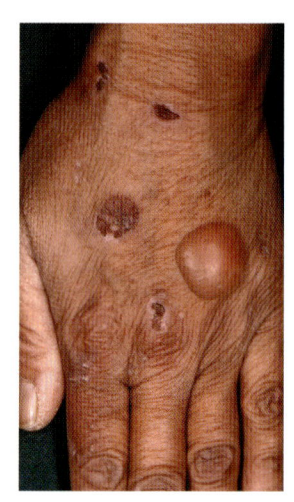

図2．晩発性皮膚ポルフィリン症

診断のポイント

　顔面は衣類などにより隠されることが少なく，さまざまな外的刺激を受けやすい部位である．特に日光曝露部位であり，顔面の紅斑や水疱を見た際には接触皮膚炎および光線過敏症を念頭に置く必要がある．

　光線過敏症ではないが，皮膚エリテマトーデスなどは日光曝露により皮疹を生じやすい疾患である．

1) **皮疹が露光部に限られ，日光曝露が直接病変形成に関係する疾患**
   薬剤性：光毒性，光アレルギー性皮膚炎
   EBウイルス感染症：種痘様水疱症（図1）
   代謝異常症：ポルフィリン症（図2），ペラグラ（図4）
   DNA修復障害による先天性疾患：色素性乾皮症（図3），Cockayne症候群，Rothmund-Thomson症候群など
   その他：慢性光線性皮膚炎，多形日光疹など
2) **皮疹は必ずしも露光部に限局せず，日光曝露が増悪因子となる疾患**
   膠原病の皮膚病変：皮膚エリテマトーデス，皮膚筋炎
   ヘルペスウイルス感染症：単純疱疹（紫外線曝露により皮膚免疫能の低下）
   アトピー性皮膚炎の一部の患者

解　説

　多くの光線過敏症では，病変部に瘢痕を形成することは稀である．本項では，顔面に水疱，瘢痕をきたす疾患として臨床的に重要な種痘様水疱症，ポルフィリン症，ペラグラ，色素性乾皮症を取り上げる．

◎ **種痘様水疱症**(図1)：小児に好発する疾患である．日光曝露を契機として，頰，鼻背・鼻尖，手背に浮腫性紅斑を生じる．ときに中心臍窩を伴う水疱(種痘様)を形成する．水疱は血疱や浅い潰瘍となり，最終的に浅い瘢痕を形成する．口腔粘膜にびらんを形成することも多い．UVAの反復照射によりEBウイルス感染T細胞が病変部皮膚に浸潤し，それに対する細胞障害性T細胞が浸潤して炎症をきたすと考えられている．成長とともに自然寛解することが多い．
　皮疹の浸潤が強く，発熱やリンパ節腫脹などの全身症状を呈するものを重症型種痘様水疱症と分類することがある．その本態は，慢性活動性EBウイルス感染症であり，蚊刺過敏症を合併することが知られている．多くは予後不良で，EBウイルス感染NK/T細胞のモノクローナルな増殖をきたし，悪性リンパ腫や血球貪食症候群を発症する．

◎ **ポルフィリン症**(図2)：ヘム合成系酵素の活性低下により光毒性を有するポルフィリン体が組織に蓄積し，可視光線(600 nm)で励起されて生じるエネルギーが組織障害を起こす先天性代謝性疾患である．露光部に紅斑，水疱形成を繰り返し，その後，色素沈着・脱失，瘢痕形成に至る．
　障害臓器は皮膚，神経系，消化器，肝臓，造血器と多岐にわたる．皮膚症状を主体とし神経症状を伴わないポルフィリン症である先天性骨髄性ポルフィリン症(CEP)，骨髄性プロトポルフィリン症(EPP)，晩発性皮膚ポルフィリン症(PCT)の鑑別が重要である．CEPとEPPは乳幼児期に発症し，CEPでは瘢痕形成，肢端脱落など高度な症状をきたす．PCTは中年期以降に発症し，アルコール多飲やウイルス性肝炎により誘発される．

◎ **色素性乾皮症**(図3)**など**：紫外線などによるDNA損傷を修復する機構(ヌクレオチド除去修復もしくは損傷乗り換え機構)の障害により，色素性乾皮症(XP)，Cockayne症候群を発症する．本邦では，XPA群とXPV群の頻度が高い．前者ではDNA損傷修復能が低く，生後間もなく露光部に紅斑，水疱形成が著明で，繰り返す露光刺激により色素沈着・脱失，皮膚萎縮，瘢痕をきたし，10歳ごろまでにBCC，SCC，悪性黒色腫を発症する(図3)．また，進行性の神経症状を呈し，誤嚥による肺炎などで死亡することが多い．XPV群は，神経症状を呈さず，比較的予後良好である．

◎ **ペラグラ**(図4)：皮膚症状(露光部，外的刺激部の水疱，潰瘍，瘢痕，皮膚萎縮)，下痢，精神症状を3主徴とする疾患であり，ニコチン酸欠乏により生じる．ニコチン酸補充により軽快する．

(田子　修)

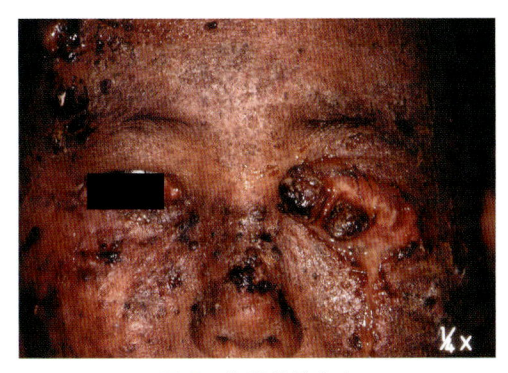

図3．色素性乾皮症

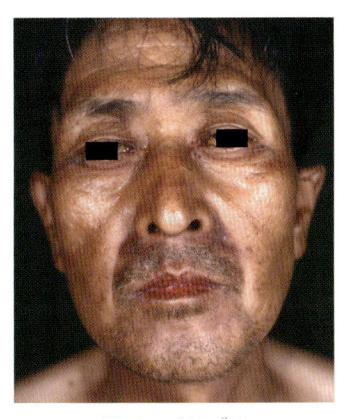

図4．ペラグラ

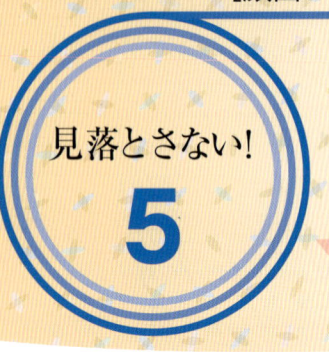

[顔面・頸部] 見落とさない！見間違えない！この皮膚病変

見落とさない！ 5　鼻から頬部の淡黄色小結節を見つけたら？

癲癇発作の小児は鼻周囲に注目!!

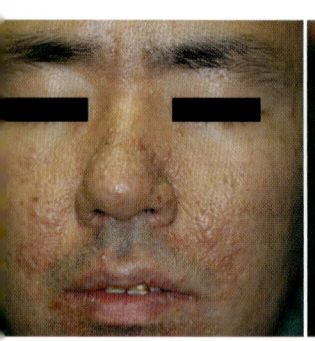

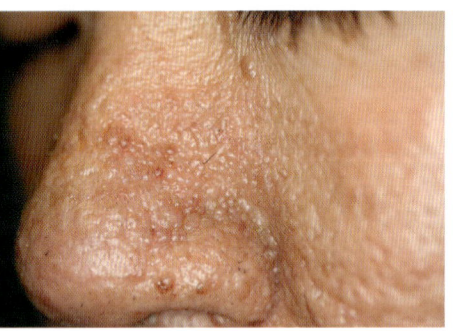

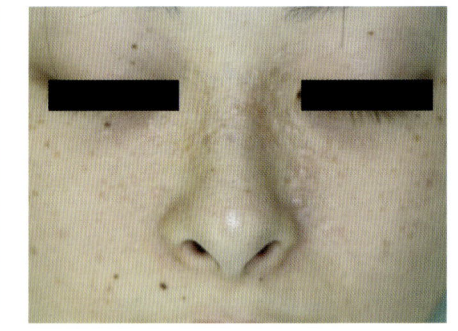

図1．結節性硬化症でみられる血管線維腫

図2．多発性毛包上皮腫

診断のポイント

　結節性硬化症でみられる顔面の血管線維腫は特徴的であるが，小児期では軽微な場合もある．診断に重要な所見であるので，見逃さないようにする．

1）結節性硬化症

＜皮膚病変＞

　顔　面：血管線維腫（facial angiofibroma，図1），forehead and scalp plaque

　体幹・四肢：白斑，粒起革様皮（shagreen patch），軟性線維腫，懸垂性軟属腫，miliary soft fibroma

　指　趾：爪囲線維腫（ungal fibroma，Koenen 腫瘍）

　粘　膜：頬粘膜，歯肉部の小結節

　その他頻度の少ないもの：歯エナメル質の多発性小孔，多発性粉瘤，カフェオレ斑

＜皮膚以外の病変＞

　精神神経症状（精神発達遅滞，痙攣発作），心症状（心臓腫瘍：横紋筋腫），腎症状（嚢腫，血管脂肪腫，腎癌），呼吸器症状，眼症状，骨症状など

2）そのほかの鼻部，頬部に小結節を生じる疾患

　多発性毛包上皮腫（図2），エクリン汗嚢腫，顔面播種状粟粒性狼瘡，汗管腫，脂腺増殖症など

解 説

＜結節性硬化症：主な皮膚症状＞

- **血管線維腫**(図3)：5歳以上では80％に認められる．乳児期は啼泣時の潮紅として気づかれ，思春期より増加する．正常皮膚色～淡褐色，暗紅色を呈する小結節．高度なものはブドウの房状の局面を呈する．
- **爪囲線維腫**(図4)：爪の基部，爪甲縁から生じる長楕円形の軟骨様硬の腫瘤．Koenen腫瘍と呼ばれる．
- **粒起革様皮，shagreen patch**(図5)：思春期以降に出現する，碁石状，ミカンの皮様を呈する斑．大きいものは融合した局面を作る．
- **白　斑**：典型的なものは葉状白斑と称される．3個以上ある場合には本症に特異性が高い．

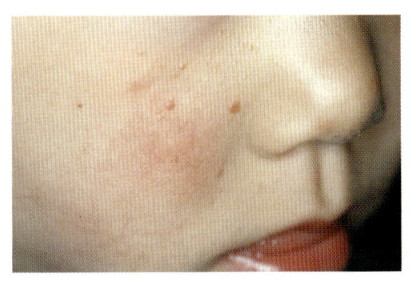

図3．幼児期の血管線維腫
毛細血管拡張のみで見逃されやすい．

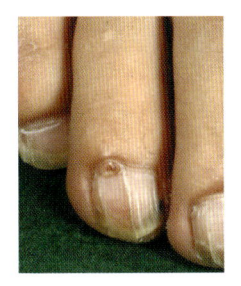

図4．爪囲線維腫

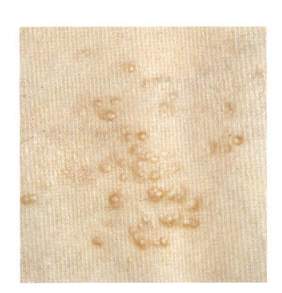

図5．粒起革様皮

＜そのほかの疾患＞

- **多発性毛包上皮腫**：常染色体優性遺伝だが，孤発例も多い．男女比は1：3で女性に多い．鼻唇溝を中心に皮膚常色，ときに毛細血管拡張を伴う弾性硬の小腫瘤が多発する．思春期まで増加するが，その後は変化しない．
- **エクリン汗囊腫**(図6)：エクリン汗管の奇形に伴う停滞囊腫である．径2～3 mmまでの半透明の結節．汗をかく夏季に増加することがある．
- **脂腺増殖症**(図7)：老人性が多いが，思春期に生じることもある．前額，頬部，鼻周囲などに生じる黄白色丘疹ないし小結節．組織学的に脂腺の増殖がみられる．
- **顔面播種状粟粒性狼瘡**(図8)：下眼瞼に集簇する丘疹が特徴的であるが，前額，鼻背などの顔面中央部に生じることもある．左右対称性に紅色小丘疹，小結節，膿疱が集簇する．

（永井弥生）

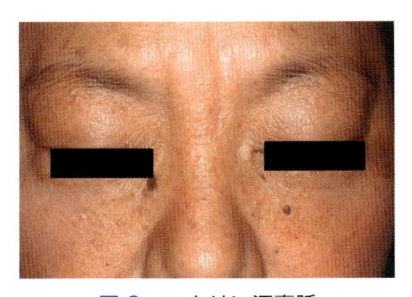

図6．エクリン汗囊腫

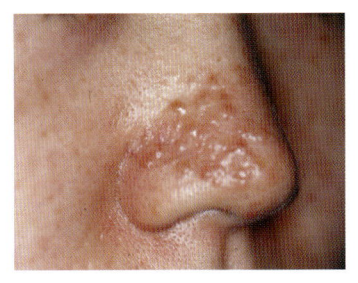

図7．脂腺増殖症

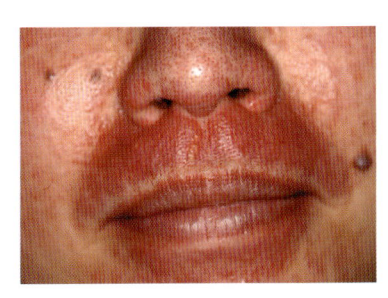

図8．顔面播種状粟粒性狼瘡
口囲に生じた例

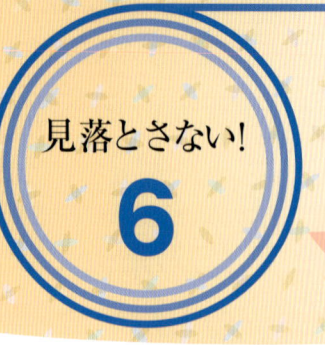

[顔面・頸部] 見落とさない！見間違えない！この皮膚病変

見落とさない！6 脂漏性皮膚炎様皮疹をどうみるか？

脂漏性皮膚炎様皮疹は奥が深い

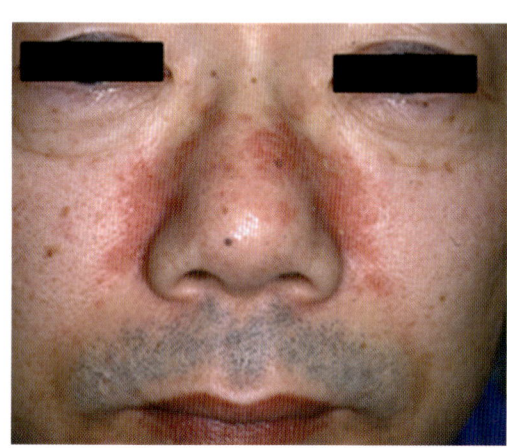

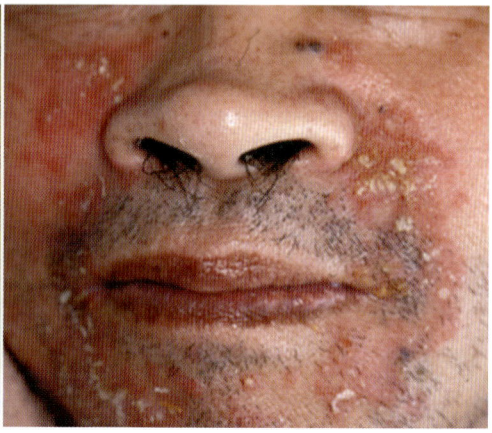

図1．成人の脂漏性皮膚炎

診断のポイント

　脂漏性皮膚炎は日常よくみる疾患である．成人の脂漏性皮膚炎では脂漏部位を中心として黄色脂性鱗屑を付着する境界明瞭な紅斑を生じる(図1)．
　HIV感染症/AIDS患者でみられる皮膚症状としても重要であり，比較的早期から出現し免疫不全の進行により，しばしば汎発化するので注意を要する．
　皮膚筋炎の顔面の皮膚症状としてヘリオトロープ疹以外にも多彩な所見がみられる．脂漏性皮膚炎様を呈することもあるので注意する．

＜脂漏性皮膚炎の特徴＞
　好発部位は頭部や顔面，特に前額から眉毛部，鼻周囲などの脂漏部位および間擦部，多汗部．境界明瞭な淡黄色の脂漏性，粃糠状鱗屑を付す淡紅色斑である．辺縁に毛嚢中心性の小丘疹，紅斑を認める．脂性鱗屑を認めるが，湿潤傾向は少ない．

【鑑別疾患】
　皮膚筋炎，エリテマトーデス，尋常性乾癬，酒皶，口囲皮膚炎，接触皮膚炎，光線過敏性皮膚炎など

解　説

◎ **脂漏性皮膚炎**：新生児～乳児期に生じるものと思春期以降に生じる成人期脂漏性皮膚炎がある．

乳児期では新生児から生後1か月より毛髪部，間擦部に発症することが多く，顔面，胸，頭部にも出現する．アトピー性皮膚炎との鑑別は困難なことが多い．

成人期脂漏性皮膚炎では，被髪境界部と顔面，耳介前後面に粃糠状鱗屑と紅斑を生じ，胸部や肩甲部までみられることがある．皮疹は乾燥しているが，間擦部位では湿潤傾向を示すことがある．瘙痒は軽度である．皮疹は一般に頭部から始まり，しばしば対称性に下降して拡大する傾向がある．

病因として皮脂分泌異常のほか，*Malassezia furfur* などの Malassezia 属の真菌・酵母の病巣部における過剰な増殖が脂漏性皮膚炎の病因，あるいは悪化因子の一つと考えられてきた．*M. furfur* に対する抗菌活性を有する抗菌外用薬が有効である．

◎ **HIV 感染症/AIDS に伴う脂漏性皮膚炎**(図2)：HIV 感染症では多彩な皮膚症状を生じうるが，皮膚症状と患者の $CD4^+T$ 細胞数とにはある程度の相関がみられ，病気の進行度や宿主免疫能をみる一つの指標である．

各種感染症として AIDS 指標疾患には含まれていないが，脂漏性皮膚炎は HIV に伴う皮膚症状として高頻度にみられ，重要である．脂漏性皮膚炎は皮膚科受診者の3～4％にみられるのみであるのに対して，欧米の HIV 感染者の20～40％，AIDS 患者の40～80％に本疾患が合併するとされる．

以下のような臨床的特徴がある．
① 皮疹は汎発化しやすく，角化や炎症症状が強い傾向にある．
② 病勢は免疫不全の進行と相関する．
③ 難治性で治療抵抗性のことが多い．
④ 特定の Malassezia 属真菌の増殖との関連は否定的である．

また，頬部や四肢などの通常の脂漏性皮膚炎ではみられない部位に生じることがあり，seborrheic-like dermatitis of acquired immunodeficiency syndrome という新たな範疇の疾患として区別することも提唱されている．

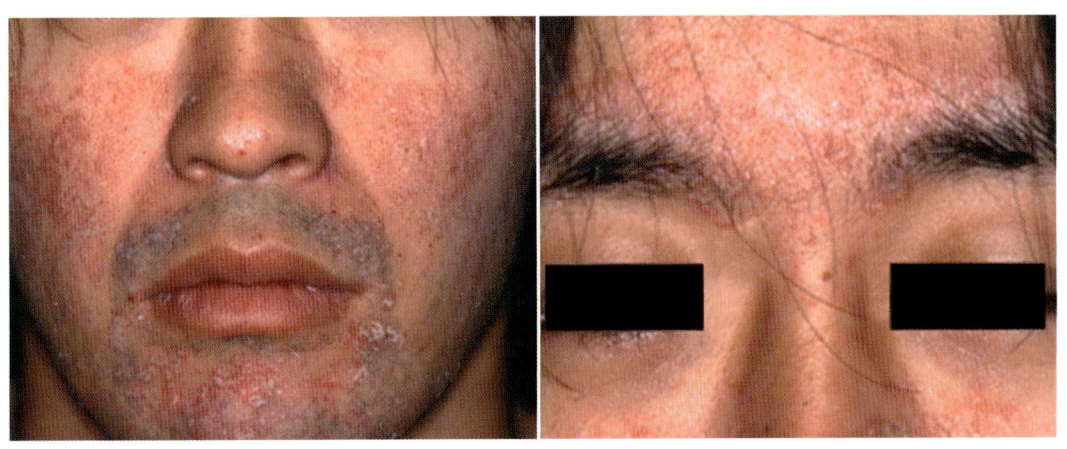

図2．HIV 感染患者の脂漏性皮膚炎

表 1. 脂漏性皮膚炎の鑑別疾患

頭	尋常性乾癬, 白癬, 接触皮膚炎
顔	酒皶, 酒皶様皮膚炎, 口囲皮膚炎, 接触皮膚炎, 尋常性乾癬, 皮膚筋炎, 全身性エリテマトーデス, 光線過敏性皮膚炎
鼠径・腋窩	カンジダ症, Paget 病, ヘイリー・ヘイリー病
体幹・四肢	Gibert ばら色粃糠疹, 斑状類乾癬

◎ **皮膚筋炎**(図 3):顔面ではヘリオトロープ疹のほかにも紅斑を生じる.一般には暗紫紅色調で鼻唇溝部から頬部,耳前部などに及ぶ.蝶形紅斑様を呈することもあり,全身性エリテマトーデスとの鑑別を要する.また,前額や鼻翼周囲,頬部などに脂漏性皮膚炎様の紅斑が目立つこともある.全身性エリテマトーデスと異なり,皮疹は鼻唇溝を越えて鼻翼外側や上口唇に及ぶことが多い.
　この他の皮疹としてゴットロン徴候(手指関節背側面の角質増殖や皮膚萎縮を伴う紫紅色紅斑),四肢伸側の紅斑(肘・膝関節などの軽度隆起する紫紅色斑),多形皮膚萎縮,掻破性皮膚炎,mechanic's hand(手指側面の角化性紅斑)などがある.顔面以外の皮疹の有無を確認する.

◎ **尋常性乾癬**(図 4):肘頭,膝蓋,体幹に銀白色鱗屑を有する境界明瞭でやや隆起した紅色局面が多発する.頭部に限局する場合は鑑別が難しいが,その特徴的紅斑の有無によって区別される.
　頭部,顔面(特に鼻唇溝)に脂漏性皮膚炎様の鱗屑を伴う紅斑がみられ,体幹・四肢に典型的乾癬を伴うものを sebopsoriasis と呼んでいる.

◎ **皮膚真菌感染症**(図 5):誤診によるステロイド外用などで修飾されると診断が難しいことがある.*Microsporum canis* 感染症では鱗屑を付す環状の紅斑となる.

◎ **酒　皶**:顔面のびまん性発赤と毛細血管拡張,痤瘡様丘疹,膿疱を混じることがある.

◎ **酒皶様皮膚炎**:ステロイドを長期外用することで生じる.酒皶に類似した紅色丘疹,びまん性潮紅,痤瘡様丘疹や鱗屑を伴う紅斑.

(永井弥生)

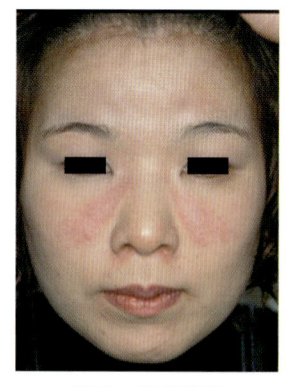

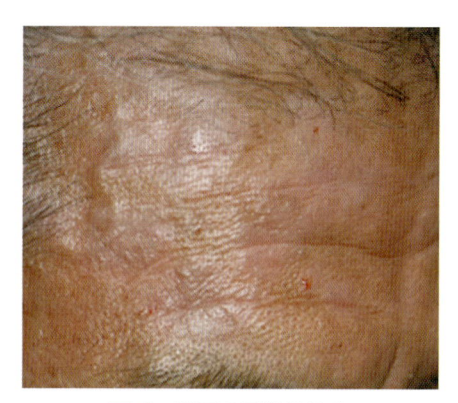

図 3. 皮膚筋炎　　　図 4. 顔面の尋常性乾癬　　　図 5. 顔面白癬

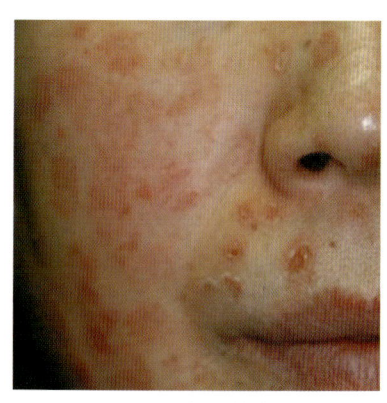

column ① いのちより大切なもの

　現実の社会には納得のいかないこと(不条理)が少なからず存在します．これに対して，「不条理」が自分にとって問題とはならない，あるいは都合がよいために「不条理」に気づかず，それを当然として生きる生き方があります．一方，「不条理」に気づいてはいるけれども，「まあまあ，それなりに，そこそこ」生きていけるのだからと，敢えて目をつぶり生きようとする生き方もあります．最も希少な生き方は，「不条理」を「不条理」として認識し，これを乗り越えようと汗水流して生きる生き方でしょう．三者三様ではありますが，どの生き方をすべきかは人それぞれなのでしょう．

　星野富弘氏の作品中で私が大好きな詩を紹介します．

　　「いのちが一番大切だと思っていたころ　生きるのが苦しかった
　　　　いのちより大切なものがあると知った日　生きているのが嬉しかった」

　体育の実技指導中の事故で首から下が麻痺した星野氏が絶望の淵から叫びます．「俺は自分で死ぬこともできないのか」と．そんなある日，実習中の看護学生の一人から「口に絵筆を銜(くわ)えて絵をかいてみたら」と勧められます．その日から，星野氏は一心不乱に練習し始めました．当初はお世辞にも上手いとは言えない文字や絵でしたが，次第に独特の作風が備わり，現在では日本ばかりでなく世界的にも有名な詩画家となられたことはご存知のとおりです．

　星野氏の言う「いのちより大切なもの」とは何でしょうか？　私は「自分はどのように生きるべきかを自覚すること」だと思います．ここに掲げた詩に述べられている自覚こそが，その後の星野氏の生き方を定めたのです．

　「肉体は精神を容れる器にすぎない」と何かの本に書かれていました．健全な精神は肉体の状態とは関係なく存在するのであり，大切なことは，「精神が肉体を使って何をするか．すなわち，どのように生きようとするのか」なのです．

　理想を持たない現実主義者は堕落し，現実を無視する理想主義者は自己満足に溺れます．私たちは，「現実主義」と「理想主義」のいずれかに位置するのではなく，「現実に立脚し，理想に近づこうと努力する」という平衡感覚を失ってはならないのでしょう．

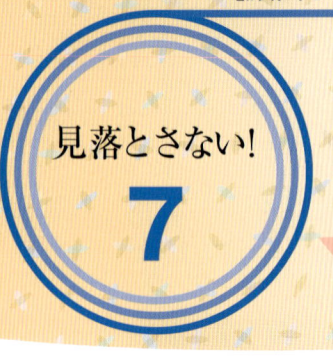

[顔面・頸部] 見落とさない！見間違えない！この皮膚病変

見落とさない！ 7 耳介の病変 スペシャリストのみかた
DLE, 日光角化症, 耳介偽嚢腫など多彩!!

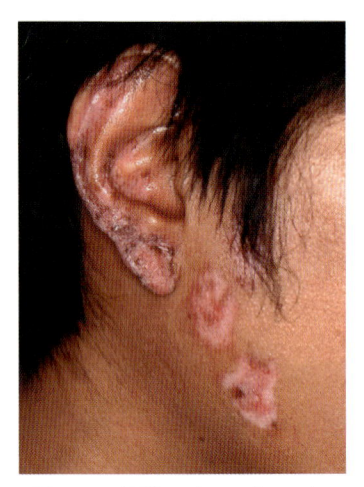

図1. 円板状エリテマトーデス　　図2. 耳介偽嚢腫　　図3. 再発性多発性軟骨炎

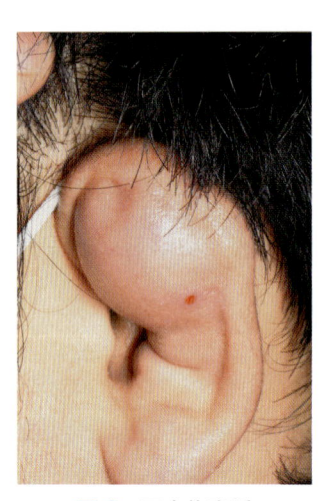

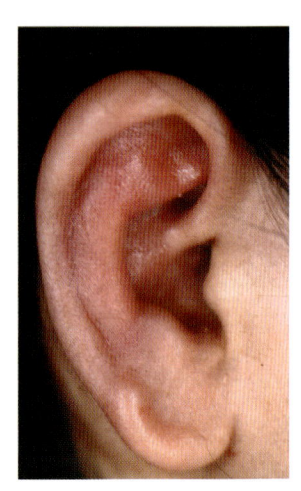

診断のポイント

耳介は物理的刺激を受けやすい部位であり，皮疹を詳細に観察するとともに患者の生活歴や嗜好を詳細に聴取することが診断の手掛かりとなる．

1) **全身性エリテマトーデス(SLE)**
   淡紅色調の浸潤を触れる小型の紅斑が耳朶に生ずる．

2) **円板状エリテマトーデス(DLE)**(図1)
   鮮紅色〜紅褐色調の浸潤を触れる小型の紅斑が耳輪や耳朶および耳介内面に生ずる．中央は萎縮性でときに脱色素性変化を呈し，わずかに陥凹することもある．表面に鱗屑を付し，ときに厚くなることもある．耳介は円板状エリテマトーデスの好発部位でもあり，決して見逃してはならない．

3) **凍瘡**
   鮮紅色〜紫紅色調の小型の紅斑が多発する．紫斑，水疱，びらん，潰瘍を伴うこともある．耳垂が全体としてうっ血性に紫藍色調の腫脹を呈することもある．

4) **耳介偽嚢腫**(図2)
   耳介上半部を主体に，嚢腫がみられる．比較的大型で，弾性軟な結節．表面は皮膚正常色〜紅褐色調を呈する．

5) **再発性多発性軟骨炎**(図3)
   耳介の腫脹，紅斑に加え疼痛を伴う．

6）接触皮膚炎
　　鮮紅色調を呈する小型の紅斑が多発融合し，漿液性丘疹を伴う．その後，水疱，痂皮や鱗屑を伴う．瘙痒を伴う．
7）アトピー性皮膚炎
　　耳輪に湿疹が生ずる以外にも，いわゆる「耳切れ」が特徴である．
8）耳輪・対耳輪慢性結節性軟骨皮膚炎
　　耳輪もしくは対耳輪に生ずる小型の角化性結節．疼痛を伴い，肉芽腫様外観を呈する例もある．
9）日光角化症
　　淡紅色〜紅褐色調で表面に鱗屑を付す小型の紅斑．ときに角質肥厚が高度であるため，硬い灰白色の鱗屑が角状に突出する．いわゆる皮角．

解　説

表1．鑑別の要点

疾　患	皮疹の特徴
全身性エリテマトーデス	淡紅色調の浸潤を触れる小型の紅斑
円板状エリテマトーデス	鮮紅色〜紅褐色調の浸潤を触れる小型の紅斑
凍　瘡	鮮紅色〜紫紅色調の小型の紅斑．紫斑，水疱，びらん，潰瘍を伴う
接触皮膚炎	漿液性丘疹を伴う小型の紅斑．瘙痒あり
アトピー性皮膚炎	いわゆる耳切れ
再発性多発性軟骨炎	耳介の腫脹，紅斑．疼痛を伴う
耳輪・対耳輪慢性結節性軟骨皮膚炎	小型の角化性結節
耳介偽嚢腫	比較的大型で，弾性軟な結節
日光角化症	表面に鱗屑を付す小型の紅斑．皮角としてみられることあり

- **SLE**：頬部や前腕などに小豆大から母指頭大までの滲出性紅斑を呈する場合が多い．むしろ耳介のみに皮疹を呈する皮膚エリテマトーデス（全身症状を伴わず，エリテマトーデスの皮疹のみを有する患者に対する診断名であり，いわゆる chronic cutaneous lupus erythematosus（CLE）の把握が重要となる．
- **CLE**：SLEに比べて生命予後は良好であるが，皮疹はしばしば難治であり，整容面から患者のQOLを大きく低下させることもある．稀にCLEからSLEに進展する症例もあることから的確な診断と皮疹の解釈が重要となる．CLEのなかでも，耳介で重要であるのは，円板状エリテマトーデス（discoid lupus erythematosus；DLE）である．
- **DLE**：本症の皮疹は露光部，なかでも顔面を中心とした頸部より上方に好発する．皮疹は円形〜類円形，暗赤色〜紫紅褐色調を呈する境界明瞭な紅斑で，浸潤を触れる．見逃してはならないポイントは鱗屑を伴うことであり，一見明らかでなくても注意深く観察すると膜様ないしは雲母様鱗屑を伴うことが多い．
- **凍　瘡**：いわゆる"しもやけ"は冬季にしばしば遭遇する疾患である．平均気温4℃前後，日内気温差が10℃以上となった気温条件下で好発する．学童期に多く，成人になると生じなくなるが，女性の場合は

30歳前後まで生じる場合がある．

凍瘡は寒冷に曝露され循環障害が起こりやすい末梢部，つまり耳介，頰部，鼻尖部，指趾尖部に好発する．皮疹は，指節，もしくは足趾全体が紫藍色調でうっ血性に腫脹するT型（柿樽型）と，小指頭大以下の暗紫紅色調を呈する滲出性紅斑もしくは丘疹が多発ないしは散在するM型（多形紅斑型）に分けられる．これに加えて両者が混在するMT型や手指全体がびまん性に発赤，腫脹するアクロチアノーゼ型をサブタイプとする考えもある．

◎ **アトピー性皮膚炎**：アトピー性皮膚炎に高頻度でみられる典型的臨床像として，急性病変である紅斑・丘疹および慢性病変である苔癬化やいわゆるドライスキンが重要である．いわゆる「耳切れ」は特に小児によくみられる所見である（図4）．

◎ **再発性多発性軟骨炎**：Ⅱ型コラーゲンに対する自己免疫疾患である．耳介の腫脹，紅斑，疼痛を主訴に，皮膚科ではなく耳鼻科を受診する患者も多い．反復性に経過し，ときに耳介変形に至る場合もある．ときに結膜炎や強膜炎などの眼症状，鼻軟骨の炎症，関節炎や聴覚・平衡感覚異常を伴うこともある．

◎ **耳輪・対耳輪慢性結節性軟骨皮膚炎**：耳輪または対耳輪に生ずる有痛性角化性小結節である．反応性穿孔性膠原症のごとく，変性した膠原線維や軟骨が経表皮排泄されることによる．中年男性に好発する．

◎ **耳介偽囊腫**：耳介軟骨内に軟骨由来の漿液性粘液が貯留した偽囊腫である．穿刺し粘液を排出しても，再発を繰り返す．機械的刺激や外傷が発症要因と考えられており，男性に多い．

◎ **日光角化症**：長期間の紫外線曝露（UVB）によって生ずる小型の不整形角化性紅斑．通常，自覚症状はない．日光曝露歴のある高齢者の顔面を中心として，耳前部や耳介に小型の不整形角化性紅斑が多発する．ときに鱗屑が堆積し角状を呈することがあり，皮角と称される（図5）．

（安部正敏）

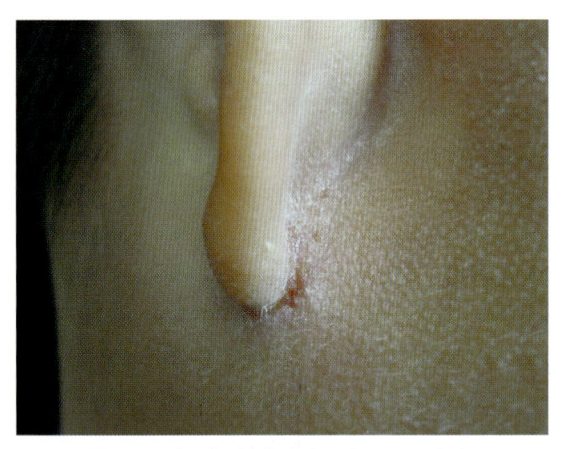

図4．アトピー性皮膚炎における耳切れ

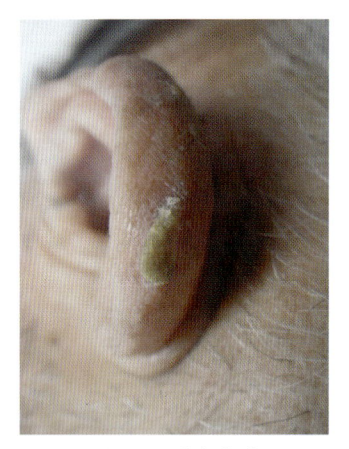

図5．日光角化症

column ❷ 社会の穴

養老孟司先生は,「超バカの壁」(新潮新書)の中で「仕事とは社会に空いた穴」と述べています．先生は以下のように述べられています．「道に穴が空いていた．そのまま放っておくとみんなが転んで困るから,そこを埋めてみる．ともかく目の前の穴を埋める．それが仕事というものであって,自分に合った穴が空いているはずなんて,ふざけたことを考えるんじゃない」．「合うとか合わないとかいうより大切なのは,いったん引き受けたら半端仕事をしてはいけないということです．一から十までやらなくてはいけない．それをやっていくうちに自分の考えが変わっていく．自分自身が育っていく．そういうふうに仕事をやりなさいよというのが結論です」．「若い人が"仕事がつまらない","会社が面白くない"というのはなぜか．それは要するに,自分のやることを人が与えてくれると思っているからです．でも会社が自分に合った仕事を与えてくれるわけではありません．会社は全体として社会の穴を埋めているのです．その中で本気で働けば目の前に自分が埋めるべき穴がみつかるのです」．私たちも医療従事者として社会の穴を埋めています．そして,医師として病院の穴を一人一人が埋めています．

先生の主張はさらに続きます．「社会のために働けというと封建的だと批判されるかもしれません．"自分が輝ける職場を見つけよう"というフレーズのほうが通じやすいのかもしれません．しかしこれは嘘です．まず自分があるのではなく,先にあるのは穴のほうです．(中略)本気で自分の仕事は天職だと思っている人はめったにいません．仮に虫取りが向いていても,それが仕事になっていいかというと,そうでもないでしょう．もしも虫取りが仕事になるとしてそれが嬉しいかといえばうっかりすると重荷になってしまうかもしれない．楽しんでいられることというのは,ある程度無責任だからこそなのです」．

「天職」を三省堂国語辞典で引くと,「天から授かった(神聖な)職業」と書いてあります．英語では「mission」ですが,本来は宣教師団,使節の使命,伝道などを意味するようです．このように,「天職」とは西洋文化(一神教であるキリスト教文化)に源を発している言葉です．すべての職業は神が与えた神聖な職業であるとするなら結構ですが,職業に神聖なものと神聖でないものとがあるとする考えを受け入れることはできません．すべての職業は「社会の穴」を埋めるために存在するのです．そして,穴の形や大きさはさまざまであって決して個人仕様にはなっていないこと,「社会の穴」を埋めている私たち一人一人が半端仕事をしないこと,自分に対する評価は自分以外の他人がするということを肝に銘じておきたいと思います．

以前,「医者を趣味でやっている」と臨床実習に来た学生に話したことがあります．学生はキョトンとしていました．養老先生からみると「無責任医師」とのお叱りを受けるかもしれません．不謹慎と思われる方がいらっしゃることを覚悟で言いますと,「責任の重さを十分承知したうえで医師という仕事を喜んでやっている．そのうえ,給料まで頂けるのだからこれほどありがたいことはない」と言いたかったのです．私たちは社会の穴に蒔かれた種子です．社会の穴に蒔かれて栄養を頂戴し,小さな花を咲かせ,そして種子(後輩医師)を残す．もし,誰かがその花を愛でてくれるのでしたら生きた甲斐があったというものです．

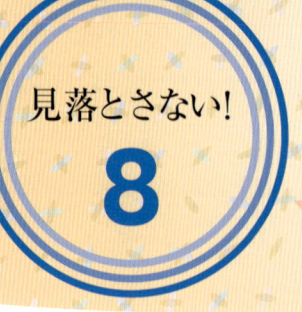

[顔面・頸部] 見落とさない！見間違えない！この皮膚病変

見落とさない！ 8 眼瞼の腫脹に気をつけよう！
接触皮膚炎から悪性リンパ腫までも

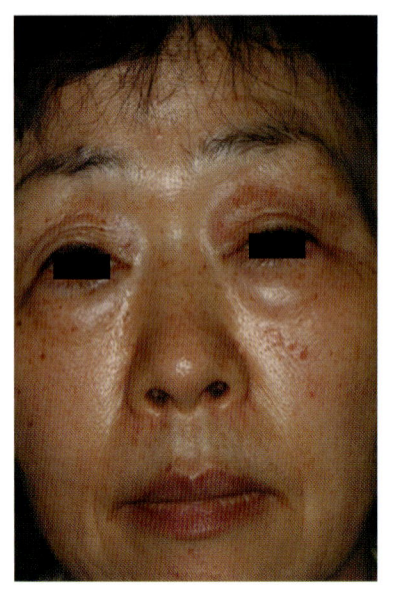

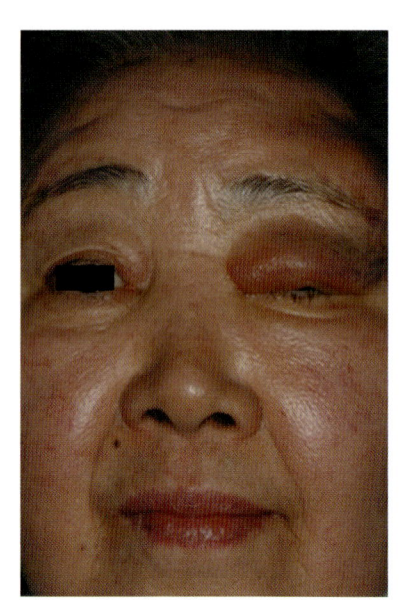

図1. 肉芽腫性眼瞼炎

図2. 悪性リンパ腫

診断のポイント

　眼瞼腫脹をきたす疾患を理解しておくことで，全身疾患を見いだすことができる．接触皮膚炎などのしばしば遭遇する疾患も見逃さないよう注意する．
- **肉芽腫性眼瞼炎**（図1）：両側の上眼瞼の浮腫から始まり，持続性の硬結となる．表面は軽い潮紅を伴うが，この潮紅は左右同様でないことが多い．
- **クインケ浮腫**：腫脹は数日間持続するが，軽快後には硬結を残さないのが特徴である．
- **甲状腺機能異常**：両側上眼瞼の浮腫，粘液水腫，指圧痕を残さない浮腫，巨大舌など．倦怠感，発汗異常など全身症状の有無をチェックする．
- **悪性リンパ腫**（図2）：片側の眼瞼腫脹，腫瘤触知で気づかれることが多い．両側性は稀ではあるが，否定するものでもない．表面は皮膚常色，潮紅，出血を伴う，結節を有するなど多彩である．
- **木村病**：眼瞼腫脹，腫瘤触知で気づかれることが多い．両側性または片側性，表面は皮膚常色ないし潮紅を伴う．

解　説

- **接触皮膚炎**(図3)：接触皮膚炎では眼瞼の解剖学的特徴からしばしば著明な浮腫をきたす．漿液性丘疹の有無，アレルゲンの確認を行う．ごく初期は浮腫性紅斑であるため注意を要する．
- **肉芽腫性眼瞼炎**：両側の上眼瞼の浮腫から始まり，持続してやがて硬結を呈するようになる．表面は軽い潮紅を伴い，この潮紅は左右差を呈することも多い．浮腫結合性肉芽腫による眼瞼炎，あるいは口唇炎に顔面神経麻痺，皺襞舌を加えた3徴候を呈するものを Melkersson-Rosenthal 症候群と考えることもできる．
- **クインケ浮腫**(図4)：血管浮腫と呼ばれる再発を繰り返す蕁麻疹の一型である．真皮深層～皮下，粘膜下の限局性浮腫である．眼瞼，口唇，外陰部に好発する．通常は一過性であり持続しない．
- **甲状腺機能亢進症および低下症**：いずれでも眼瞼腫脹は起こりうる．低下症ではより眼瞼周囲の腫脹が起こりやすい．粘液水腫，巨大舌などの有無をチェックする．甲状腺機能亢進症ないし低下症により生じる全身症状の有無をチェックし，TSH, free T4, free T3 を測定する．甲状腺機能低下症では軽度の筋症状，CK 上昇がみられることがあるので，皮膚筋炎との鑑別は慎重に行う．
- **悪性リンパ腫**：片側性の眼瞼腫脹を呈することが多い．眼瞼の腫脹，腫瘤触知，眼球突出で気づかれる．眼球では眼窩前方にリンパ管が集まっているため病初期に眼瞼が腫脹する．被覆皮膚は皮膚常色，潮紅，紫斑を伴ったり，結節を呈するなど多彩である．
- **皮膚筋炎**(図5)：眼瞼腫脹はいわゆるヘリオトロープ疹であり，色調は淡紫紅色調を呈する．手指のゴットロン徴候，爪囲紅斑などの有無を併せて確認する．顔面に蝶形紅斑を生じることがある．全身性エリテマトーデスのそれとは異なり，鼻唇溝を越えて上口唇へも及ぶ．特に外鼻翼の紅斑は診断的価値が高い．
- **木村病**(図6)：両側性または片側性の眼瞼腫脹に加え，耳周囲，顎下，頸部に皮下結節を生じることが多い．血液検査では好酸球増多を示す．
- **丹　毒**：通常片側性で局所の熱感，疼痛，ときに発熱を伴う．
- **シェーグレン症候群**：原疾患によって直接的な眼瞼浮腫はきたさないが，涙液低下による眼瞼炎，点眼薬による接触皮膚炎などにより眼瞼腫脹をきたすことがある．

〔天野博雄〕

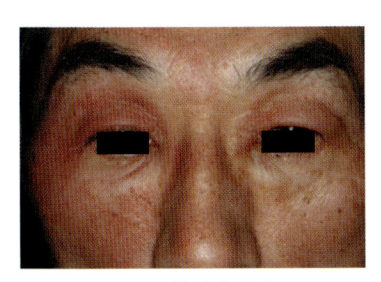

図3．接触皮膚炎

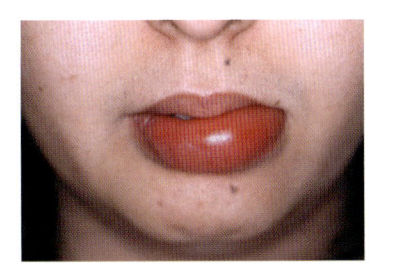

図4．クインケ浮腫（口唇）

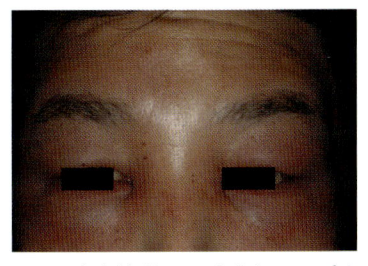

図5．皮膚筋炎のヘリオトロープ疹

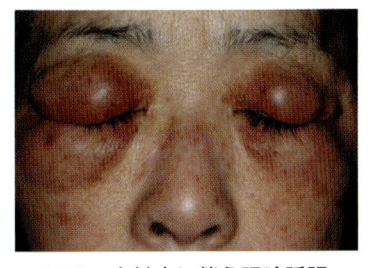

図6．木村病に伴う眼瞼腫脹

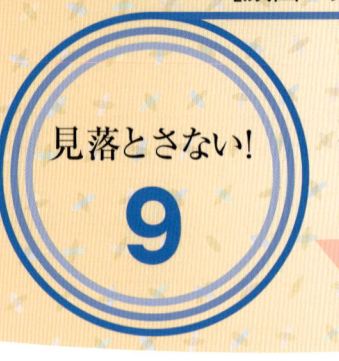

[顔面・頸部] 見落とさない！見間違えない！この皮膚病変

見落とさない！9 排膿を伴う皮下結節

結核は再興感染症

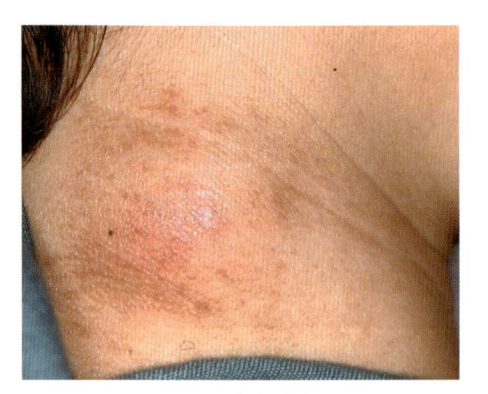

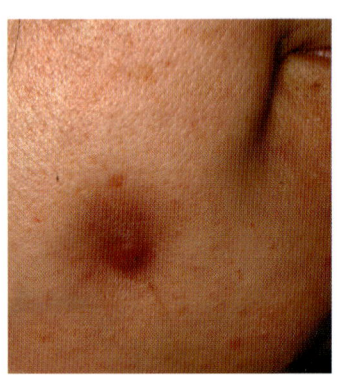

図1. 皮膚腺病　　　図2. 外歯瘻　　　図3. スポロトリコーシス

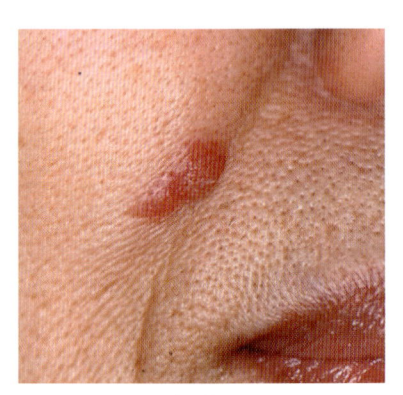

診断のポイント

　排膿を伴う皮下硬結には意外な疾患が潜んでいることがあり，誤診されることも稀ではない．結核は近年再興感染症として注目されている疾患であり，無痛性の皮下膿瘍をみたら皮膚腺病を想起する．
　頬部や顎部の難治性肉芽腫性結節をみたら外歯瘻を考える．ときに炎症を伴う囊腫様結節を呈するため，炎症性粉瘤などの皮膚腫瘍と誤診されることがある．
　スポロトリコーシスは紅斑，結節，潰瘍など多彩な臨床症状を呈する．「傷が治りにくい」という主訴で来院することも多い．

【鑑別疾患】
・**皮膚腺病**(図1)：好発部位は頸部．圧痛，熱感などの自覚症状がない皮下硬結，膿瘍である．結節は軟化するとともに瘻孔を形成して排膿し，潰瘍，瘢痕なども混在するようになる．
・**外歯瘻**(図2)：頬部，顎部に難治性の肉芽腫性の結節としてみられることが多いが，囊腫状を呈することもある．触診で深く結節を触れ下床と固着性がある，結節基部周囲が陥凹する，などの特徴を見逃さない．
・**スポロトリコーシス**(図3)：小児の眼周囲を中心とした顔面，高齢者の上肢に好発．無痛性丘疹，結節として生じ，周囲に衛星病変を伴うこともある．個疹は増大し，膿疱，潰瘍を生じる．

解　説

◎ **皮膚腺病**：結核は近年高齢者を中心に再燃が問題となっている．また，HIV感染との合併，ステロイド薬や免疫抑制薬などの使用増加による発症危険の増大が問題とされている．

　皮膚腺病は真性皮膚結核の一つである．真性皮膚結核とは，皮膚病巣で結核菌が増殖しているもの，すなわち，菌が病巣から比較的容易に分離できるものをいう（図4～6）．皮膚腺病では，リンパ節，骨，関節，筋肉，腱など内臓の結核病巣が連続性に皮膚に波及して病変を形成するか，冷膿瘍を介して皮膚に病巣を形成する．

　皮膚腺病では，熱感や疼痛を欠く結節が軟化，自壊し，排膿をみるようになる．膿汁には多数の結核菌が存在する．病理組織では類上皮細胞性肉芽腫，乾酪壊死を伴う結核結節をみる．

　確定診断には結核菌の検出が重要である．膿汁や壊死組織の抗酸菌染色，培養，PCR法などが行われる．胸部X線撮影や喀痰検査のほか，他臓器結核の検索が必要である．患者はツベルクリン反応陽性である．

＜皮膚結核の病型＞

　真性皮膚結核（表1）のほか，結核菌が検出されない結核疹としてバザン硬結性紅斑，丘疹壊疽性結核疹，陰茎結核疹，腺病性苔癬などがある．皮膚結核のなかでの頻度としては，尋常性狼瘡，皮膚腺病，バザン硬結性紅斑が多く，他の病型は稀である．

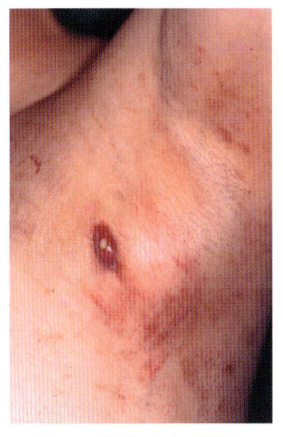

図4．腋窩の皮膚腺病
中央に肉芽様の結節があり排膿している．

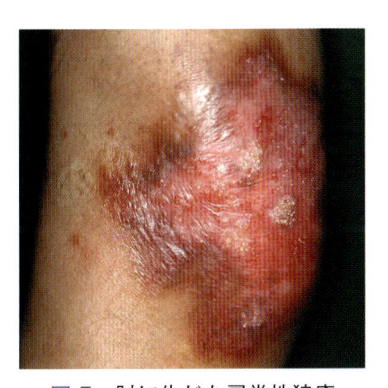

図5．肘に生じた尋常性狼瘡

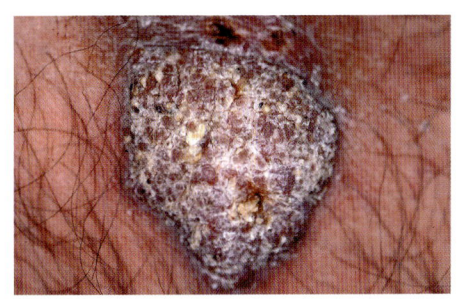

図6．皮膚疣状結核

表1．真性皮膚結核

	好発部位	臨床症状	発症機序など
皮膚腺病	頸部など	自覚症状のない皮下の結節，膿瘍	リンパ節・骨・関節・筋・腱など深部の結核病巣から連続性に病巣が波及する
尋常性狼瘡	顔面など	丘疹が融合して結節や潰瘍を形成	肺結核などの原発巣から血行性の散布，あるいは外部から皮膚への直接接種
皮膚疣状結核	四肢，肘頭，膝蓋	疣状を呈し，周辺部が隆起して遠心性に拡大する	結核菌に対して免疫のある人の皮膚に結核菌が接種されて発症する
皮膚粟粒結核	汎発性	丘疹，小水疱，膿疱，紫斑，紅斑などが汎発．容易に潰瘍化する	幼児の急性全身性粟状結核の部分症状としてみられる
潰瘍性皮膚結核	粘膜皮膚移行部	大小の潰瘍と小結節 稀	自家接種による

- **外歯瘻**(図7, 8)：歯性化膿性病変より歯槽膿瘍が形成されると，その排泄路が骨膜外，さらに粘膜下，皮下に膿瘍を形成し，自潰して瘻孔を形成する．

  多くは下顎骨由来であり，下顎部に生じる肉芽腫様の結節としてみられることが多い．上顎骨由来の場合，頬部や鼻翼基部に好発する．

  瘻孔は慢性炎症に伴う線維化を伴うため，下床へとつながる索状硬結を触知する．下床との可動性の有無を確認する．画像検索も必要だが，本症が疑われる場合には歯科へコンサルトする．

- **スポロトリコーシス**(図9, 10)：原因菌は *Sporothrix schenckii* であり，主に外傷などにより接種されることによって発症する．真皮～皮下脂肪組織の肉芽腫性炎症である．原因菌は土壌や朽ち木などに存在する．土壌や植物に触れる機会を有する人に発症しやすい．主に露出部，特に小児の顔面と中高年者の上肢に生じる．

  臨床的には固定型，リンパ管型，播種型に分類される．リンパ管型では原因菌がリンパ管に沿って上行し，しだいに複数の病変を形成する．固定型でも主病変周囲に衛星病変を形成しうる．

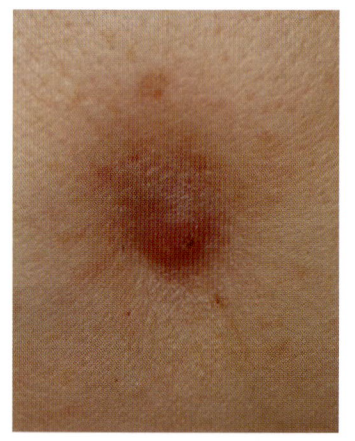

図7．下顎部の外歯瘻
周囲は陥凹しており，中央は囊腫状で発赤がある．下床との可動性なく，索状硬結を触れる．

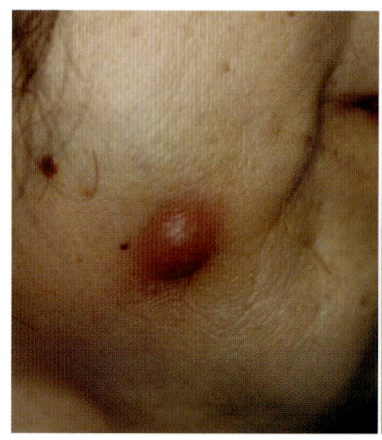

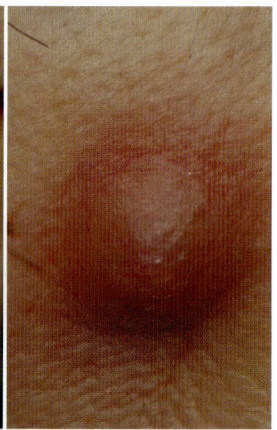

a：発赤が強く囊腫状で隆起する．結節基部は陥凹している．

b：拡大像

図8．頬部の外歯瘻

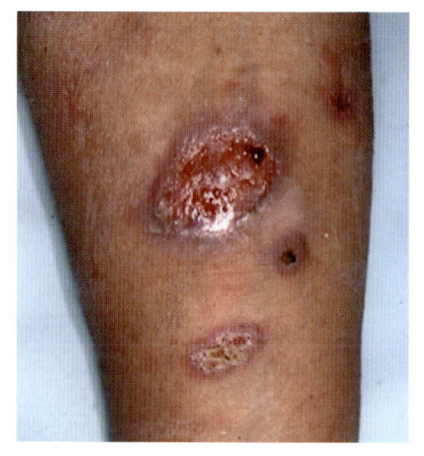

図9．スポロトリコーシス
リンパ管型

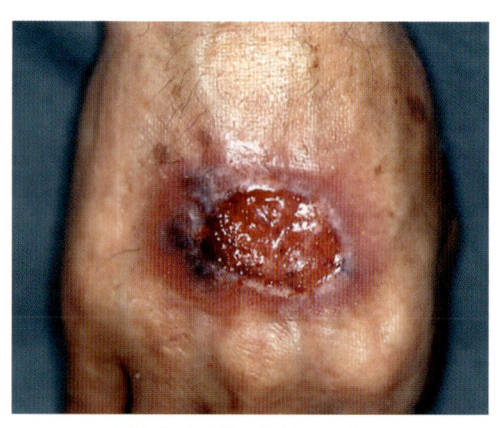

図10．スポロトリコーシス
固定型．難治性潰瘍を主訴に受診

病理組織学的には非特異的な慢性肉芽腫性炎症を呈する．PAS染色により組織内の菌は円形細胞として間質内や巨細胞内に認められ，ときに星芒体(asteroid body)を呈する．

鑑別疾患としては，小児の眼周囲の固定型では霰粒腫，成人の場合は種々の肉芽腫性疾患が挙げられる．特に非結核性抗酸菌症(図11)との鑑別は重要である．

(永井弥生)

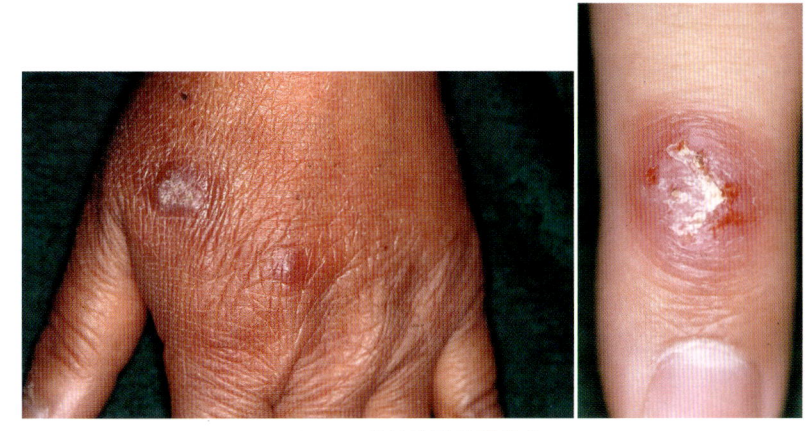

図 11．非結核性抗酸菌症

　非結核性抗酸菌症は，結核菌群とらい菌を除く抗酸菌による皮膚感染症である．
　原因菌としては，*Mycobacterium marinum* が多く，次いで *M. chelonae*，*M. fortuitum*，*M. avium* である．
　M. marinum は魚や水に存在し，熱帯魚や魚を扱う人に多い(fish tank granuloma)．外傷を受けやすい部位に発生しやすく，手に生じる例が80％以上を占める．

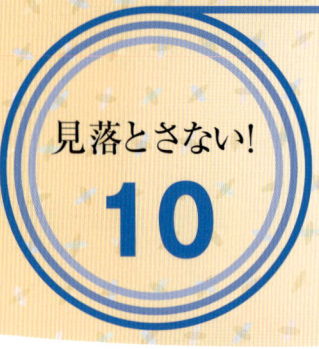

[顔面・頸部] 見落とさない！見間違えない！この皮膚病変

見落とさない！ 10 頸部の褐色調角化から分かること

内臓悪性腫瘍を見逃すな！！

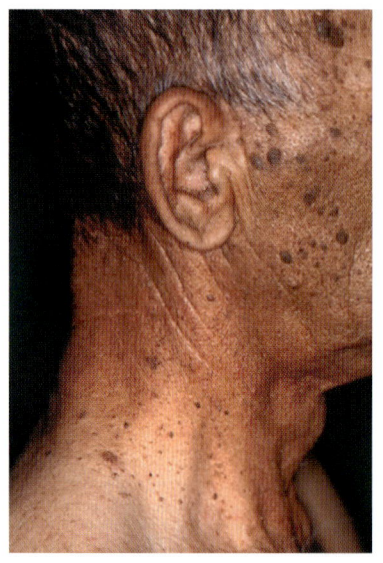

図1. Acanthosis nigricans：悪性型

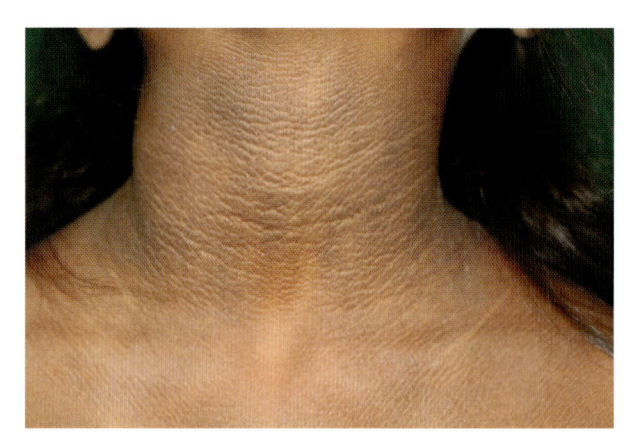

図2. Acanthosis nigricans：良性型

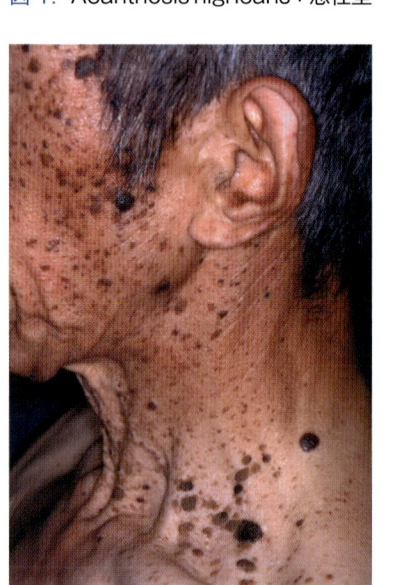

図3. Leser-Trélat 徴候
数か月以内に脂漏性角化症が多発

診断のポイント

頸部の褐色調角化の皮膚症状から癌や内科的な疾患が発見されることもある．

Acanthosis nigricans は3型に分かれており，それぞれ原因，発症年齢などが異なるので注意を要する．

【鑑別疾患】
Acanthosis nigricans（図1，2）
Leser-Trélat 徴候（図3）
融合性細網状乳頭腫症
ダリエ病

解説

- **黒色表皮腫（acanthosis nigricans）**：角質増殖により皮野形成が著明な黒褐色皮疹が頸部，腋窩，鼠径部などにみられる．触れるとザラザラしている．

  下記3病型ともに程度，部位の差はあるが基本的に同一の皮疹を生じる．初期には黒褐色の色素沈着を生じ，経時的に角質増生による皮野の明瞭化とビロード状乳頭状増殖をきたす．

  ① **悪性型**（図1）：瘙痒が強く，掌蹠にも出現する．種々の内臓腫瘍を合併する．なかでも胃癌が半数以上を占める．腫瘍細胞から分泌される角化細胞の増殖をコントロールする因子の関与が報告されている．

  ② **良性型**（図2）：糖尿病などの内分泌代謝系異常が病態に関与しているとされる．

  ③ **仮性型**：肥満の関与が指摘されている．良性型の一亜型と思われる．頸部の褐色調角化のほかに，間擦部，手背などに黒褐色の角質増生をみる．

- **Leser-Trélat 徴候**（図3）：内臓悪性腫瘍に伴い短期間（数週～数か月）に脂漏性角化症が多発してくる状態．

- **融合性細網状乳頭腫症**（図4）：前胸部，後背部などに生じる自覚症状を欠く網状の色素斑であり，頸部にも拡大する．肥満，糖尿病，*Malassezia furfur* との関係が論じられてきたが，真の原因は不明である．

- **ダリエ病**（図5）：常染色体優性遺伝で小児期から発症することが多い．カルシウムポンプをコードする *ATP2A2* の遺伝子変異が原因とされている．顔面，胸背部などの脂漏部位に出現することが多いが，頸部にもみられる．粟粒大～帽針頭大の角化性丘疹が集簇し，局面を形成する．丘疹は厚い角層に覆われ，毛孔に一致しない．間擦部に生じた場合，浸軟し悪臭を伴う．

（清水 晶）

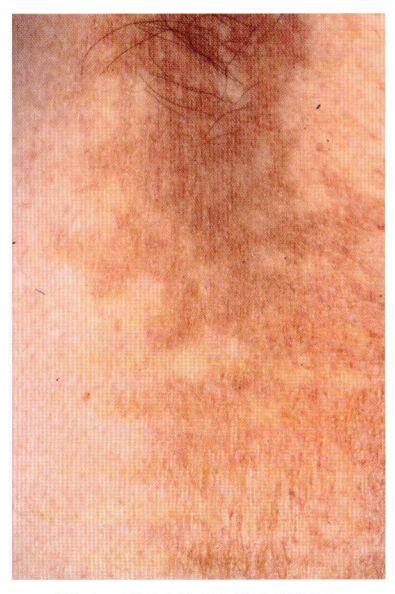

図4．融合性細網状乳頭腫症
網状の色素斑（腋窩）

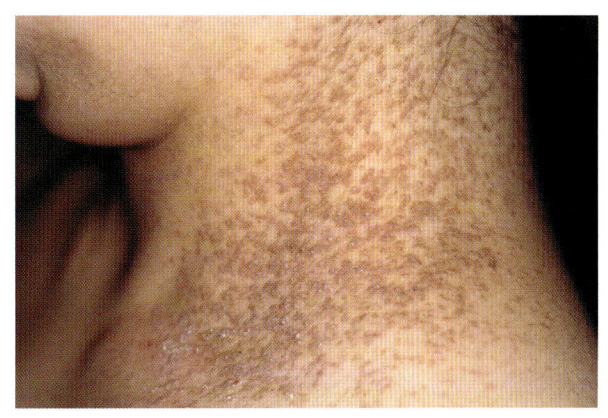

図5．ダリエ病
集簇する角化性丘疹

[顔面・頸部] 見落とさない！見間違えない！この皮膚病変

見落とさない！ 11 急性のアレルギー性接触皮膚炎を見極める

漿液性丘疹を確認する!!

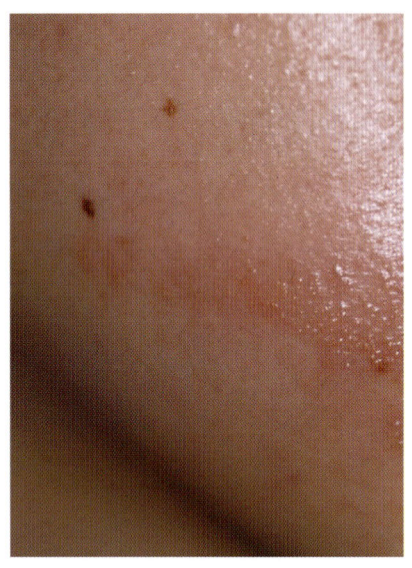

図1. 漿液性丘疹
マンゴーによるアレルギー性接触皮膚炎

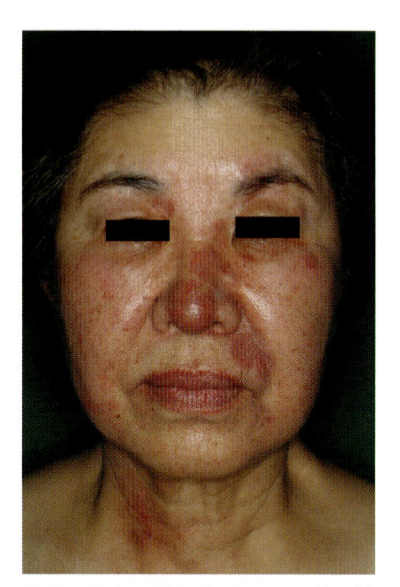

図2. サクラ草によるアレルギー性接触皮膚炎
さまざまな形の紅斑が非対称性に分布する.

診断のポイント

　アレルギー性接触皮膚炎では，突然発症する，瘙痒を伴う，人工的あるいは奇異な形の紅斑を呈する，紅斑が非対称性に分布するなどが診断上重要なポイントである.

・浮腫性紅斑で始まる．詳細に観察すると紅斑上に点状の丘疹（ときに水疱）が多数生じている．この点状丘疹を漿液性丘疹と呼び，この存在を確認することがアレルギー性接触皮膚炎診断の重要なポイントである（図1）．

・漿液性丘疹は表皮細胞間浮腫を反映したものである．細胞間浮腫が高度になると，肉眼でも水疱として確認できる．

・人工的あるいは奇異な形をした紅斑が診断の手掛かりとなる（図2）．皮疹を搔破する結果，アレルゲンが他部位に播種されてその部位に新たな皮疹が形成される．

・紅斑の分布も診断の手掛かりとなる．アレルゲンが付着した指で他部位を触るため，その部位にも皮疹が二次的に形成される（図3）．通常，利き手で搔破するので，皮疹は利き手が届く範囲に多く分布し，非対称性である.

解説

アレルギー性接触皮膚炎はアレルゲンによって感作された個体に再びアレルゲンが接触して生じる．表1に日常生活でアレルギー性接触皮膚炎の原因となりやすい物質を示した．

表1．アレルギー性接触皮膚炎の原因となりやすい物質

金　属	コバルト，ニッケル，クロム，水銀
植　物	ウルシ（ウルシオール），サクラソウ（プリミン），ギンナン（ギンコール酸），キク，ユリ
食　物	マンゴー（ウルシオール），ギンナン，レタス，タマネギ
日用品	ゴム製品（MBT），革製品，衣類，洗剤
化粧品	白髪染め（パラフェニレンジアミン；PPD），香水，保存料
医薬品	NSAIDs含有外用薬・湿布薬，消毒薬，点眼薬，副腎皮質ステロイド外用薬
職業性	各種金属，樹脂類（レジン），ゴム製品，機械油

（清水　宏：新しい皮膚科学より引用（一部改編））

アレルギー性接触皮膚炎の発生部位別の頻度の高い原因（物質）を示す．
◎ **頭**：白髪染め（図4），シャンプー，育毛剤，帽子・ヘルメット，ヘアピン
◎ **顔**：化粧品，医薬品（点眼薬：図5），香水，メガネ，植物，サンスクリーン剤，ピアス
◎ **頸**：ネックレス，化粧品，香水，医薬品，衣類
◎ **体幹・四肢**：衣服，洗剤，金属（図6），医薬品（NSAIDs含有外用薬・湿布薬）（図7，8）
◎ **手　足**：ゴム，皮革製品，植物，食品，化粧品，金属，医薬品，樹脂類
◎ **陰　部**：衣服，洗剤，コンドーム

（石川　治）

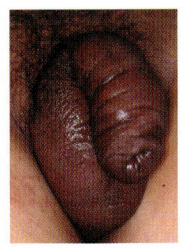

図3．ギンナン

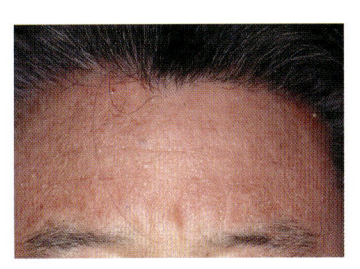

図4．毛染め

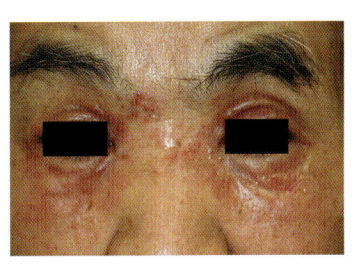

図5．点眼薬

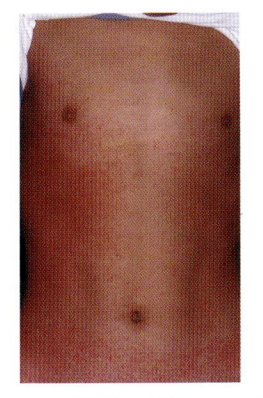

図6．水銀

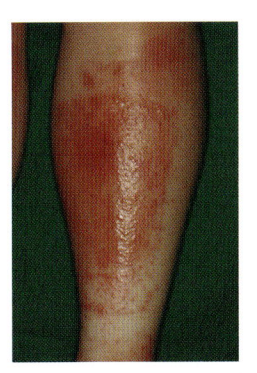

図7．NSAIDs含有湿布薬

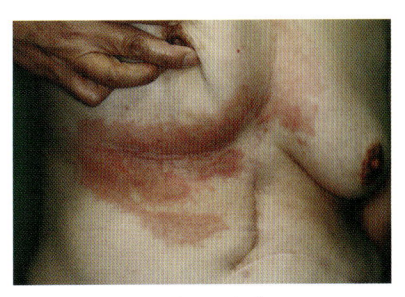

図8．ムヒ®

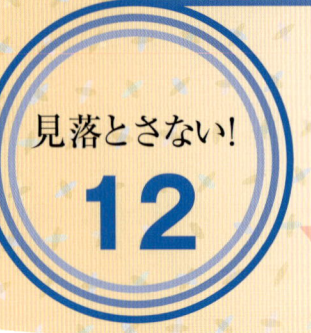

[躯　幹]　　見落とさない！見間違えない！この皮膚病変

見落とさない！
12 ダリエ徴候をとらえろ！
診療中でも自分でできる検査をマスターする

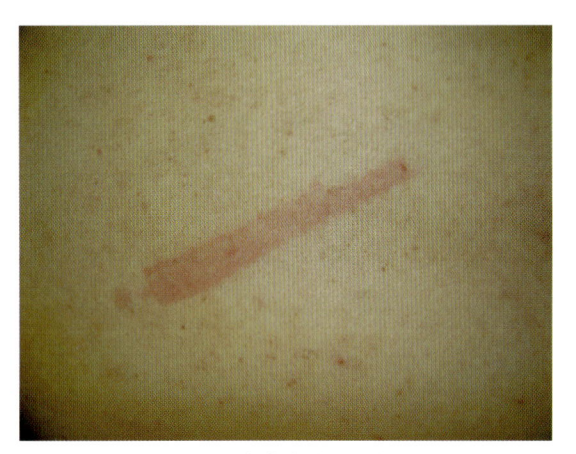

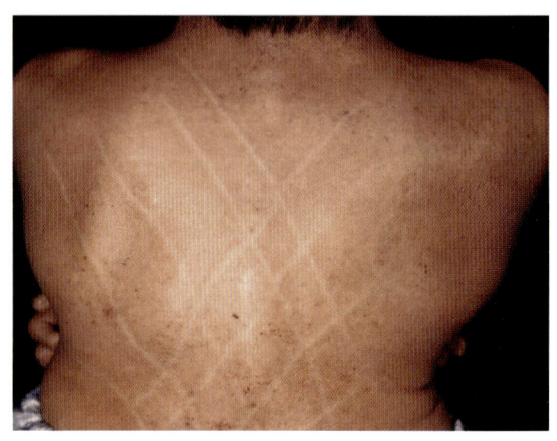

図1．紅色皮膚描記症

図2．白色皮膚描記症

診断のポイント

　皮膚描記法は確定診断に直結する検査法ではないが，正しい手技を習得することで診断の有力な手掛かりとなる．患者への侵襲も少なく，日常臨床に活用すべき検査法である．

- **紅色皮膚描記症**（図1）：皮膚に一定の擦過刺激を加えた場合，その部位に一致して紅斑を生じる現象．
- **白色皮膚描記症**（図2）：擦過刺激により充血性線条が生じた直後に，それが貧血性白線と呼ばれる白色線条に変化する現象．
- **隆起性皮膚描記症**：舌圧子や硝子棒など比較的幅の広い先端を有する器物で皮膚に擦過刺激を加えた場合，膨疹を生ずる現象．
- **ダリエ徴候の特徴**：肥満細胞症患者の皮疹部に擦過刺激を加えると，その部位に一致して膨疹が出現する現象．

解 説

表1. 鑑別の要点

疾　患	陽性であった場合考えるべき疾患
紅色皮膚描記症	健常人でも陽性となる．蕁麻疹，甲状腺機能低下もしくは亢進症，自律神経系の不安定状態，ペニシリンなどの薬剤の影響，フェニールケトン尿症など
白色皮膚描記症	アトピー性皮膚炎，接触皮膚炎，紅皮症，GVHD，皮膚筋炎など
隆起性皮膚描記症	慢性蕁麻疹，特に物理性蕁麻疹で陽性．寒冷蕁麻疹や急性蕁麻疹
ダリエ徴候	肥満細胞症

　皮膚描記法は，主に①紅色皮膚描記症，②白色皮膚描記症，③隆起性皮膚描記症に分類される．③に関連した特殊なものとして肥満細胞症(色素性蕁麻疹)における④ダリエ徴候がある．

◎ **紅色皮膚描記症**：皮膚に一定の擦過刺激を加えた場合，その部位に一致して紅斑を生じる現象である．皮膚を先端の鈍なもので線を描くように擦った場合，擦過刺激の程度によっては健常人にも色調の変化がみられる．
　本症は，個体差もあるうえ，潜伏時間，強さ，程度，持続時間はまちまちであり，正常と異常との間に明確な境界線を引くことが困難であることから，診断的あるいは病的意義は低い．しかし，顕著な場合には蕁麻疹を疑うほか，甲状腺機能低下もしくは亢進症，自律神経系の不安定状態，ペニシリンなどの薬剤の影響，フェニールケトン尿症などの存在を示唆することがある．

◎ **白色皮膚描記症**：一般に擦過刺激が弱いと，同部に流れている血液が周囲へと圧排され，表面皮膚色は白くなる(圧迫性白線)．しかし，この反応は数秒間で元に戻る生理的な現象であり，これを白色皮膚描記症ととらえてはならない．

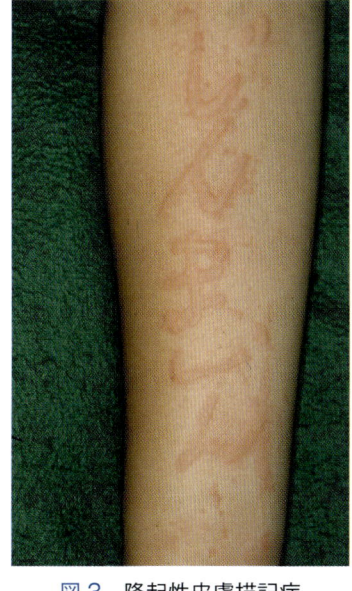

図3. 隆起性皮膚描記症　　　　図4. 物理性蕁麻疹

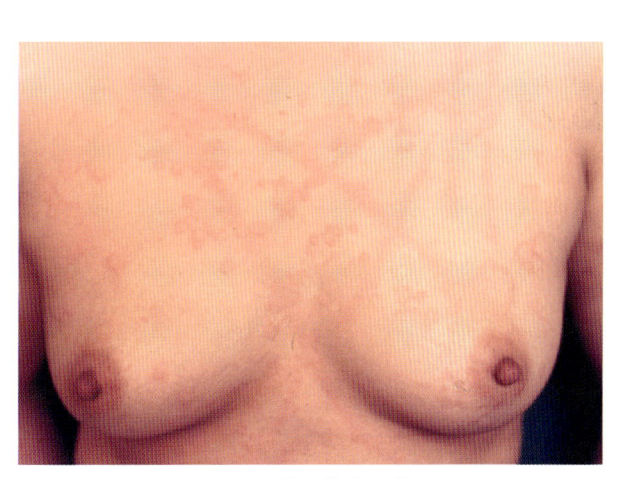

白色皮膚描記症とはやや強い擦過刺激により貧血性白線と呼ばれる白色線条に変化する現象である．本症はアトピー性皮膚炎の診断において重要であるとされるが特異的なものではなく，接触皮膚炎，紅皮症，GVHD，皮膚筋炎などでも認められる．特にアトピー性皮膚炎では，紅斑部や毛孔性角化がみられる部位に陽性となりやすい．

◎ **隆起性皮膚描記症**：隆起性皮膚描記症は舌圧子や硝子棒など比較的幅の広い先端を有する器物で皮膚に擦過刺激を加えた場合，膨疹を生ずる現象である(図3)．擦過刺激を加えた部位が全体として膨疹とならず，小さな紅斑を伴う膨疹が生じしだいに融合し瘙痒を生ずる場合，コリン作動性蕁麻疹である場合がある．隆起性皮膚描記症の診断価値は高く，慢性蕁麻疹，特に物理性蕁麻疹(図4)で陽性になるが，寒冷蕁麻疹や急性蕁麻疹でもみられることがある．

◎ **ダリエ徴候（Darier's sign）**：肥満細胞症患者(図5)の皮疹部に擦過刺激を加えると，その部位に一致して膨疹が出現する．これを特にダリエ徴候と呼ぶ(図6)．
一般に肥満細胞症において，ダリエ徴候は小児型に比較して成人型では陽性率は低い．本検査は肥満細胞症の診断には極めて有用な検査であるが，疥癬患者にみられる色素斑や皮膚白血病の皮疹部でもみられることがあり特異的ではない．

◎ **遅延型隆起性皮膚描記症**：隆起性皮膚描記症による膨疹が消失した後，同じ部位に再度膨疹が出現し，そのまま2日間程度持続する現象である．物理性蕁麻疹患者にみられることがあるが，極めて稀である．

(安部正敏)

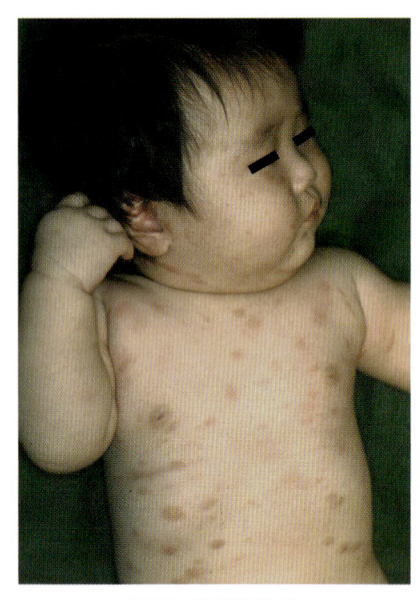

図5．肥満細胞症

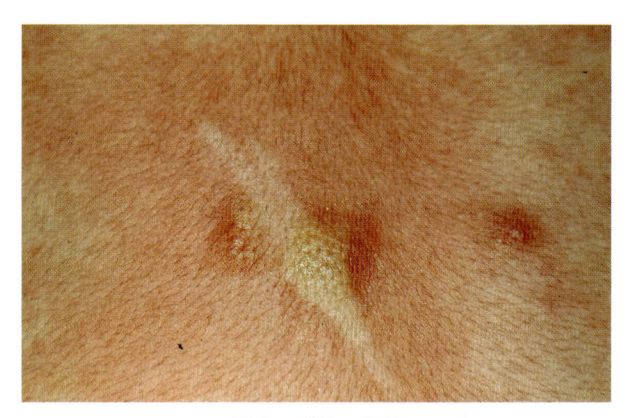

図6．ダリエ徴候

column ③ 一期一会

　この言葉は日常生活でしばしば耳にする言葉です．「一」は一回を，「会」は出会いを意味するであろうことは容易に理解できます．では，「期」は何を意味しているのでしょうか．常用字解(平凡社)には，『「其」は「箕(四角形のちりとり)」の形で，方形の，一定の大きさのものの意味がある．「月」は時間を意味する．すなわち，「期」とは，月や日の運行による時間や月日の一定の時期を示した』と記されています．漢語林(大修館書店)で「期」を引いてみると，『①あう．約束して会う．②ちぎる．約束する．③きめる．決心する．④あてにする．⑤とき．おり．㋐一定の日時・時間．㋑約束した日時．限定した日時．㋒機会．⑥ひとまわり．年・月のひとめぐり．⑦百歳．(さらに，日本でしか用いられないものとして)①限度．きり．②死ぬ時』と記されています．「期会」とは日時を約束して集まることですが，「一期」の場合は「約束」や「あてにする」という意味ではなく，限りある一定の期間あるいは時間を意味していると考えてよさそうです．

　ウィキペディア(Wikipedia)を参照すると，「一期一会(いちごいちえ)とは，茶道に由来することわざ．『あなたとこうして出会っているこの時間は，二度と巡っては来ないたった一度きりのものです．だから，この一瞬を大切に思い，今出来る最高のおもてなしをしましょう．』と言う意味の千利休の茶道の筆頭の心得と説明されています．平たく言えば，これからも何度でも会うことはあるだろうが，もしかしたら二度とは会えないかもしれないという覚悟で人には接しなさい，ということである」とされています．ここでは，「一期」はまさしく「出会っている時間」を意味していることになります．

　私たちはいつ終止符が打たれるか分からない一度限りの人生を歩んでいます．私は，「一期」を「一生あるいは一度限りの人生」と解釈したいと思います．すると，人生という「一期」は，今この時という「一期」が連続したものということになります．さらに，対象を初めて出会った人に限定するのではなく，毎日顔を合わせるに人まで広めます．すると，「一期一会」という言葉が放つ色彩は微妙に変わります．

　常に時は刻まれ，「貴方と私の人生が交叉したこの瞬間を繰り返すことはできません」．2009年4月10日午前7時35分に家族と一緒に朝食をとるという「一期」は，人生という「一期」においてはその瞬間にしか存在しません．そう考えると，「これからも毎日顔を合わせるけれど，もしかしたら明日は会えないかもしれない．だから，この一瞬を大切に思い，行動しましょう」という気持ちになりませんか．

　しかし，そうは言っても，毎日顔を合わす相手にそんな気持ちを持ち続けると肩が凝って仕方ないじゃないかという本音も聞こえてきます．人生，山あり谷あり．いつもアクセル全開では急カーブは曲がりきれません．家族や同僚などの周囲の人々に対しては「一期一会」の気持ちを心の奥底に潜め，ときどき気持ちを行動に表す．これが人生の隠し味となるかもしれません．ただし，夫婦間で一年一回では不足かもしれませんのでご用心を．

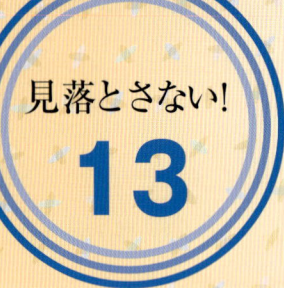

[躯　幹]　　　　　　　　見落とさない！見間違えない！この皮膚病変

見落とさない！13 全身に多発する色素斑

乳幼児の神経線維腫症の診断

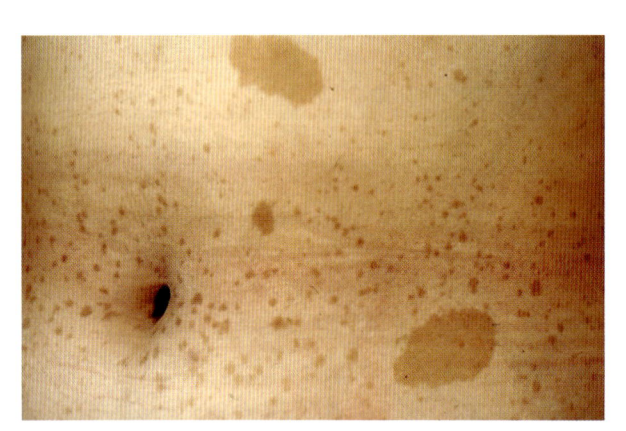

図1. カフェオレ斑，小レックリング斑

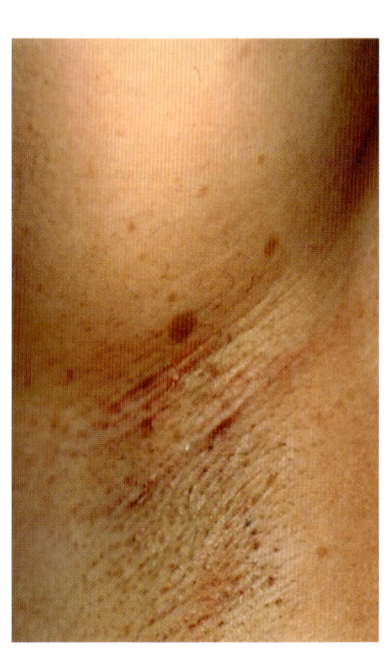

図2. Axillary freckling

診断のポイント

神経線維腫症ではカフェオレ斑と神経線維腫があれば診断は容易である．

1）乳幼児や小児では色素斑のみであるため，色素斑の大きさと数に留意する．
　6個以上の大型の色素斑（小児では色素斑の長径が0.5cm以上）がある場合は神経線維腫症を考える（図1）．

2）腋窩や鼠径部に多発する小色素斑（Axillary freckling：図2）がみられる場合も神経線維腫症を考える．

【多発性色素斑を呈する疾患の鑑別診断】
・顔面に多くみられる疾患：雀卵斑，肝斑，色素性乾皮症など
・躯幹に多くみられる疾患：光線性花弁状色素斑，PUVA黒子，アジソン病，色素性蕁麻疹，Albright症候群，Leopard症候群など
・四肢，掌蹠に多くみられる疾患：色素失調症，Peutz-Jeghers症候群，遺伝性対側性色素異常症，網状肢端色素沈着症など

解　説

- **神経線維腫症 1 型（NF1，von Recklinghausen 病）**：最も多い遺伝性疾患である．常染色体優性遺伝であるが，患者の半数は孤発例で突然変異が多い．第 17 染色体（17q 11.2）上の *NF-1* 遺伝子（neurofibromin）の異常が原因で，*ras* 遺伝子を負に制御している．
  小児期にはカフェオレ斑と呼ばれる褐色色素斑がみられ，色調の濃淡は少ない．出生時からみられる．思春期以降に神経線維腫が多発してくる．
  小レックリングハウゼン斑は小児期以降に新生し，徐々に増加する．腋窩，鼠径部に多発する傾向がある（axillary and inguinal freckling）．貧血母斑，神経線維腫，側彎症，視神経膠腫，虹彩小結節（lisch nodule），若年性黄色肉芽腫などもみられることがある．
  小児期には神経線維腫は生じていないため，長径 0.5 cm 以上のカフェオレ斑が 6 個以上あれば NF1 の可能性が高い（6 spots criteria）．虹彩小結節（lisch nodule）は乳幼児期から存在するため診断に有用である．家族歴，その他の症候を参考にして診断する．
  皮膚病変以外にも，神経系症状，骨病変（脊柱変形，関節変形，骨欠損），眼病変，脳脊髄腫瘍などを生じることがある．知能は正常である．多彩な病変，症候，出現時期も異なるが加齢とともに顕在化してくる．
  びまん性神経線維腫，悪性神経鞘腫では手術を考慮する．本腫瘍は血管が豊富に存在するため，術前に動脈造影を行い，大量出血を起こさないよう注意する．
  両側聴神経腫瘍の発生する NF2 でもカフェオレ斑に似た色素斑が生じることがあるが，通常は数個である．第 22 染色体（22q 12）上の *NF-2* 遺伝子（merlin）に原因がある．
- **Albright 症候群**（図 3）：常染色体優性遺伝で，*GNAS1*（α-subunit of stimulatory G protein をコードする）遺伝子の異常による．カフェオレ斑，長管骨線維性異形成（fibrous dysplasia of bone）（易骨折性，骨痛），性的早熟（特に女子）を特徴とする．
- **遺伝性対側性色素異常症**（図 4）：常染色体優性遺伝で，*ADAR1*（二重鎖 RNA 特異的 adenosine deaminase をコードする）遺伝子の異常による．四肢末端，指趾背面に点状の色素斑と脱色素斑が混在する．
- **網状肢端色素沈着症**（図 5）：常染色体優性遺伝で，原因遺伝子は未同定．手足背，ときに前腕および下腿伸側に網状色素沈着を呈する．皮溝部に沿って不整形の色素斑が融合する．

（天野博雄）

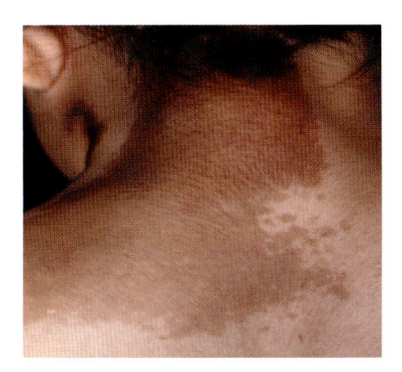

図 3．Albright 症候群 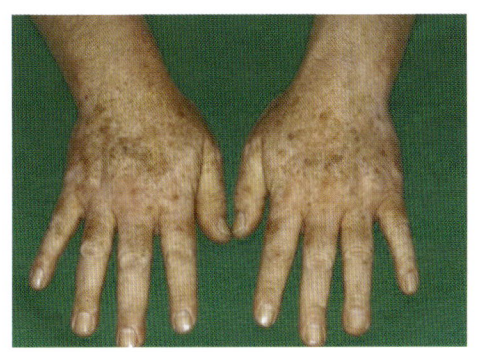　　図 4．遺伝性対側性色素異常症 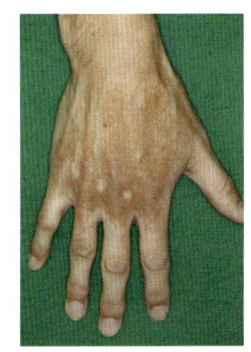　　図 5．網状肢端色素沈着症

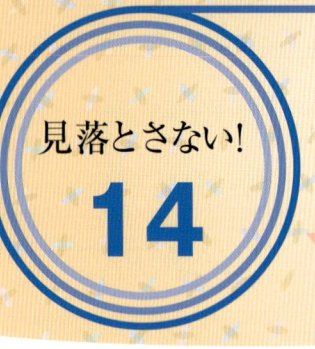

[躯幹] 見落とさない！見間違えない！この皮膚病変

見落とさない！14 後天性無汗症を見過ごすな！

命にかかわることも

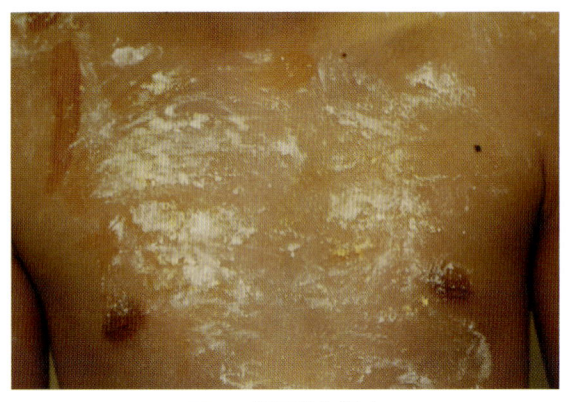

図1. 後天性無汗症
温熱発汗試験で陰性

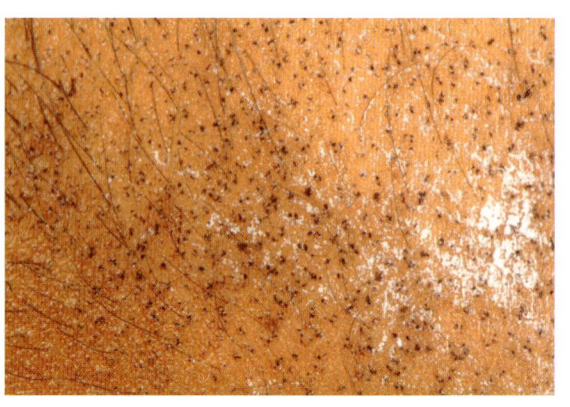

図2. 後天性無汗症（治療後）
汗孔部に一致して，ヨードデンプン反応で紫色調を呈する．

診断のポイント

　後天性無汗症（図1，2）は，運動時の発汗低下や夏季のうつ熱，倦怠感を主訴に受診することが多い．うつ熱のために生命に危機が及ぶこともある．

　本症は基礎疾患を有さない特発性後天性無汗症と基礎疾患を伴う続発性無汗症に大別される．後者の基礎疾患としては神経疾患，紅皮症などの皮膚疾患，内分泌・代謝疾患，シェーグレン症候群などが挙げられる．

【鑑別疾患】
1）基礎疾患を有さない無汗症
　　特発性後天性無汗症
2）基礎疾患を伴う無汗症
　　神経疾患：視床下部病変，脊髄病変，末梢神経病変
　　皮膚疾患：紅皮症，アトピー性皮膚炎など
　　内分泌・代謝疾患：下垂体疾患（尿崩症，成長ホルモン異常），副腎疾患（アジソン病），糖尿病，甲状腺疾患（甲状腺機能低下症），脱水
　　シェーグレン症候群

解　説

　発汗機能の評価には，温熱発汗試験，薬剤性発汗試験が頻用される．前者は40〜45℃環境下での発汗を評価するもので，ヨードデンプン反応により発汗の有無および発汗部を評価する（図1，2）．発汗異常の有無のスクリーニングや分節性の評価に役立つ．

　後者はアセチルコリンやピロカルピンを皮内注射し，発汗の有無を評価する．これらの検査に加え，皮膚生検や神経学的評価を行うことで障害部位，疾患の特定に至る（表1）．

表1．発汗機能低下における障害部位の同定

温熱発汗	薬剤性発汗	障害部位（疾患）	追加検査
－	＋	自律神経系（中枢神経疾患，末梢性ニューロパチー）	自律神経症状の評価（立ちくらみ，排泄障害など） 神経学的評価 頭部MRIなど
－	－	汗腺　アセチルコリン受容体（特発性後天性無汗症） 汗腺分泌部の炎症・萎縮（特発性後天性無汗症の一部，シェーグレン症候群） 汗腺導管閉塞（アトピー性皮膚炎，角化症など）	皮膚生検 抗核抗体，抗SS-A/B抗体
－	－	全身性疾患による二次的発汗障害（脱水，尿崩症などの内分泌疾患）	血清電解質，浸透圧 ホルモン検査（甲状腺機能，下垂体機能）

- **特発性後天性無汗症**：症例の多くは，汗腺分泌部アセチルコリン受容体に異常があり発汗できない．温熱負荷などにより交感神経末端から放出されたアセチルコリンが過剰となるため，疼痛やコリン性蕁麻疹を合併する．精神性発汗は保たれるため，手掌や顔面の発汗はある．
- **中枢神経疾患**：視床下部腫瘍・炎症，脊髄障害，パーキンソン病などの神経変性疾患で発汗低下がみられる．末梢神経疾患では，自己免疫性自律神経障害，糖尿病などが原因疾患として挙げられる．
- **紅皮症やアトピー性皮膚炎**：発汗低下は炎症による機序が推定されている．
- **尿崩症**：全身的な脱水による二次的発汗低下が機序として考えられる．長期に経過すると汗腺の萎縮を呈し，尿崩症治療開始後も発汗低下が数か月持続する場合がある．自己免疫性下垂体炎に合併した特発性後天性無汗症の報告もあり，なんらかの自己免疫的機序も推定されるが詳細は不明である．
- **シェーグレン症候群**：発汗異常は，汗腺分泌部周囲のリンパ球浸潤による汗腺破壊変性と後根神経節・交感神経節へのリンパ球浸潤・炎症による機序が提唱されている．

（田子　修）

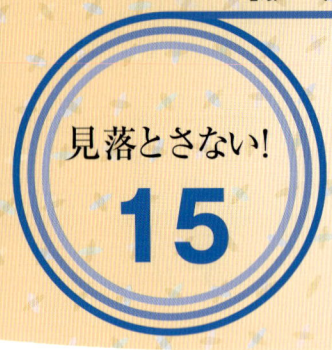

[躯　幹] 見落とさない！見間違えない！この皮膚病変

見落とさない！ 15 肝疾患に伴う皮膚病変を見つけよう

皮膚から内臓へ

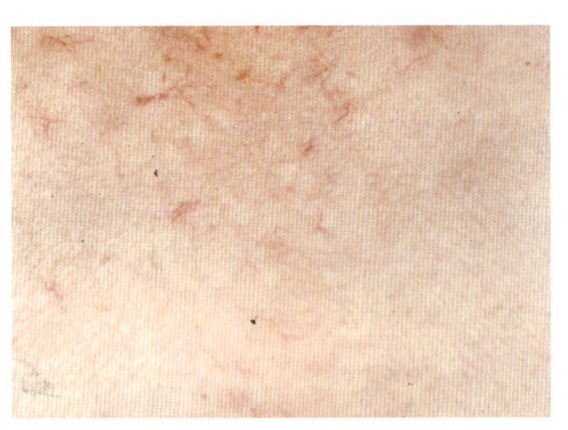

図1. Paper money skin
前胸部の不規則な毛細血管拡張

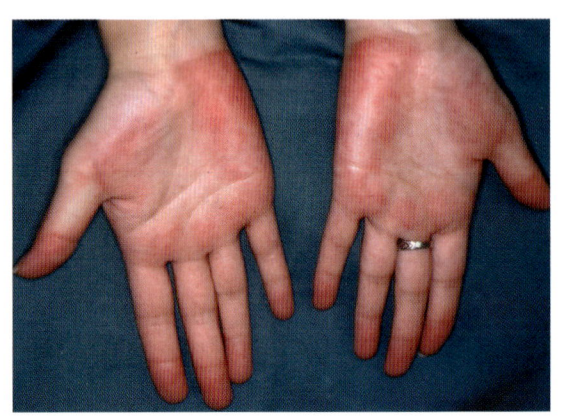

図2. Palmar erythema（手掌紅斑）
小指球，母指球中心にみられる紅斑

診断のポイント

　肝疾患に伴う続発性皮膚病変（黄疸，血管拡張に伴う皮疹）があるが，ウイルス性肝炎に伴う特徴的な皮疹もある．肝疾患発見につながる皮膚病変を見逃さないようにする．

1) 続発性皮膚病変
　　黄疸
　　血管拡張に伴う皮疹（paper money skin（図1），palmar erythema（図2），クモ状血管腫）
　　皮膚瘙痒症
　　肝性ポルフィリン症
　　女性化乳房
2) B型肝炎ウイルスによる皮疹
　　Gianotti 病
　　結節性多発動脈炎
　　クリオグロブリン血症性紫斑 など
3) C型肝炎ウイルスによる皮疹
　　クリオグロブリン血症性紫斑，晩発性皮膚ポルフィリン症，扁平苔癬 など

解説

＜続発性皮膚病変＞

- **黄疸**：血清ビリルビン濃度が上昇し，過剰なビリルビンが皮膚，粘膜に沈着し黄疸が形成される．全身の皮膚が黄色調を呈する．

血管拡張に伴う皮疹は，肝細胞障害によりエストロゲン不活性化能が障害され，エストロゲンの作用が増強するため生じると考えられる．クモ状血管腫と palmar erythema はアルコール性肝硬変の患者に伴いやすい．

- **Paper money skin**：慢性肝疾患，特に肝硬変患者で毛細血管拡張性紅斑が上半身に好発する．紙幣を透見するように見える不規則な血管模様がみられる．
- **クモ状血管腫**：上半身に多い．中央に軽度隆起した紅色丘疹(流入動脈)があり，屈折した血管が放射状に伸びる．
- **Palmar erythema**：手掌に融合傾向のある紅斑が出現する．皮膚温が高い．

＜B型肝炎ウイルスによる皮膚症状＞

- **Gianotti病**(図3)：小児がB型肝炎に初感染することにより発症する．頬部，四肢伸側に自覚症状を欠く単調な紅色丘疹が多発する．表在リンパ節腫大，肝腫大を伴う．皮疹は約1か月持続する．皮疹のみからは，他のウイルス(EBウイルスなど)によるGianotti-Crosti症候群と区別できない．

＜C型肝炎ウイルスによる皮膚症状＞

- **クリオグロブリン血症性紫斑**(図4)：下腿の樹枝状皮斑と点状紫斑．
- **扁平苔癬**(図5)：扁平に隆起する紫紅色調〜紅褐色調の紅斑．表面に白色線条(Wickham線条)がみられる．口腔粘膜にもみられ診断的価値が高い．C型肝炎ウイルスとの関連が報告されている．

(清水　晶)

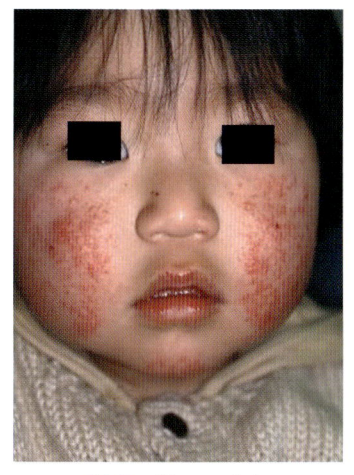

図3. Gianotti病
両頬部の多発する紅色丘疹

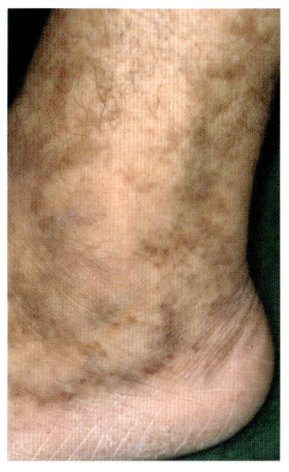

図4. クリオグロブリン血症性紫斑
下腿の点状紫斑

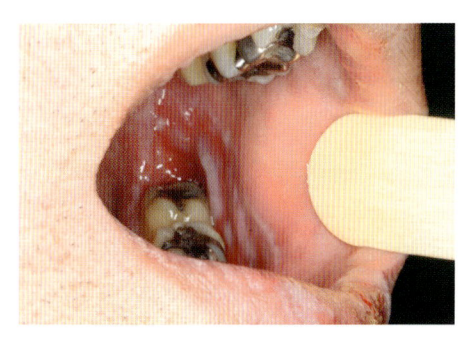

図5. 扁平苔癬
Wickham線条とびらん

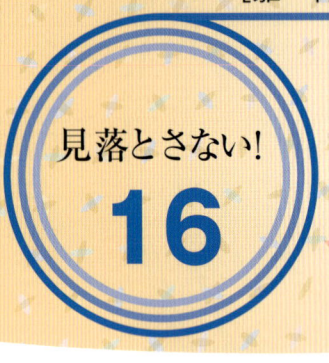

[躯　幹]　　　見落とさない！見間違えない！この皮膚病変

見落とさない！16　頸部の黄白色敷石状丘疹

眼科からPXEを疑われ照会されたが，皮疹がない？

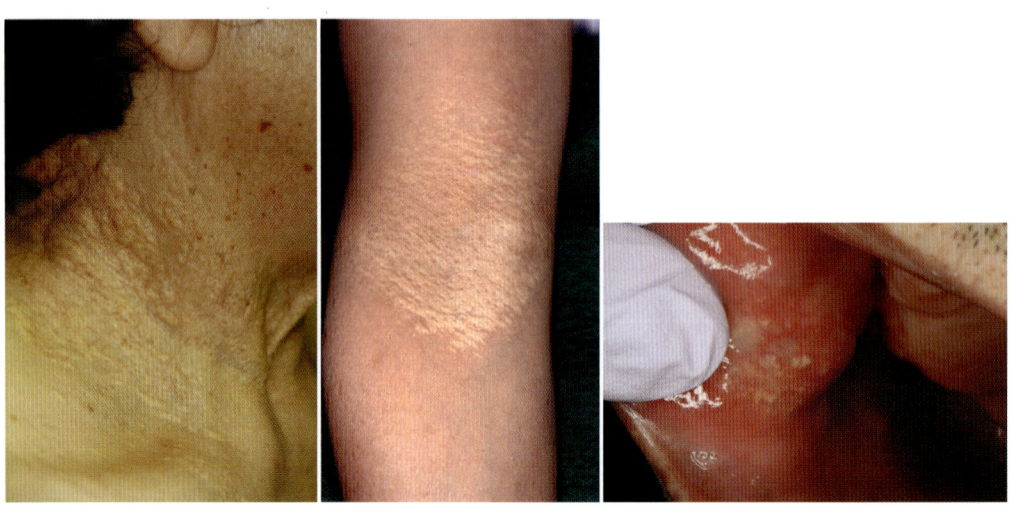

図1．弾性線維性仮性黄色腫
左から，頸部，肘窩，口腔粘膜の病変

診断のポイント

　頸部に黄白色の丘疹を見たら，弾性線維性仮性黄色腫（pseudoxanthoma elasticum；PXE）をまず考える．常染色体劣性遺伝形式をとり，多くの症例で*ABCC6*遺伝子変異が発見されるため，遺伝子検査を実施することが望ましい．

　PXEの皮膚症状は関節屈曲部（腋窩，鼠径部，肘窩，膝窩）にも好発するため，これらの部位も診察することが重要である（図1）．典型的な皮疹は黄白色〜橙色の丘疹が集簇し，癒合して敷石状になる．線状に多発する場合もある．弾性線維の豊富な皮膚以外の組織（網膜，血管など）にも同様の障害が生じ，進行すると失明，心筋梗塞，脳梗塞などのリスクもある．

　PXEの本態は弾性線維の石灰化，変性，断裂であり，石灰化の有無を確認することが鑑別の決め手となるため，本症を疑った場合には必ず皮膚生検を行う．皮疹が肉眼的に明瞭でない症例もあるので頸部や肘窩皮膚を病理組織学的に確認する．

【鑑別疾患】
Late-onset focal dermal elastosis
PXE-like papillary dermal elastolysis
ペニシラミン長期内服患者

解　説

- **PXE**：皮疹は頸部や関節屈曲部に好発するが，臍周囲や大腿にみられることもある．また口腔，膣，肛門などの粘膜にも黄白色斑が生ずることもあり，口腔粘膜疹は循環器系異常と有意に相関する．皮疹の分布する部位が多い場合にも循環器系疾患の発症に特に注意が必要である．

　病理組織学的に HE 染色では真皮の中〜下層に好塩基性に染色される変性した弾性線維をみる（図2）．これらの変化は elastica van Gieson 染色などの弾性線維染色で明瞭化する．石灰沈着は von Kossa 染色で確認する（図3）．皮疹のない場合でも病理組織学的に変性弾性線維や石灰沈着が検出される場合があり，早期病変の同定や鑑別診断に有用である．

　網膜では弾性線維変性により Bruch 膜が破綻し，網膜色素線条（angioid streaks）を引き起こす．網膜色素線条を起こす疾患には糖尿病なども知られているが，眼症状が PXE の診断の契機になることが少なくない．中血管の弾性線維変性および石灰沈着により間歇性跛行，冠動脈疾患，腎血管性高血圧，脳梗塞などを発症することがあるため，PXE の診断に至ったらこれらの疾患をスクリーニングする．

- **PXE-like papillary dermal elastolysis**：組織学的に真皮乳頭層において弾性線維が消失または減少する．加齢との関連が指摘されている．
- **Late-onset focal dermal elastosis**：真皮の上〜中層において巣状に正常弾性線維が増生する．
- **Cutis linearis punctata colli**：頸部にみられる老人性変化で，自覚症状のない粟粒大の淡黄色隆起が融合せず線状に並ぶ．副腎皮質ステロイド外用薬で誘発されることがある．
- **皮膚弛緩症**：弾性線維を含めた結合組織の異常をきたす症候群であり，皮膚は弾力性を失い，皮膚が余ったようにみえる．全身の皮膚が弛むため早老症様の外観を呈する．
- **Marfan 症候群**：弾性線維周囲に存在するフィブリリンの異常により生じる疾患で，骨格系の異常（皮下脂肪減少，筋発達不良，高身長，長い四肢，クモ状指，骨格変形など），眼症状（緑内障など），心血管系症状（解離性大動脈瘤など），呼吸器系症状（気胸）などを呈し，皮膚症状としては線条皮膚萎縮症が有名である．
- **Ehlers-Danlos 症候群**：膠原線維形成機構の障害に起因し，関節の過可動，皮膚の過伸展，組織脆弱性を呈する．多くは常染色体優性遺伝形式で，古典型，血管型など多様な病型が知られている．

（服部友保）

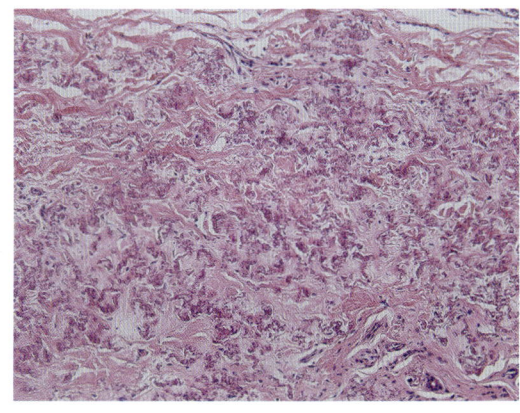

図2．灰青色に染まる断片化した弾性線維
（HE 染色）

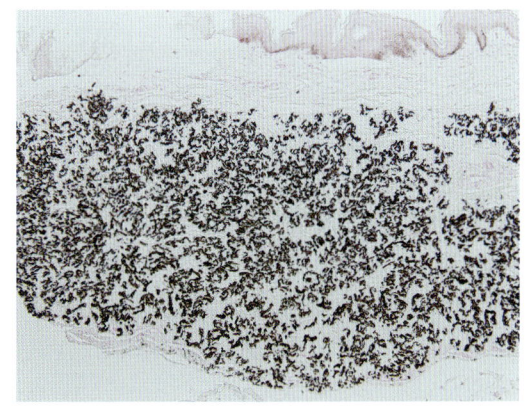

図3．黒色に染まる石灰化した弾性線維
（von Kossa 染色）

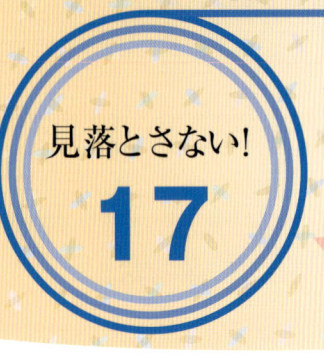

[躯　幹]　　　見落とさない！見間違えない！この皮膚病変

見落とさない！ **17**

躯幹の多形皮膚萎縮（poikiloderma）
IVRによる慢性放射線皮膚炎に要注意!!

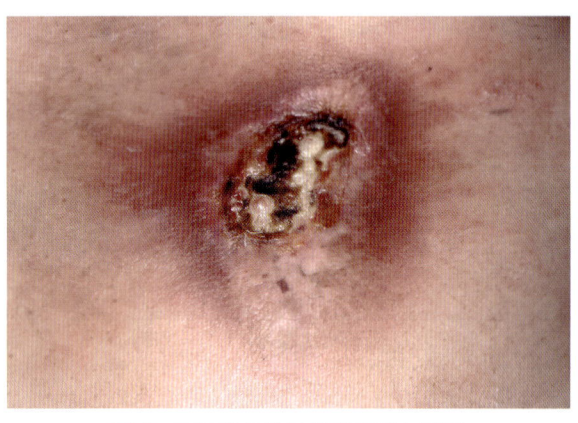

図1. IVR後の放射線皮膚炎と潰瘍

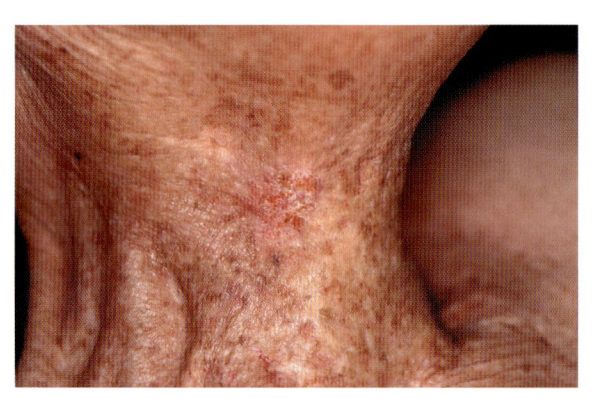

図2. 慢性放射線皮膚炎
中央部にボーエン病が発生している．

診断のポイント

　左胸部，左右の上背部に限局する多形皮膚萎縮（poikiloderma）がみられた場合は，その特徴的な発症部位からX線透視下にカテーテルを用いた検査，治療（interventional radiology；IVR）によって生じた放射線皮膚炎を疑う（図1, 2）．

【体幹に生じる多形皮膚萎縮の鑑別疾患】
皮膚筋炎
菌状息肉症
アミロイドーシス

解　説

- 心臓カテーテル治療後の胸部，背部の放射線皮膚炎（図1, 2）：虚血性心疾患に対して，X線透視下にカテーテルを用いた検査，治療（interventional radiology；IVR）の数年後に生じることが多い．詳細な問診による既往歴の確認が必要である．

  IVRでは，X線が入射する上背部に放射線皮膚障害を生じることが多い．さまざまな方向からX線が照射されるため，左右の上背部に生じるが，背部左側では右側より高位になることが知られている．

  過去の報告では褥瘡や固定薬疹と診断されている例もある．適切な診断がなされない場合，同一部位への照射が繰り返して行われる可能性があるため，本症を見逃してはならない．

- 皮膚筋炎（図3, 4）：ヘリオトロープ疹，ゴットロン徴候，爪囲紅斑，scratch dermatitis などの多彩な皮膚症状が慢性に経過すると多形皮膚萎縮を生じる．前胸部，上背部，四肢伸側に好発し，皮膚の萎縮，色素沈着，色素脱失，毛細血管拡張を呈する．

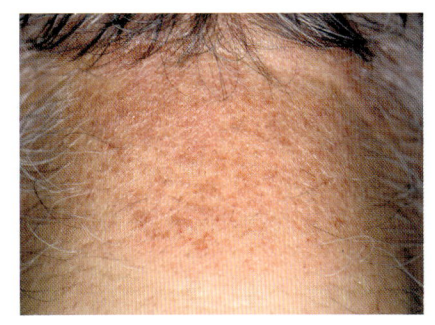

図3．皮膚筋炎患者の多形皮膚萎縮 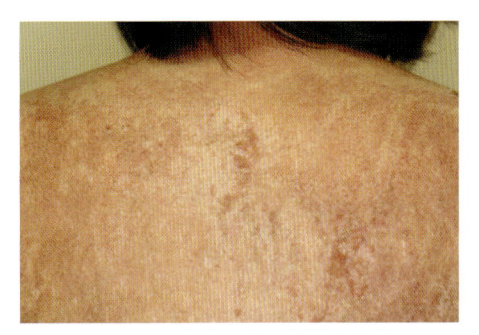　　図4．皮膚筋炎患者の多形皮膚萎縮

- 菌状息肉症（図5）：菌状息肉症の皮膚症状の一つとして，多形皮膚萎縮（poikiloderma）がみられる．多形皮膚萎縮は浸潤性局面が退行した病変，あるいは菌状息肉症の先行病変と考えられている．多形皮膚萎縮型の菌状息肉症の多くは斑状を呈し，全身にびまん性に拡大することは少ない．多形皮膚萎縮型は他の皮膚型と比べて病気の進行が遅く，比較的予後良好とされている．

- アミロイドーシス（図6）：真皮のアミロイド沈着によって，多形皮膚萎縮などさまざまな病変を呈する．

（茂木精一郎）

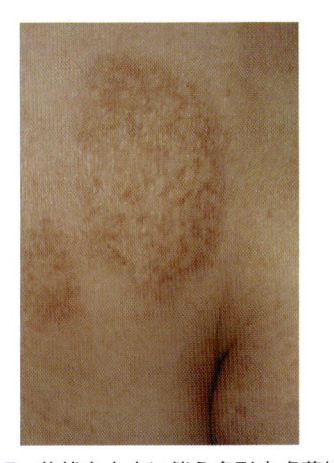

図5．菌状息肉症に伴う多形皮膚萎縮 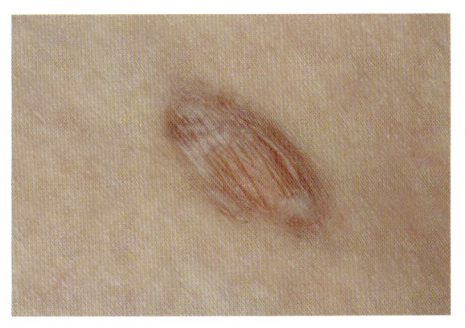　　図6．アミロイドーシスに伴う多形皮膚萎縮

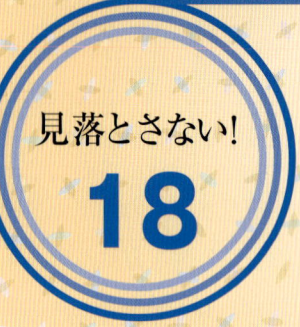

[躯　幹]　見落とさない！見間違えない！この皮膚病変

見落とさない！ 18

要注意！
老人性血管腫様病変
老人性血管腫でいいの？

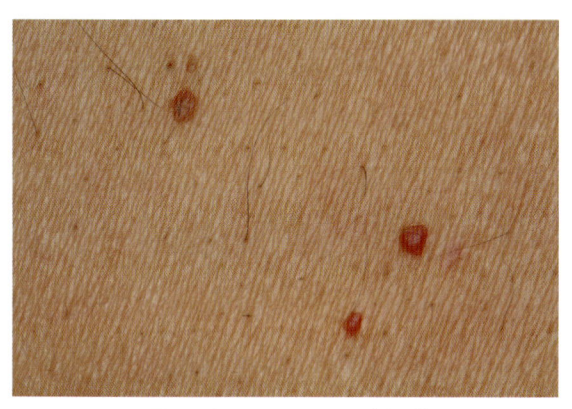

図1．Crow-Fukase 症候群

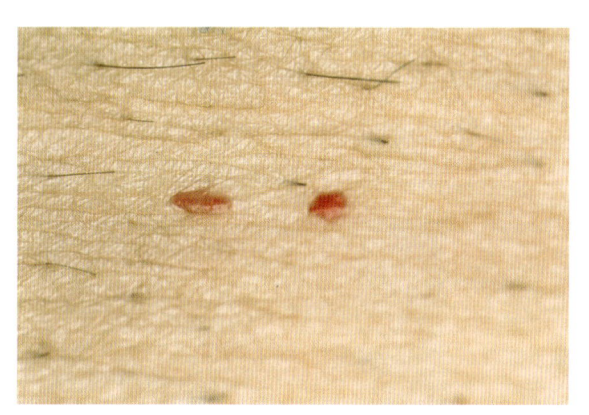

図2．血管内大細胞 B 細胞リンパ腫

診断のポイント

　老人性血管腫と類似する臨床像を呈する疾患を見逃さないように注意する．
　急速に増大，増数する場合や毛細血管拡張を伴う場合は Crow-Fukase 症候群（POEMS 症候群）（図1）や血管内大細胞 B 細胞リンパ腫（図2）を考え生検する．これらは散発性のことが多い．

【老人性血管腫と類似する臨床像を呈する疾患の鑑別】
・Crow-Fukase 症候群（POEMS 症候群）
・血管内大細胞 B 細胞リンパ腫（intravascular large B cell lymphoma ; IVL）
・Fabry 病（多発する）

　血管内大細胞 B 細胞リンパ腫が疑われる症例について，他科より確定診断のために生検を依頼された場合は，既存の老人性血管腫もしくは老人性血管腫様皮疹や毛細血管拡張を検索し，複数個所を生検する．

解　説

◎ **Crow-Fukase症候群**(図1)：多発神経炎(Polyneuropathy)，臓器腫大(Organomegaly)，内分泌異常(Endocrinopathy)，M蛋白血症(M-protein)，皮膚症状(Skin changes)を呈する．

皮膚症状には多発血管腫，色素沈着，多毛，浮腫，皮膚硬化などがある．血管腫の病理組織は，拡張した血管内腔に乳頭状に毛細血管が増殖する像を呈し，腎糸球体の組織像に類似するためglomeruloid hemangiomaと呼ばれる．血清VEGF，IL-6が高値となり，これらが血管腫の形成に関与すると考えられている．

急速に増加する血管腫と特徴的な組織像(glomeruloid hemangioma)が診断に有用である．

◎ **血管内大細胞B細胞リンパ腫(IVL)**(図2)：腫瘍細胞が全身臓器の小血管内腔に選択的に増殖する特異なB細胞性悪性リンパ腫である．中枢神経系や皮膚，肺，腎など全身臓器を侵す．多彩な臨床症状を呈し，予後は不良である．皮膚症状は約1/3の症例にみられる．

皮膚症状には浸潤性紅斑，皮下硬結，紅色結節，くも状血管腫様皮疹，老人性血管腫様皮疹などがある．確定診断には組織学的に異型リンパ球の血管内増殖像の確認が必要である．既存の老人性血管腫もしくは老人性血管腫様皮疹や毛細血管拡張部位からの生検によって，血管内に異形リンパ球が充満する像を確認する．

他のリンパ腫と異なり，本症はリンパ節腫脹がないため確定診断が困難であり，皮膚症状による診断が非常に重要である．よって，本症が疑われる場合，全身の老人性血管腫様皮疹や毛細血管拡張を検索し，積極的に複数個所の皮膚生検を行い早期診断につなげる．

◎ **Fabry病**(図3)：伴性劣性遺伝(男子のみに発症)．リソソームの加水分解酵素である α-ガラクトシダーゼAの欠乏，酵素活性低下による糖脂質代謝異常症である．

幼児期は発汗低下や発熱，あるいは指趾の疼痛発作が主で，しだいに躯幹，特に腰腹部を中心に多数の被角血管腫を生じるようになる．血管壁細胞や網内系細胞にceramide trihexosideが沈着し，腎不全・脳血管障害・心不全などで青壮年期までに死亡することが多い．本邦でも酵素補充療法が試みられている．

(茂木精一郎)

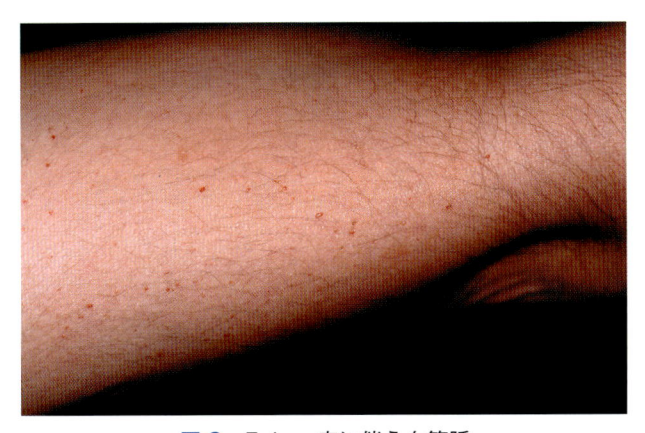

図3．Fabry病に伴う血管腫

[四 肢]　見落とさない！見間違えない！この皮膚病変

見落とさない！19　四肢の浮腫に気づけるか？

意外な疾患が隠れている

図1．象皮病（リンパ節郭清後）　　図2．先天性リンパ管形成不全　　図3．静脈瘤症候群

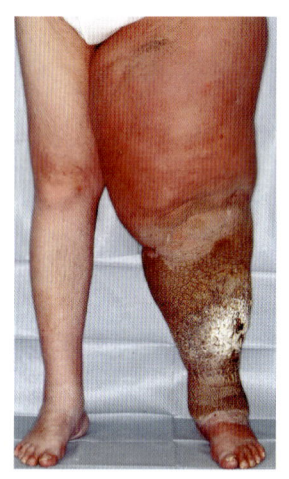

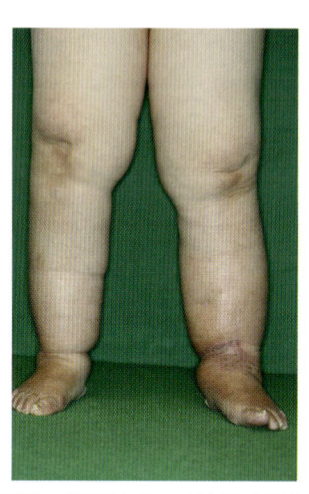

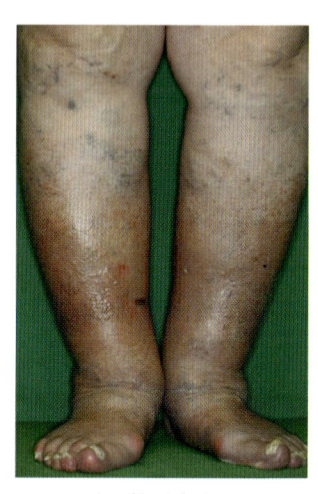

診断のポイント

　浮腫は間質液貯留を反映したものである．成因を考える観点から，浮腫を限局性と全身性とに分けて考える．限局性浮腫は四肢に生じることが多く，なんらかの原因（炎症，血栓，間質の線維化など）によって静脈ないしリンパ管の還流が障害されている．限局性浮腫を除外しつつ，全身性浮腫の成因（①〜⑦）を精査する．

1）限局性浮腫
　　a）頻度の高い疾患
　　　リンパ浮腫（慢性リンパ管炎，リンパ節郭清後（図1），フィラリア症，先天性リンパ管形成不全（図2）など）
　　　深部静脈血栓症（静脈瘤症候群（図3），抗リン脂質抗体症候群，プロテインC/S欠損症など）
　　b）稀だが見逃してはならない疾患
　　　好酸球性筋膜炎，好酸球増多を伴う血管性浮腫，関節リウマチ，Crow-Fukase症候群，甲状腺機能亢進症など
2）全身性浮腫
　　①心血管系浮腫（うっ血性心不全，肺性心，収縮性心膜炎），②腎性浮腫（ネフローゼ症候群，急性腎不全，慢性腎不全），③肝性浮腫（肝炎（急性，慢性），肝硬変），④栄養失調，⑤甲状腺機能低下，⑥妊娠性浮腫，⑦薬剤性浮腫（ステロイド，クロニジン，メチルドーパ，ヒドララジン，インドメタシンなど）

解説

ここでは限局性浮腫の原因として，稀だが見逃してはならない疾患について述べる．

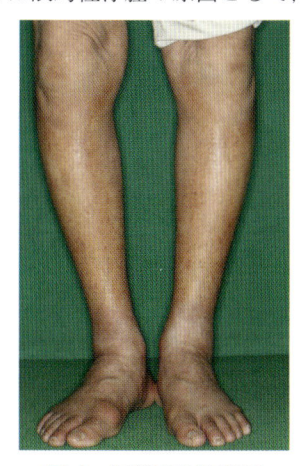

図4．好酸球性筋膜炎
光沢を有する皮膚硬化あり

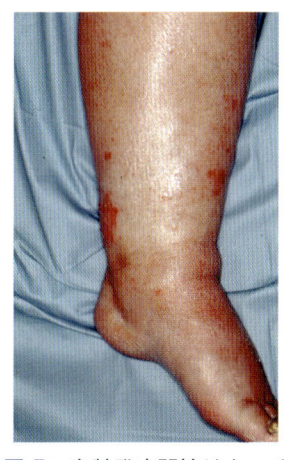

図5．高齢発症関節リウマチ

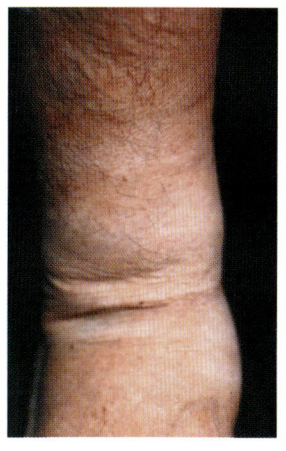

図6．Crow-Fukase症候群
圧痕と多毛を伴う（女性例）．

◎ **好酸球性筋膜炎**：成人に好発する．過度の運動などを契機として四肢に対称性の硬性浮腫を生じ，やがて硬化する．全身性強皮症と異なり指趾の変化はない．副腎皮質ステロイドは浮腫には有効だが，硬化は残る（図4）．病理組織学的検索では筋膜も含めて生検する．

◎ **好酸球増多を伴う血管性浮腫（angioedema with eosinophilia）**：末梢血好酸球増多を伴い，主に下肢が腫脹する．再発を繰り返すタイプと繰り返さないタイプがあり，本邦では後者が多い．体重増加を伴う．副腎皮質ステロイド内服が著効する．診断には病理組織学的検索が不可欠である．

◎ **関節リウマチ**：高齢発症の関節リウマチでは，罹患関節の炎症が周囲の軟部組織に波及してリンパ管の還流障害を起こす．その結果，高度な四肢の浮腫を呈する（図5）．骨X線像，MRI検査（滑膜炎症の有無），RF，抗CCP抗体をチェックする．

◎ **Crow-Fukase症候群**：POEMS（Polyneuropathy, Organomegaly, Endocrinopathy, M-protein, Skin changes）症候群とも呼ばれる．皮膚症状として，四肢の浮腫，多毛，血管腫，強皮症様皮膚硬化などがある（図6）．

◎ **甲状腺機能亢進症**：両側脛骨前面に紅褐色の硬結，局面を生じる（図7）．脛骨前粘液水腫（pretibial myxoedema）と呼ばれる．機能低下では汎発性粘液水腫を生じる（図8）．

（石川　治）

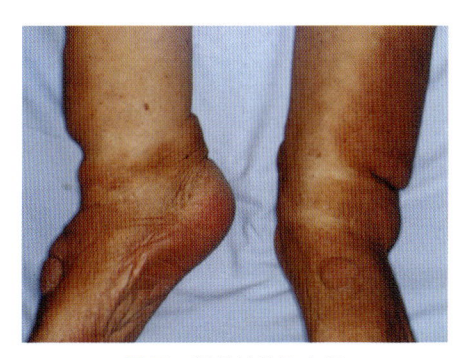

図7．脛骨前粘液水腫

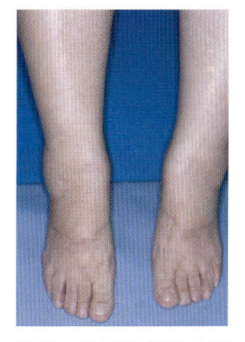

図8．汎発性粘液水腫

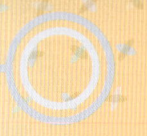

[四 肢] 見落とさない！見間違えない！この皮膚病変

見落とさない！
20 なぜ樹枝状皮斑が現れるか
樹枝状皮斑は血管の器質的変化を示す

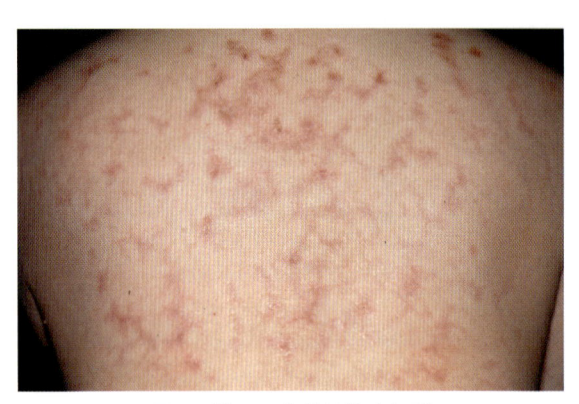

図1. 抗リン脂質抗体症候群

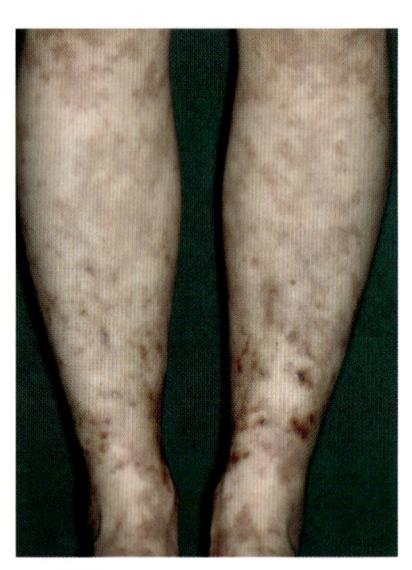

図2. Livedo vasculopathy

診断のポイント

　網状皮斑の紅斑は「環状＝環を閉じる」のに対して，樹枝状皮斑の紅斑は「樹枝状＝環を閉じない」のが鑑別のポイントである．樹枝状皮斑の罹患血管は器質的障害を被っているため，皮斑は持続的で消褪しない．

　樹枝状紅斑は主として皮膚の真皮・皮下脂肪組織レベルの静脈系の血流うっ滞によって生じる．原因としては，① 動脈の障害（血管炎，血栓，塞栓，動脈硬化など）により流入血流量が低下して静脈の還流圧が低下するために血流がうっ滞する場合と，② 静脈自体（血管炎，血栓など）の障害により一部の静脈への流入血流量が増加して血流がうっ滞する場合，あるいは ③ その両者による場合，とが考えられる．

　樹枝状皮斑を呈する疾患には以下のようなものがある．

1）動脈系
結節性多発動脈炎，皮膚結節性多発動脈炎，コレステリン結晶塞栓症，末梢性動脈疾患（閉塞性動脈硬化症）など

2）細動静脈ないし静脈系
抗リン脂質抗体症候群（図1），livedo vasculopathy（図2），クリオグロブリン血症，calciphylaxis など

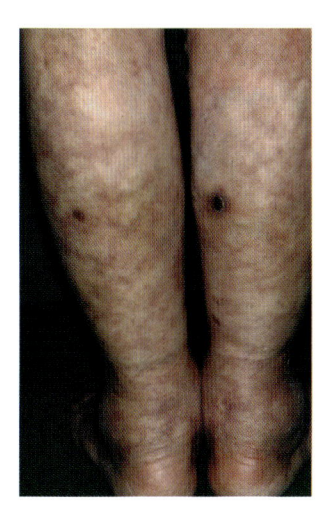

解　説

◎ **結節性多発動脈炎・皮膚結節性多発動脈炎**：紅斑を伴う皮下硬結（脂肪織深層以下の動脈の炎症），樹枝状皮斑（図3），潰瘍などを呈する．結節性多発動脈炎では発熱，関節症状，腎機能障害，末梢神経障害などを伴う．皮疹の病理組織学的所見から診断が確定できれば患者のメリットは大である．

◎ **コレステリン結晶塞栓症**：Interventional radiology（冠動脈造影，経皮的冠動脈形成術，アブレーションなど）後や抗凝固療法開始後に突然出現する．動脈硬化部の粥状硬化巣からコレステリン結晶が全身に飛散して塞栓症を生じる．急速な腎障害を伴うことが多い．皮膚症状としては，足趾や足に樹枝状皮斑（図4），アクロチアノーゼ，潰瘍・壊死を呈する．

◎ **抗リン脂質抗体症候群**：大動静脈から毛細血管に至るあらゆる血管に血栓を生じる．抗β_2-GPI抗体や抗プロトロンビン抗体など，生体のリン脂質に対する自己抗体が存在する．動脈系では脳梗塞，静脈系では深部静脈血栓症の頻度が最も高い．若年者の心筋梗塞および脳梗塞，習慣性流産の原因の20％は本症候群によると推定されている．皮膚症状は血栓が生じた血管の種類によって異なる．すなわち，真皮浅層の毛細血管，細小血管に血栓が生じると紫斑，真皮・皮下脂肪組織境界部の血管では樹枝状皮斑，皮下脂肪組織内静脈では皮下結節，深部静脈では下肢の浮腫を呈する．

◎ **Livedo vasculopathy**：いまだ原因不明の疾患で，原則として全身症状や他臓器障害を伴わない．真皮・皮下脂肪組織境界部血管の血栓形成，血管内腔の狭小化や器質化がみられる．しばしば，潰瘍を形成し難治化する．現在，抗凝固療法が第一選択の治療とされている．

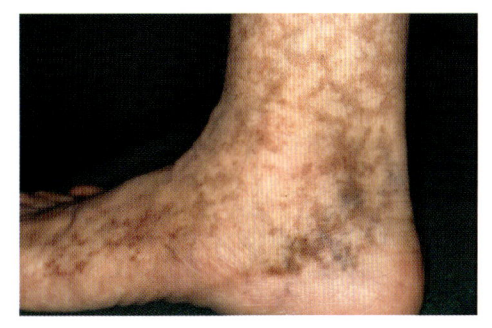

◎ **クリオグロブリン血症**：クリオグロブリン血症は本態性と二次性とに分けられ，後者の原因としてC型肝炎ウイルス感染，骨髄腫などが知られている．生化学的には，Ⅰ型（単クローン性IgGやIgM．多発性骨髄腫やマクログロブリン血症），Ⅱ型（単クローン性IgGと多クローン性Ig．関節リウマチや悪性リンパ腫，シェーグレン症候群など），Ⅲ型（多クローン性Ig．膠原病や各種感染症）の3型に分けられる．Ⅰ型は血管炎症状に乏しいが，血栓による指趾壊疽をきたすことがある．ⅡおよびⅢ型は血管炎症状を呈することが多く，紫斑（図5），樹枝状皮斑，皮下結節，潰瘍などを呈する．

（石川　治）

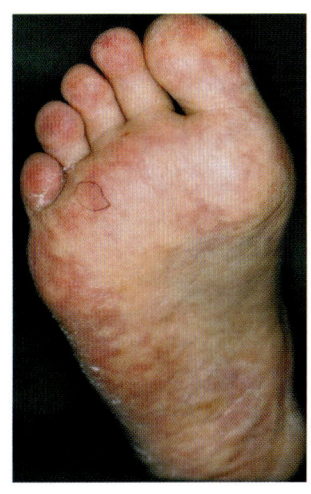

図3．結節性多発動脈炎　　図4．コレステリン結晶塞栓症　　図5．クリオグロブリン血症性紫斑

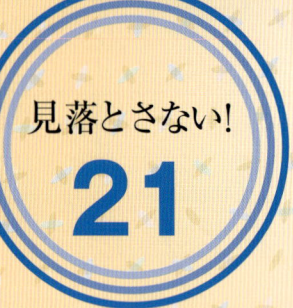

[四 肢] 見落とさない！見間違えない！この皮膚病変

見落とさない！ 21 甲状腺機能異常に伴う皮膚病変

甲状腺疾患は圧倒的に女性に多い

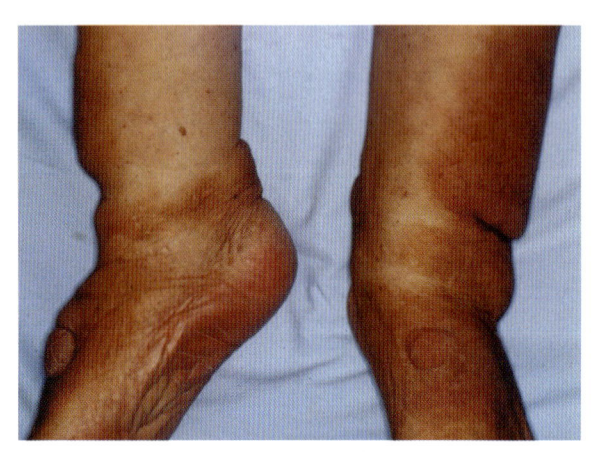

図1. 脛骨前部粘液水腫

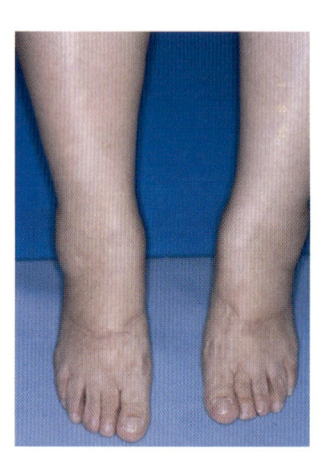

図2. 汎発性粘液水腫

診断のポイント

　甲状腺機能異常により生じる皮膚病変を理解し，皮膚所見から甲状腺機能異常を見いだすことができるようにする．特に甲状腺機能低下症では全身症状は徐々に増悪していくため，診断確定に至らないことが多い．そのため，皮膚症状から甲状腺機能低下症を診断することは非常に意義深い．また，甲状腺機能異常を合併することのある疾患を覚えておき，甲状腺の機能をチェックするようにする．

＜甲状腺機能異常による皮膚症状＞

1）甲状腺機能亢進症

　　血流増加による末梢血管の拡張，顔面潮紅，手掌紅斑
　　発汗促進による皮膚湿潤，掌蹠多汗
　　びまん性脱毛，爪甲剥離，びまん性・局所性色素沈着など
　　脛骨前部粘液水腫（図1）は特異的症状である．

2）甲状腺機能低下症

　　汎発性粘液水腫（図2），ないし全身性浮腫をきたす疾患を鑑別する．浮腫は眼瞼，舌，口唇，全身に生じ，その他に脱毛，巨大舌，黄色腫を呈することがある．

3）甲状腺疾患を合併することのある疾患

　　円形脱毛症，尋常性白斑，膠原病（エリテマトーデス，全身性強皮症，シェーグレン症候群など）

【鑑別疾患】

　浮腫性硬化症，皮膚筋炎，ムチン沈着症，エリテマトーデス，全身性強皮症など

解 説

◉ **甲状腺機能亢進症**：血流・発汗の増加による皮膚の変化をきたし，皮膚は温かく湿っている．顔面潮紅，手掌紅斑，手指爪甲剥離，眼瞼腫脹，眼球突出，女性化乳房などを呈する（図3，4）．

びまん性・局所性色素沈着（真皮メラノサイトーシス）がみられることがある．ただし歯肉，舌，頬粘膜などの粘膜面，手掌，足底に色素沈着はみられない．粘膜の色素沈着を欠くことがアジソン病との鑑別となる．

甲状腺機能亢進症に特徴的な皮膚症状として脛骨前部粘液水腫（ムチンが前脛骨部に沈着する）が挙げられる．圧痕を残さないオレンジ皮様外観（peau d'orange appearance）を呈する．病勢とは関係なく，甲状腺機能亢進症の治療後に生じることが多い．

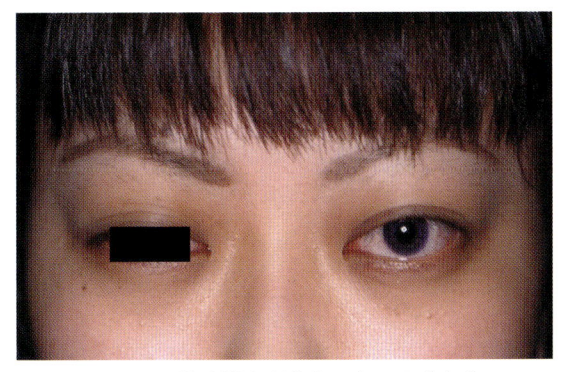

図3．甲状腺機能亢進症による眼球突出

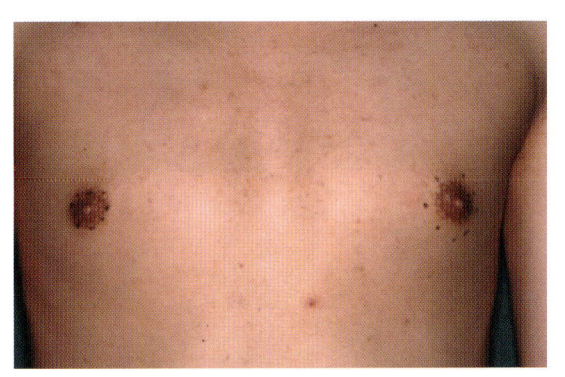

図4．甲状腺機能亢進症による女性化乳房

◉ **甲状腺機能低下症**：皮膚は乾燥し，体温は低下する．皮膚は黄色調を呈し，魚鱗癬様，四肢の浮腫を呈する．

甲状腺機能低下症に特有の皮膚症状として汎発性粘液水腫（generalized myxedema）がある．顔，四肢などの全身に圧痕を残さない浮腫（non-pitting edema）が生じる．眼周囲，舌，口唇にも浮腫をきたすことがある．皮膚生検によりムチン沈着の有無をチェックする．

脱毛（びまん性の休止期脱毛），眉毛外側1/3の脱毛（Hertoghe徴候），舌腫大，眼瞼浮腫（皮膚筋炎様），黄色腫（高コレステロール血症，高中性脂肪血症）なども呈する．

浮腫をきたす疾患（① 心原性，② 腎性，③ 肝性，④ 栄養障害性，⑤ 甲状腺，⑥ 妊娠性，⑦ 薬剤性，⑧ 特発性）を鑑別する．甲状腺機能低下症では数年以上の長い経過で徐々に進行するので，倦怠感，無気力などの全身症状にも注意する必要がある．診断に際しては，甲状腺の触診，血中 free T4，free T3，甲状腺刺激ホルモン TSH の測定を行う．

（天野博雄）

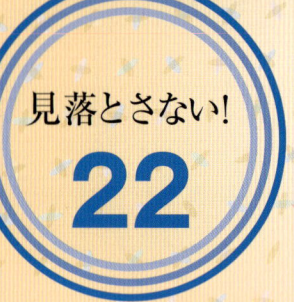

［四 肢］　見落とさない！見間違えない！この皮膚病変

見落とさない！ 22
蕁麻疹様紅斑の原因を探れ！
たかが蕁麻疹，されど蕁麻疹

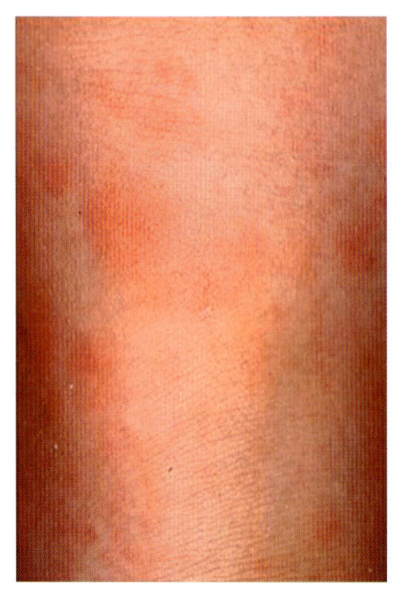

図1．蕁麻疹様血管炎（低補体血症あり）

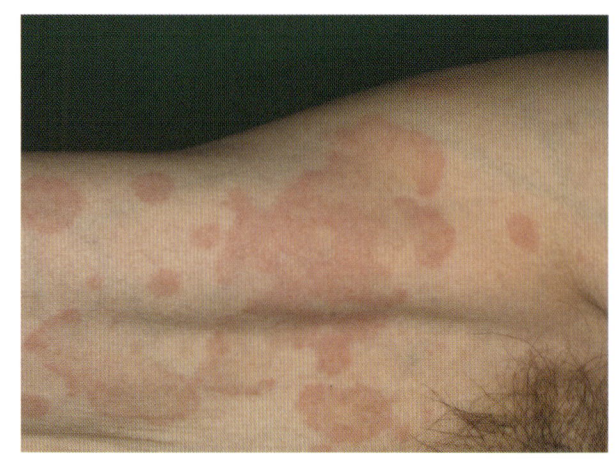

図2．蕁麻疹様血管炎

診断のポイント

- 蕁麻疹：瘙痒を伴う一過性，限局性の浮腫性紅斑（膨疹）が出没を繰り返す．通常皮疹は24時間以内に跡形もなく消褪する．
- 蕁麻疹様血管炎（図1，2）：膨疹が24時間以上持続するもの，消褪後に色素沈着を残すもの，痒みを伴わないものは蕁麻疹様血管炎を考え，皮膚生検によって血管炎の有無をチェックする．
- 薬　疹：薬剤投与により生じる蕁麻疹．服用中の薬剤の種類を確認する．
- 成人発症Still病：蕁麻疹様紅斑が間歇熱とともに出現する．関節症状や肝機能障害を伴う．
- クリオピリン関連周期性症候群：蕁麻疹様紅斑が発熱とともに出現する，寒冷曝露で皮疹が生じる，家族歴がある，乳幼児に生じるなど通常の蕁麻疹とは異なる特徴を有する．

解 説

- **蕁麻疹**：突然出現し，痒みを伴う．個々の発疹は通常数時間以内に消褪する．ウイルス感染，扁桃炎，副鼻腔炎，齲歯などの急性ないし慢性炎症で蕁麻疹が生じることもある．

  個々の発疹が24時間以上続くもの，痒みがないもの，紫斑・水疱を伴うもの，消褪後に色素沈着を残すもの，発熱・関節痛などの全身症状を伴うものは，後述する蕁麻疹様血管炎や自己炎症性疾患によるものを考える．

  薬剤性の場合には，薬剤摂取後比較的短時間に膨疹が生じる．薬剤の中止により徐々に出現しなくなる．発熱を伴うこともある．

- **蕁麻疹様血管炎**：蕁麻疹様紅斑を主症状とし，組織学的に leukocytoclastic vasculitis がみられる．すなわち，血管内皮の膨化，血管周囲の白血球の核破砕像(核塵)を伴う好中球浸潤，赤血球の血管外漏出，フィブリノイド変性がみられる．痒みはさまざまであり，疼痛や灼熱感を伴うことがある．

  蕁麻疹様血管炎は特発性と二次性(膠原病，感染症)に分類できる．膠原病の合併の有無について精査する．血液学的には赤沈亢進，CRP 上昇，白血球増多，ときに低補体血症がみられる．

- **成人発症 Still 病**(図3)：間歇熱，発熱とともに出現する蕁麻疹様紅斑，関節症状を3主徴とする．痒みはあっても軽度のことが多い．肝機能障害などのチェックが必要である．成人発症 Still 病の蕁麻疹様紅斑は色素沈着を残さず消褪するが，これ以外にもさまざまな皮疹が知られている．

- **クリオピリン関連周期性症候群(cryopyrin-associated periodic syndrome；CAPS**(図4))：蕁麻疹様の皮疹が生じる．臨床的に発熱・関節痛とともに皮疹が生じる，乳幼児に慢性に経過する蕁麻疹様紅斑がみられ，家族歴があり，痒みがないなどの点で通常の蕁麻疹と異なる特徴がある場合には本症を疑う．炎症性サイトカインである IL-1β の過剰産生が発熱，蕁麻疹の原因である．

(天野博雄)

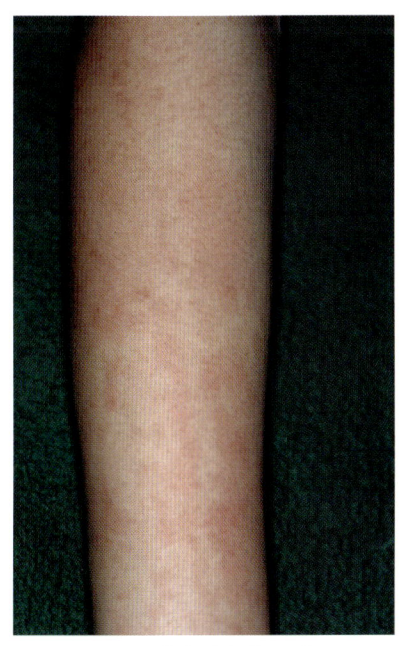

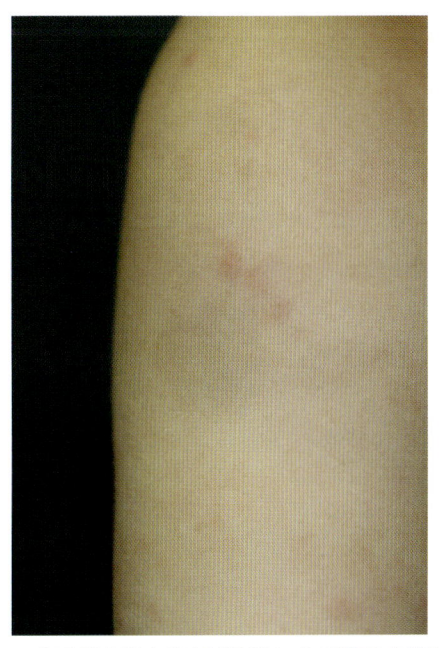

図3. 成人発症 Still 病   図4. 自己炎症性疾患(CAPS)による蕁麻疹様紅斑

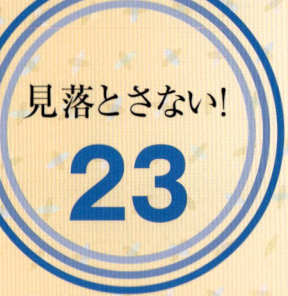

[四 肢]　見落とさない！見間違えない！この皮膚病変

見落とさない！ 23 足底の胼胝・潰瘍

ありふれた胼胝腫だが…

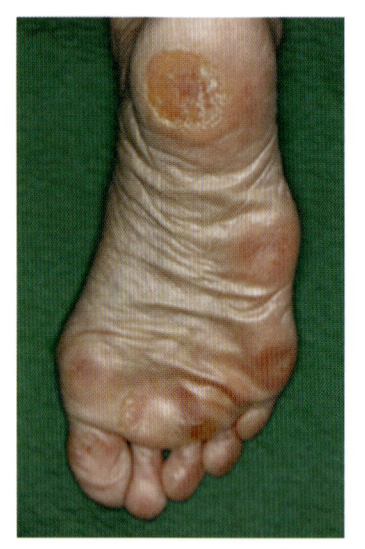

図1. Werner症候群
足底の多発する胼胝腫様角化

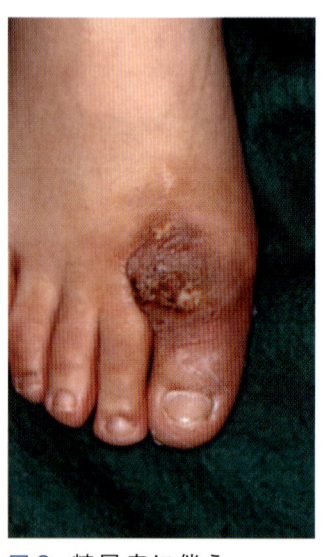

図2. 糖尿病に伴うverrucous skin lesions of the feet

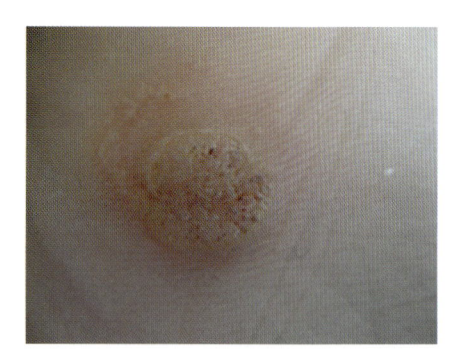

図3. 尋常性疣贅
点状出血がみられる．

診断のポイント

　胼胝腫，鶏眼，尋常性疣贅などが一般的であるが，糖尿病に伴う足病変も重要である．また，限局した角化性病変が多発する場合には，Werner症候群や一部の掌蹠角化症を見逃してはいけない．その他の身体部位の特徴的臨床像や家族歴が診断の一助となる．
- Werner症候群（図1）
- 糖尿病に伴うverrucous skin lesions of the feet in diabetic neuropathy（図2）
- 尋常性疣贅（図3）
- 胼胝腫
- 鶏眼
- 掌蹠角化症

解説

- **Werner 症候群**：RecQ3 ヘリカーゼ遺伝子の異常により思春期から老化徴候を呈する．常染色体劣性遺伝．日本人に多い．足底や外果に多発性の胼胝腫様角化と潰瘍をきたす．その他，鳥様顔貌，白髪，脱毛，細い四肢，白内障，強皮症様皮膚萎縮，低身長，性器発育不全などを呈する．
- **糖尿病に伴う verrucous skin lesions of the feet in diabetic neuropathy**：糖尿病性神経障害を基盤に生じる．慢性刺激を受けやすい部位に生じる角化性疣状局面．びらん，潰瘍をしばしば伴う．病理学的に表皮の偽癌性増殖がみられ，verrucous carcinoma との鑑別が重要である．
- **糖尿病性皮膚潰瘍**：神経障害性潰瘍は足底，趾腹などに生じ，辺縁に角質増殖を伴うことが多い．疼痛はなく，足のしびれを訴える．皮膚温の低下はない．これに対し，閉塞性動脈硬化症などによる虚血性潰瘍は複数の潰瘍を生じ，皮膚温の低下を伴う．
- **尋常性疣贅**：いわゆる「イボ」．ヒトパピローマウイルス感染により生じる．疣状に隆起する結節で点状出血を伴う．足底では鶏眼，胼胝腫との鑑別点として重要である．感染するヒトパピローマウイルスのタイプによりミルメシア（蟻塚状で圧痛を伴う）など特徴的な臨床像を呈する．
- **胼胝腫・鶏眼**（図 4, 5）：胼胝腫は慢性的な外的刺激により角質が外方向性に増生した状態であり，いわゆる「タコ」である．疼痛は少ない．鶏眼は慢性的な外的刺激により肥厚した角質が真皮内に楔型に陥入した状態であるため圧痛を伴う．いわゆる「ウオノメ」．疼痛を伴う．削ると中央には芯が見える．
- **掌蹠角化症**：一部の掌蹠角化症では足底の多発性限局性角化病変がみられる．最近ではケラチン 6c の異常が報告されている．掌蹠の角化と家族歴が診断の参考になる．

（清水　晶）

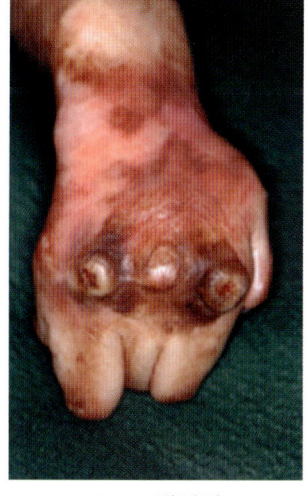

図 4．胼胝腫
立ち上がるときに中手指関節で体を支えていた．

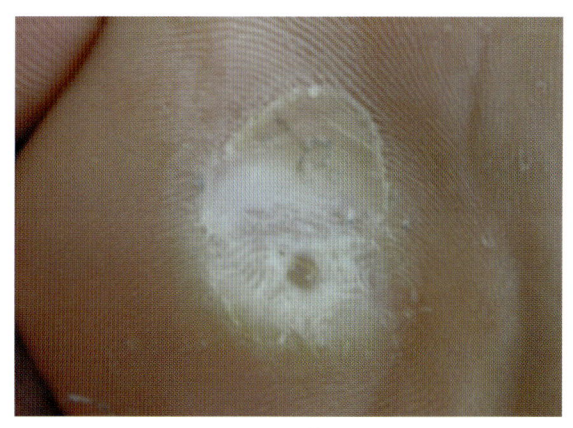

図 5．鶏眼
角層を削ると中央に芯が見える．

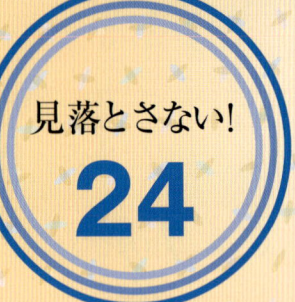

[指趾・掌蹠・爪] 見落とさない！見間違えない！この皮膚病変

見落とさない！ 24 膠原病の毛細血管異常を見つけられるか？
ダーモスコピーでバッチリ

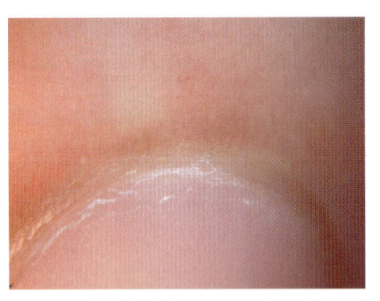

図1. 健常人（ダーモスコピー所見） 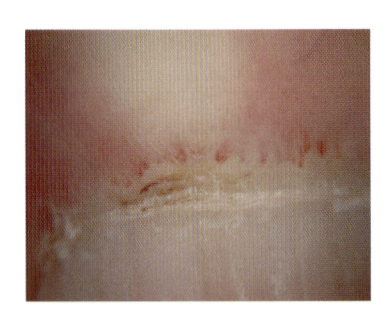　　図2. 全身性強皮症（ダーモスコピー所見）

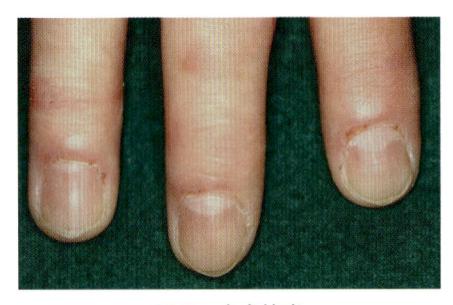

図3. 皮膚筋炎 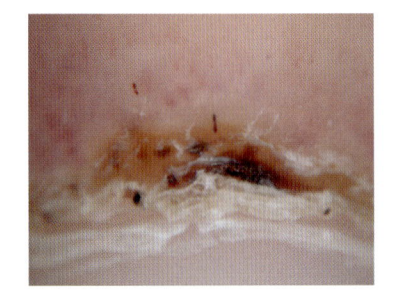　　図4. 皮膚筋炎（ダーモスコピー所見）

診断のポイント

　後爪郭部では毛細血管が近位から遠位に向かって表皮と平行に走る．ダーモスコピーを用いると，ヘアピン状の毛細血管が規則正しく一定の密度で存在しているのが観察できる（図1）．レイノー病，全身性強皮症，皮膚筋炎では後爪郭部毛細血管の蛇行，拡張，消失がみられる．また，爪上皮の延長と点状出血は膠原病を疑う重要な症状である．

・爪上皮の点状出血は毛細血管の拡張に起因すると考えられている．爪上皮の出血は健常者でもときにみられるが，これが複数指にみられる場合には膠原病を強く疑う．
・毛細血管の拡張（slow pattern）を呈する患者は，毛細血管密度の減少は軽度であり，limited cutaneous type の全身性強皮症患者に多い（図2）．一方，毛細血管密度の高度減少ないし消失（active pattern）は diffuse cutaneous type の全身性強皮症患者に多い．
・皮膚筋炎では，全身性強皮症よりもより顕著な毛細血管拡張・蛇行，爪上皮の延長と点状出血がみられる（図3, 4）．皮膚筋炎では病勢がコントロールされるとこれらの変化は軽快する．

（石川　治）

column ❹ 99,999人のために

　その少年は走ることが大好きでした．中学3年の夏，勉強よりも走ることの好きな少年の下肢を突如激痛が襲いました．2,3の病院を受診し「心配ないよ．練習のし過ぎだから少し休めばよくなるよ」と言われましたが，痛みは一向に軽快しませんでした．何番目かの病院で腫瘍を疑われ，G大学附属病院を紹介されました．その病院で画像検査や病理組織検査などを受け，「骨肉腫」と最終診断が下されました．骨肉腫は10〜25歳の青少年の膝周囲に好発します．多くの亜型があり予後はさまざまですが，悪性度の高いタイプでは患肢の切断，その後の化学療法が必要となります．結局，彼は患肢切断を受けました．その後，肺に転移病巣が見つかり1年間に亘って数回の化学療法を受けました．

　愛息子が肉腫（癌）であると宣告された母は，母親なら誰でもそうであるように，怒りと悲しみの渦に翻弄されます．「息子一人では死なせない．私も死ぬ」「自殺する命だったら，その命をわが子に与えてほしい」と母親は心の中で叫びます．父親は忙しい仕事の中にあっても息子と妻を懸命に支えました．ある日，息子が母に呟きます．「Y先生が骨肉腫の発症率は100,000万人に1人だと言ってた．俺が骨肉腫になったから妹や弟は骨肉腫にはならないよ．99,999人が助かるんだ．俺は天才だから神様が俺を選んでくれたんだ．だから大丈夫」．この一言で家族は骨肉腫と真正面から向き合う道を歩み始めました．

　「誰よりも辛いのは彼である」と口で言うのは容易ですが，15歳の少年にとっては過酷なめぐり合わせです．大人でも「肉腫（癌）」を受容できるまでには時間が必要でしょう．受容できず，悲しみと苦しみに沈み込む人もいるでしょう．これまでに多くの肉腫（癌）患者さんの診療に携わってきた私自身が「肉腫（癌）」を告知されたとき，どのように自分自身を納得させるのでしょうか．今この時であれば，「これも運命（自然）．子供たちが自立するまでは生きたい」と思うだけです．彼のように，「自分が肉腫（癌）になったから，ほかの人々を救うことができた」という崇高な思いに至ることは無理かもしれません．

　彼は入院中の病室で戦友たちと出会います．彼らも骨肉腫という病魔と闘っており，彼にとっては姉，兄のような存在でした．その中の一人の戦友が彼に言いました．「失ったものよりも，得たもののほうが多い」という言葉が彼を前向きな姿勢へと一変させます．もう二度と走れないと諦めていた少年はパラリンピックの金メダルを目指して再び練習を始めたのです．涙が枯れるほど泣いていた母が今思うこと．それは，「朝，目が覚めて家族みんなで朝食を囲むことができる当たり前の生活，それこそが幸せなんだ」と．

　当たり前のことと思っていたことが当たり前でなくなったとき，初めて人は思い知らされるのでしょう．「幸福」とは何かと．私たちは自分以外の人に幸福をもたらすことのできる仕事に従事できることを感謝するとともに，この仕事に誇りを持って進んでいこうではありませんか．

　追記：彼は2008年5月23日，肺転移が進み永眠されました．天国のパラリンピックで優勝することを祈っています．合掌．

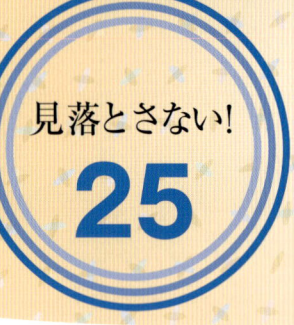

[指趾・掌蹠・爪] 　見落とさない！見間違えない！この皮膚病変

見落とさない！25　ばち状指と手指関節の腫脹

内臓疾患や悪性腫瘍に関連した皮膚病変

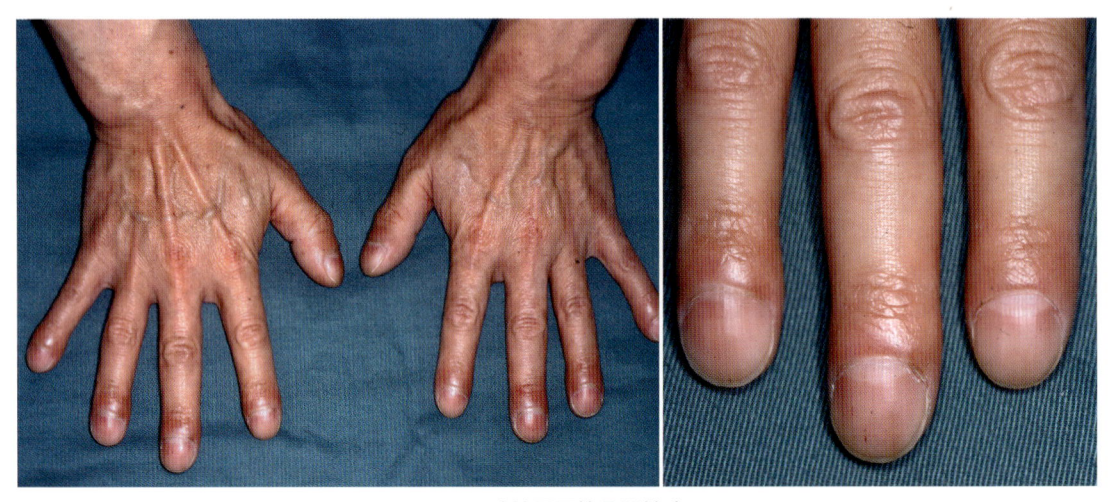

図1．肺性肥厚性骨関節症
手指関節の疼痛と腫脹を主訴に受診．ばち状指があり，胸部CTを撮影したところ肺癌が発見された．大腿骨などの長管骨に骨膜肥厚がみられた．

診断のポイント

　皮膚は"内臓の鏡"といわれ，皮膚病変が内臓悪性腫瘍などの内臓病変のマーカー，すなわちデルマドロームとなることは広く知られている．
　ばち状指は慢性肺疾患や肺癌などの肺疾患に伴う症状である．肺性肥厚性骨関節症は，ばち状指，四肢の長管骨の骨膜新生，関節炎を主症状とし，高率に肺疾患，特に肺癌を合併する疾患である（図1）．ばち状指をみたら肺疾患の検索は必須である．
　皮膚病変を内臓悪性腫瘍のデルマドロームと診断するには以下の条件を満たすと確実とされる．
① 皮膚病変が比較的稀である．
② その皮膚病変が特定の内臓悪性腫瘍に併発する．
③ 皮膚病変と内臓悪性腫瘍の発症が同時である．
④ 皮膚病変と内臓悪性腫瘍の臨床経過が相関する．
　しかしながら，このような条件を満たさなくても内臓悪性腫瘍のデルマドロームとしてとらえられている疾患は多く存在する．

解説

- 内臓に悪性腫瘍が存在する場合，皮膚に転移した癌細胞による特異的皮膚病変とそれ以外の非特異的皮膚病変がある．
- 内臓悪性腫瘍が直接的に皮膚に転移浸潤する特異的皮膚病変は転移性皮膚癌である．原発は肺癌，乳癌，胃癌の順に多い．臨床像は皮下結節が多く，そのほか浸潤性紅斑，腫瘤，板状硬結などがある．
- 非特異的皮膚病変は内臓悪性腫瘍の発見につながり，診断的価値が高い(表1)．

表1．内臓悪性腫瘍と関連した非特異的病変

腫瘍反応性皮膚病変	皮膚潮紅，皮膚瘙痒症，紅皮症，壊死性遊走性紅斑，皮下脂肪壊死
内臓悪性腫瘍を高率に合併する皮膚病変	皮膚筋炎，黒色表皮腫，多発性脂漏性角化症(Leser-Trélat 症候群)，ばち状指，Sweet 病，後天性魚鱗癬，掌蹠角化症，Bazex 症候群，葡行状花環状紅斑，Cronkhite-Canada 症候群
免疫不全による皮膚病変	汎発性帯状疱疹

- **皮膚潮紅**：カルチノイド症候群で，暗紅色〜紫紅色の一過性の潮紅が顔面に生じる．皮膚病変以外に下痢や腹痛，右心不全，喘息，浮腫などを伴う．
- **皮膚瘙痒症**：内臓悪性腫瘍の非特異的なマーカーである．治療抵抗性の場合には念頭に置く．
- **紅皮症**：悪性リンパ腫の皮膚病変でもある(図2)．高齢男性の紅皮症では4〜20％の割合で胃癌，肺癌，前立腺癌などを合併する．特に丘疹-紅皮症は特徴的な症状を呈し，他の紅皮症に比べて内臓悪性腫瘍の合併率が高い(図3)．当初は湿潤傾向のない充実性丘疹が多発して拡大，敷石状に融合してびまん性となり，紅皮症状態へと進展する．間擦部や腹部の大きなしわに一致して皮疹が欠如するのが特徴である．
- **皮下脂肪壊死**(図4)：急性膵炎，慢性膵炎の急性増悪および膵癌においてみられる．主に下腿に生じる発赤を伴う皮下硬結である．

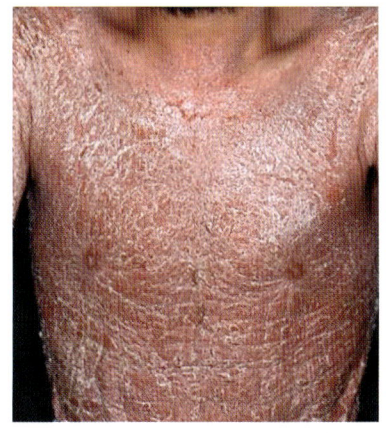

図2．紅皮症(悪性リンパ腫) 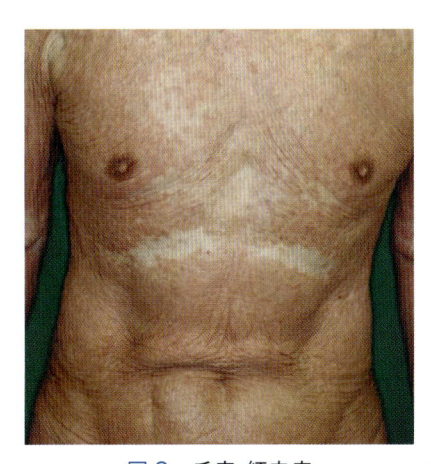　　図3．丘疹-紅皮症 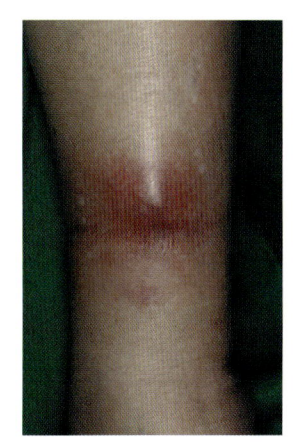　　図4．膵癌に伴う皮下脂肪壊死

- **皮膚筋炎**(図5)：40歳以上の患者では，胃癌，肺癌などの内臓悪性腫瘍が30〜50％と高率に合併する．悪性腫瘍と関連する皮膚症状としてはscratch dermatitis様皮疹，水疱や潰瘍形成，ヘリオトロープ疹などが挙げられている．また，治療抵抗性の皮膚筋炎では悪性腫瘍合併の頻度が高いとされる．悪性腫瘍の種類は健常人の発症頻度の割合と同様である．

  皮膚症状のみが存在し，筋炎症状を欠く状態が2年以上続くamyopathic dermatomyositisにおいて，通常の皮膚筋炎と同様に内臓悪性腫瘍の合併頻度が高いかどうかは不明である．

- **黒色表皮腫**(図6)：内分泌異常に伴う良性型，悪性腫瘍に伴う悪性型，肥満に伴う仮性型がある．腋窩，股部，側頸部，会陰部，乳房下部などに対称性の色素沈着と皮膚の肥厚を生じ，その後，小丘疹が生じてビロード状を呈する．粘膜の乳頭腫，脂漏性角化症，掌蹠角化症を伴うことがある．悪性型は突然発症し，急速に進展する．腺癌，特に胃癌の合併が多いとされる．

- **多発性脂漏性角化症(Leser-Trélat症候群)**：脂漏性角化症は高齢者ではありふれた疾患であるが，急速に脂漏性角化症が多発する場合，悪性腫瘍の合併が多いとされる．数週〜数か月の間に多発し，以前からあるものも増大する．多くは内臓悪性腫瘍発見の1年以内に発症している．

- **Sweet病**(図7)：発熱，末梢好中球増多，顔面，頸部，四肢などに好発する有痛性隆起性局面，組織学的に真皮に稠密な好中球の細胞浸潤．潰瘍性大腸炎，関節リウマチなどのほか，癌や白血病，特に骨髄異形成症候群の合併が多い．

- **後天性魚鱗癬**：臨床的には尋常性魚鱗癬に類似する．成人に生じた場合には内臓悪性腫瘍を疑う．ホジキン病の末期症状として現れることが多いが，内臓腫瘍に先行することもある．

- **掌蹠角化症**：内臓悪性腫瘍に関連したものは，びまん性と点状のタイプがあるとされる．

- **Bazex症候群(腫瘍随伴性末端角化症)**：手足，耳，鼻に対称性に無症候性紅斑性乾癬様発疹を生じる．進行すると頬部，肘，膝も侵され，さらには体幹中心にも発疹が拡大する．爪甲下の過角化を呈し，白濁した爪甲がひび割れ抜け落ちる．

（永井弥生）

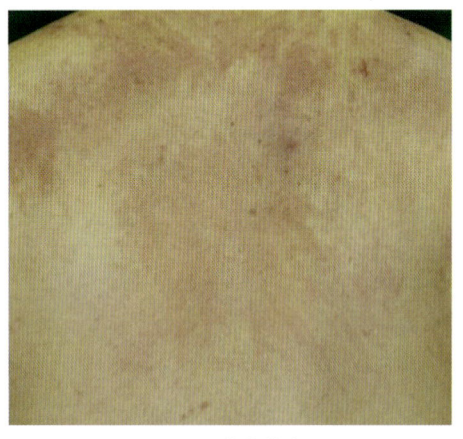

図5. 皮膚筋炎
Scratch dermatitis

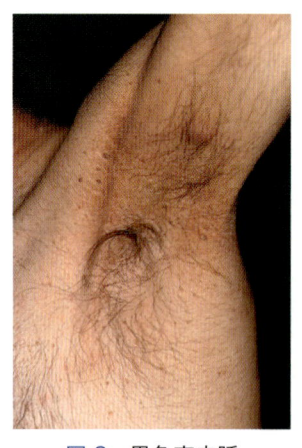

図6. 黒色表皮腫

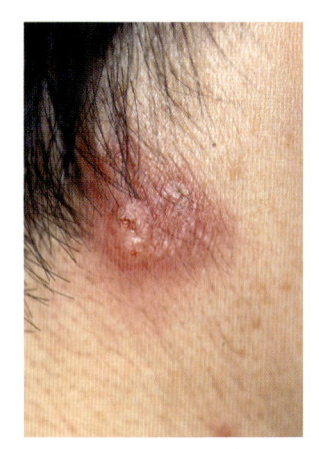

図7. Sweet病

column ⑤　たった一言が……

　盲目の日本人ピアニストが世界的コンクールで優勝したニュースに接し，暗いニュースが溢れる日々の中に一条の光が射し込んだように感じられた方も多いと思います．彼が優勝したのは，「目が見えないのに素晴らしい演奏をした」からではなく，「出場者中で最も深く音楽の深淵に達していた」からであることは言うまでもありません．アマチュアのピアニストでさえ暗譜して演奏するのですから，盲目であること自体が演奏へ影響することはないはずです．曲をどのように理解し，どう表現するかによって音楽の深淵への到達度，すなわちピアニストとして評価が決まるのだと思います．

　帰国後，まだ顔立ちに幼さが残る彼が落ち着いた態度でインタビューに答える姿は立派でした．しかし，ある女性インタビュアーがした，「もし目が見えたら，何を見たいですか」という質問を聞いた瞬間，「何て残酷な質問なのだろう」と私は強い憤りを覚えました．彼は，「父母の顔が見たい」と冷静に答えていましたが，本心はどうであったのでしょうか．

　医師として30余年間過ごしてきた私ですが，この女性インタビュアーと同じように，相手への理解が足りずに相手を傷つけてしまったことが幾度もありました．

　50歳代の男性は交通事故による脊髄損傷のため胸から下が麻痺していました．左側腹部から下腹部にかけての壊死性筋膜炎のため入院して植皮手術を受けました．手術翌日の回診のとき，私はベッドサイドで「痛みはありませんか」と尋ねました．彼は一瞬困惑した表情を見せました．私は瞬時にとんでもないことを言ってしまったことに気づきましたが，「すみません」と謝る以外に言葉は見つかりませんでした．

　母は数時間前に愛する息子を亡くしました．経過説明の席で私は「大丈夫ですか」と声をかけました．その瞬間，「息子が死んだばかりなのに，大丈夫なわけないでしょう」と悲しみと怒りの言葉が返ってきました．私は無神経な自分自身を情けなく思いました．

　私たちは相手を傷つける意図はなくとも，相手を傷つけてしまうことがあります．相手の状況を十分に理解せず，条件反射的に発する言葉．自分では相手のことを十分に考えて発した言葉であると思っていても相手への思い込みや誤解に立脚して発する言葉．価値観の違いを斟酌せずに発する言葉．そうした言葉が刃となって相手に突き刺さります．

　相手を傷つけたと気づく感性を持っている人間には救いがあります．同じ轍を踏まぬよう常に意識するはずだからです．一方，相手を傷つけたことに気づかない人間も存在します．集団社会で生きていく限り「傷つけ，傷つけられる」ことは不可避です．「傷つける」ことを最小限にするよう努力し，「傷つけられる」ことがあってもへこたれない図太さを持って生きていくしかないと思います．しかし，図太さを持ち合わせず，「傷つけられる」ことを恐れて自分の周りに高い城壁を築くことで自分を守ろうとする人もいます．このような人々は他者との関係が希薄で，肝胆相照らすコミュニケーションを避けるようになります．

　私たち医療従事者にとって，患者さんに対するコミュニケーション能力は技術・知識と同じくらい重要です．他者の発するたった一言が自分の気持ち（感情）を大きく左右することは誰もが経験することです．不安を抱えた患者さんにとってはなおさらでしょう．表情，目線，ボディコンタクト（よい意味での）などが相手に与える影響は言葉以上に大きいとする意見もありますが，それは言葉の重要性を理解したうえでの指摘だと思います．

　何気ない一言に「天使と悪魔」が潜んでいることを忘れてはなりません．

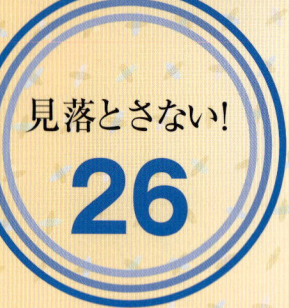

[指趾・掌蹠・爪] 見落とさない！見間違えない！この皮膚病変

見落とさない！
26

複数の指爪に変化をきたす疾患

皮膚疾患，全身性疾患，薬剤性など

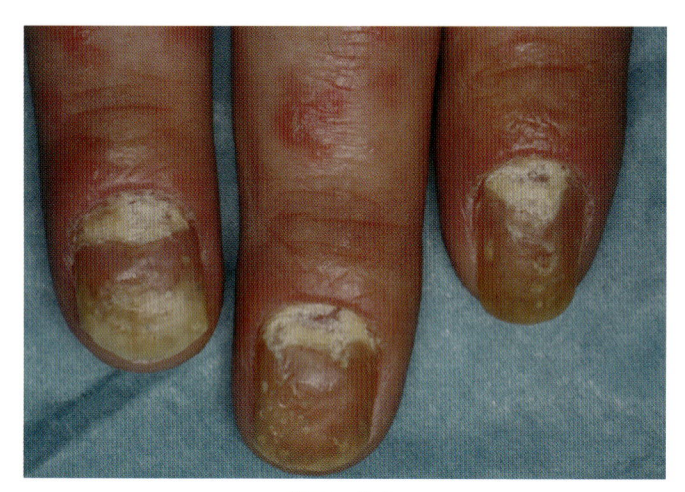

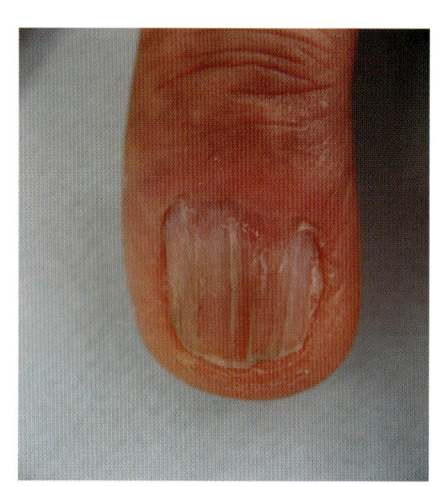

図1．乾癬

図2．扁平苔癬

診断のポイント

爪はさまざまな疾患により特徴的な所見を呈する．一つ一つの所見に意味があり，爪が情報の宝庫と呼ばれる所以である．

- **爪乾癬**：爪乾癬の症状は，点状凹窩の頻度が最も高く，次いで爪甲変形，爪下角質増殖，爪甲剝離，横溝，爪甲色調変化，線状出血，爪甲下紅斑，oil drop などがみられる（図1）．このうち，点状凹窩に関しては，表面に白色の鱗屑を付す場合も多く，診断的価値が高い．高度になると爪甲異栄養症を呈する．疼痛を伴う例も多い．
- **爪の扁平苔癬**：扁平苔癬における爪病変の特徴は，縦線，縦裂，層状剝離，翼状片形成，近位爪甲剝離などが観察される（図2）．
- **爪白癬**：爪甲変形，爪甲肥厚，爪甲の白色～黄白色調の混濁，爪下角質増殖がみられる．
- **カンジダ性爪囲爪炎**：爪郭部の炎症（発赤・腫脹）で始まり，二次的に爪が侵され，爪甲の白色～黄白色調の混濁がみられる．左右非対称性に生ずることが多い．
- **低色素性貧血**：爪甲が菲薄化するとともに蒼白となる．
- **鉄欠乏性貧血**：スプーン状爪（spoon nail）と口角炎，赤い平らな舌を伴う鉄欠乏性貧血をPlummer-Vinson 症候群と呼ぶ．
- **Peutz-Jeghers 症候群の特徴**：爪甲に黒色～黒褐色の縦線がみられる．
- **アジソン病の特徴**：爪甲に黒色～黒褐色調のびまん性の色素沈着がみられる．

- **慢性心肺疾患**：指趾末梢が肥大化するとともに，爪郭から爪甲の角度がなくなる状態，いわゆる"ばち状指(clubbed finger)"を呈する．
- **薬剤性爪病変**：
    黒色〜褐色調の変化：ブシラミン，ブレオマイシン，シクロフォスファミド，ミノサイクリン，5-FU，メトトレキサート，フトラフール，金製剤，アドリアマイシン，砒素など．
    黄色調の変化：テトラサイクリン，D-ペニシラミン，アクリノール，グルタールアルデヒドなど．
    白色調の変化：ステロイド，バルビツールなど．
- **緑膿菌感染症**：爪甲が緑色に変色する．
- **黄色爪症候群(yellow nail syndrome)**：黄色爪，胸水貯留，リンパ浮腫を3主徴とするリンパ循環障害による後天性疾患．30％は自然軽快する．ほぼ全爪甲が黄色調に変化し，爪半月が消失する．ときに爪甲が彎曲，肥厚，剥離する．
- **低アルブミン血症**：幅数mm程度の白色線条が，爪半月と同様に横方向にゆるやかな曲線を描く．爪が伸びるに従っても移動しない．Muehrcke白帯と呼ばれる．
- **腎不全，肝硬変**：爪甲近位部1/2が白濁し，濁ってしまい爪半月が不明瞭となる．Half and half nail と呼ばれる．
- **外的刺激**：爪甲剥離が起こる．マニキュア，洗剤などによる．
- **円形脱毛症**：点状凹窩がみられる．ただし乾癬に比較すると小さく浅い．

解説

◎ **尋常性乾癬**：乾癬の本邦有病率は0.1％とされており，近年増加傾向である．男女比は約2:1と男性に多いが，海外の男女比はほぼ同数であり，本邦の特徴である．爪病変は，関節症性乾癬を示唆する所見であり，十分に注意すべきである．乾癬における爪病変のうち，最も頻度が高いのは点状凹窩である．これは円形脱毛症でもみられるが，円形脱毛症では陥凹が比較的浅く(図3)，極めて不規則に存在するといった特徴を持つ．次いで頻度が高い順に，爪甲変形，爪下角質増殖，爪甲剥離(図4)，横溝である．

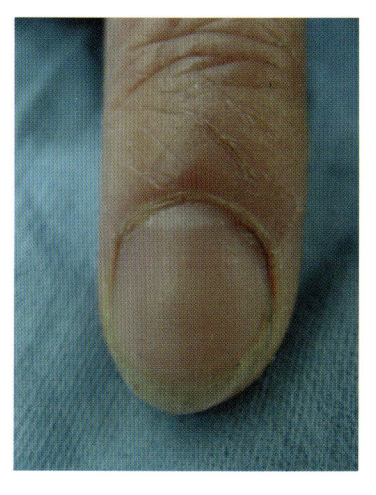

◀図3.
円形脱毛症
横に並ぶ点状小陥凹(pitting)

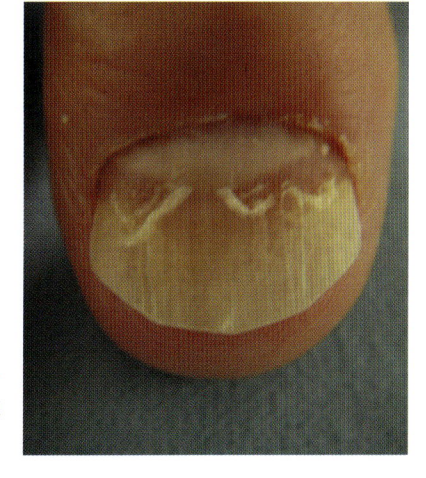

図4.▶
爪甲剥離

横溝は，後述する扁平苔癬が縦方向に縦線が入るのに対し，乾癬では横方向という特徴を持つ．また，oil drop がみられる部分の爪床には乾癬の典型的な病変が形成されていることが多く，この部位を生検することで診断に至る場合も多い．

◎ **扁平苔癬**：粘膜，爪にも皮疹が生ずる．爪では縦方向に縦線が入る．オリーブ油を滴下しルーペで観察すると表面に白色線条(Wickham 線条)がみられ，診断的価値が高い．本症の原因として C 型肝炎ウイルスや金属アレルギーの関与が指摘されており，精査すべきである．

◎ **爪白癬**：主として白癬菌属により惹起される皮膚表在性真菌症である．白癬菌はケラチンを栄養源とするため，表皮角層などの無核組織内に寄生する．臨床像は，その発症機序から，後爪郭から爪甲表面へ菌が増殖する superficial white onychomycosis(SWO)，後爪郭から爪甲内部へ菌が増殖する proximal subungual onychomycosis(PSO)，趾先部より爪床にまたは爪甲内部へ菌が増殖する distal-lateral subungual onychomycosis(DLSO)(図 5)，爪甲全体に菌が増殖する total dystrophic onychomycosis(TDO) に分けられる．

◎ **カンジダ性爪囲爪炎**：爪周囲が発赤腫脹し，ときに排膿を伴う．圧痛を伴う．白癬に比較し，爪甲の変化は軽度である．爪カンジダ症は稀である．この場合，爪下角質増殖に加え，爪甲崩壊がみられるが，臨床症状から爪白癬と鑑別するのは困難である．

◎ **鉄欠乏性貧血**：爪甲中央部先端から近位にかけて陥凹する，いわゆる"スプーン爪"がみられる．ただし，この症状は鉄欠乏性貧血に特異的なものではなく，甲状腺機能亢進症，慢性胃腸炎，黒色表皮腫，胃切除後，酸やアルカリなどによる局所刺激でもみられる．

◎ **Peutz-Jeghers 症候群**：消化管ポリポーシスと皮膚粘膜色素沈着を特徴とする *LKB1* 遺伝子異常による常染色体優性遺伝疾患．口唇や口腔内に点状～稈状を呈する黒色～黒褐色斑が多発する．手掌足底にも小豆大までの黒褐色斑が多発するが，特徴として細長く，皮溝走行方向に一致する．また，小腸を中心として消化管ポリープを生ずる．

◎ **アジソン病**：副腎皮質機能不全による．顔面，外陰部，腋窩，手掌足底に色素沈着を生ずる．ただし全例ではない．黒褐色斑は，皮溝走行方向に一致する．

◎ **慢性心肺疾患**(図 6)：いわゆる"ばち状指"がみられる．機序として局所循環障害などによる低酸素が推定されているが正確な機序は不明である．肺癌や間質性肺炎，チアノーゼ性の心疾患のほか，肝硬変，クローン病などでもみられることに注意する．

◎ **薬剤性爪病変**：薬剤性の場合，原則すべての爪に変化が生ずるので薬剤歴を聴取するとともに詳細な観察が重要である．特に抗腫瘍薬，ミノサイクリン塩酸塩，ブシラミンが有名であるが，抗 HIV 薬にも注意すべきである．最終的に爪甲異栄養症に至る場合もある(図 7)．

◎ **黄色爪症候群**：ほぼすべての爪が黄色に変化する．爪の成長速度も低下する．胸水貯留，気管支拡張症，リンパ浮腫を伴う．自然軽快も期待できる疾患である(約 30％)．

(安部正敏)

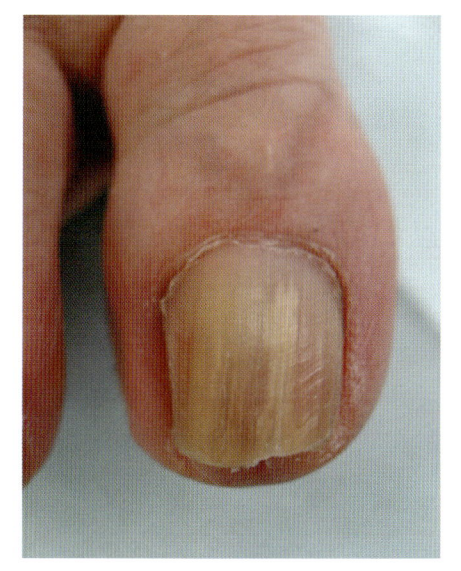

図5. 爪白癬

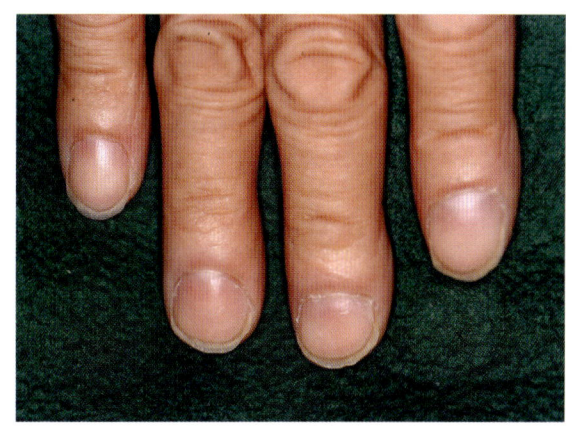

図6. ばち状指

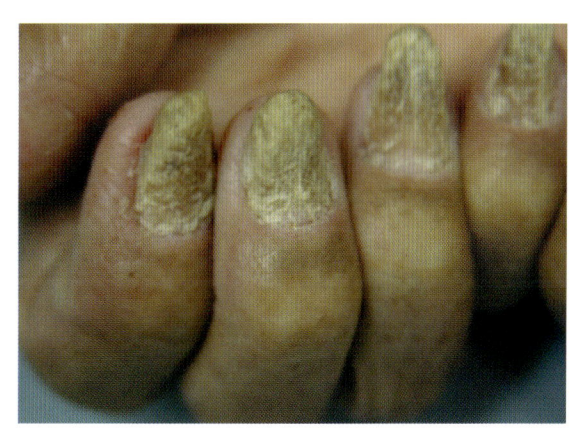

図7. 爪甲異栄養症(薬剤性)

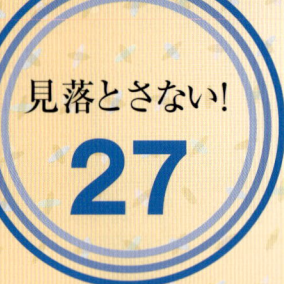

[指趾・掌蹠・爪] 見落とさない！見間違えない！この皮膚病変

見落とさない！ 27 梅毒の2期疹を忘れるな！

バラ疹，掌蹠の乾癬様皮疹を見落とさない

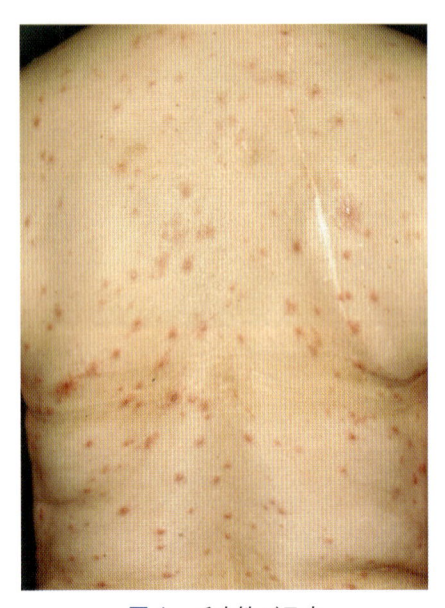

図1. 丘疹性バラ疹

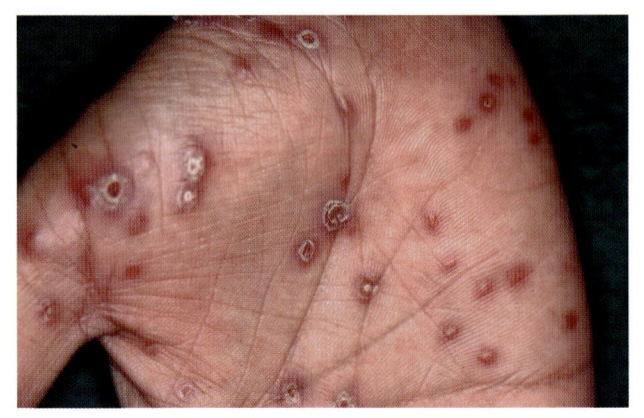

図2. 手掌にみられた梅毒2期疹

診断のポイント

第2期梅毒は感染後3か月（12週）ごろから数年間続く．その間，瘙痒を欠くさまざまな皮疹が出没を繰り返す．

- **梅毒性バラ疹**：躯幹や上肢内側に爪甲大の淡紅色斑が多発する．初期には小型であるが，しだいに大型で環状を呈する暗紅色調の斑となる（図1）．
- **梅毒性乾癬**：手掌，足底に生ずる比較的厚い鱗屑を付す扁平な紅斑．文字どおり乾癬に類似する（図2）．
- **扁平コンジローマの特徴**：肛囲，外陰部や腋窩に生ずる，浸軟する乳頭腫様の丘疹．ときにびらんや潰瘍化する．
- **梅毒性粘膜疹の特徴**：梅毒性アンギーナは軟口蓋後縁が潮紅し，扁桃炎を伴う．口腔粘膜に乳白色調の斑がみられることもある．
- **梅毒性脱毛症**：側頭部，後頭部に円形から楕円形までの不完全脱毛斑が多発．虫食い状にみえる．側頭部がびまん性に脱毛となる場合もある．

解説

梅毒は梅毒トレポネーマによる性感染症で，性行為や類似行為により感染する．最近の特徴としては，男性同性愛者においてHIV混合感染患者が増加している(図3)．

梅毒トレポネーマは皮膚および粘膜の小さな傷から感染する．第1期梅毒は感染局所での病変であり，その後，血行性に全身に散布され，第2期梅毒(感染後3か月～3年)としてさまざまな皮膚症状を呈する．このときの皮疹の把握が重要である．さらに，未治療のまま経過すると結節性梅毒やゴム腫がみられる第3期梅毒(3～10年)となり，その後に循環器系などに影響を及ぼす第4期梅毒となる．

◎**第2期梅毒**：感染後3か月を経過すると皮膚や粘膜に梅毒性バラ疹や丘疹性梅毒，扁平コンジローマなどの発疹がみられる．

最初に現れる梅毒性バラ疹は爪甲大以下の淡紅色斑であり，患者本人が自覚しない場合も多い．数週で消失した後，最も高頻度にみられる丘疹性梅毒が出現する．

丘疹性梅毒の皮膚表現型は多彩であり，その理解が診断に重要である．梅毒性乾癬は手掌，足底に生ずる比較的厚い鱗屑を付す扁平な局面である．乾癬に類似し，梅毒が想起できれば診断は比較的容易である．

扁平コンジローマは肛囲，外陰部や腋窩に生ずる，浸軟する乳頭腫様の丘疹であり，急速に拡大する．ときにびらんや潰瘍を呈する．梅毒トレポネーマは多量に存在するため感染源としても重要である．膿疱性梅毒は免疫不全患者などの全身状態が不良の場合生ずることが多い．

梅毒性脱毛症は，側頭部，後頭部に円形から楕円形までの不完全脱毛斑が多発し，虫食い状に見えるものと側頭部がびまん性に脱毛となるものがある．

爪梅毒は稀ではあるが爪甲が，肥厚，混濁，脆弱化するとともに爪囲に紅斑，腫脹，びらんを生じて進行すると爪下膿瘍や潰瘍を形成する．

梅毒性粘膜疹は軟口蓋後縁が潮紅し，その後，乳白色調の斑がみられる(図4)．自覚症状に欠けることが多い反面，梅毒トレポネーマが多量に存在するため感染源となる．

(安部正敏)

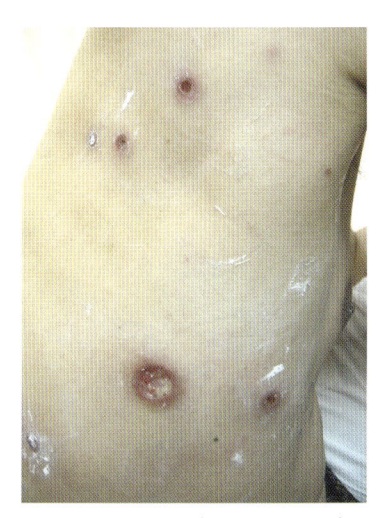

図3．悪性梅毒(HIV混合感染)
　　深い潰瘍をきたしている．

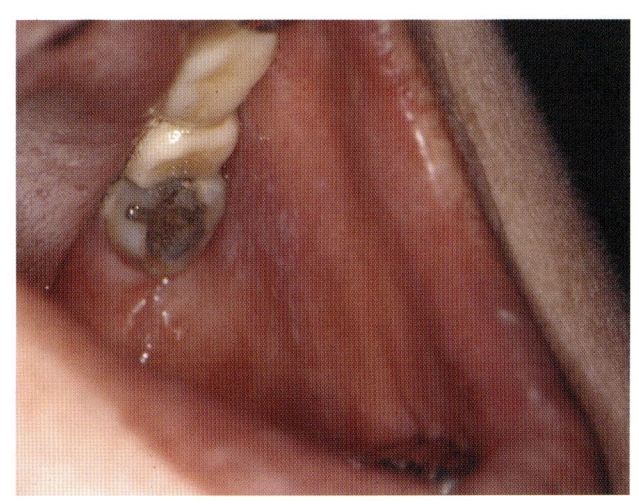

図4．粘膜斑

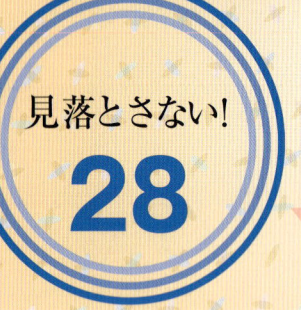

[指趾・掌蹠・爪] 見落とさない！見間違えない！この皮膚病変

見落とさない！ 28 爪の変形を軽視すべからず！

常に悪性腫瘍を念頭に置こう

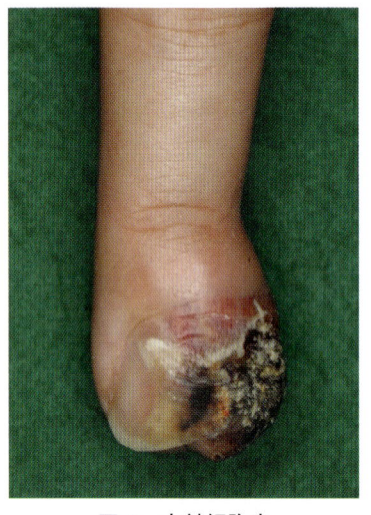

図1. 有棘細胞癌
爪甲破壊を伴い，褐色調．爪甲破壊

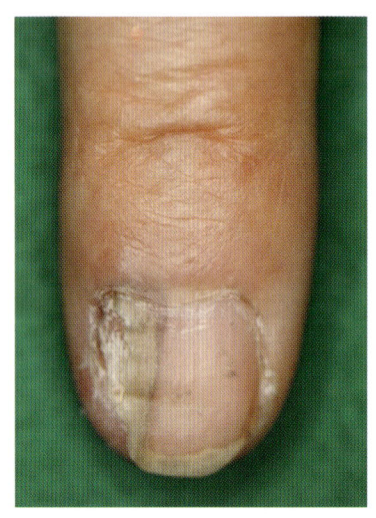

図2. ボーエン病
淡褐色の爪甲色素線条を伴う．
HPV type 56 陽性

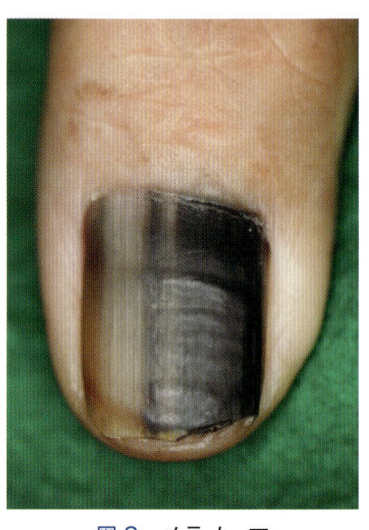

図3. メラノーマ
濃淡のある爪甲色素線条．
Hutchinson 徴候陽性

診断のポイント

　爪甲の変形をきたす疾患は，爪白癬などのありふれた疾患から悪性腫瘍まで幅広い．それぞれの疾患の特徴を把握しておくことが重要である．

・有棘細胞癌（図1）
・ボーエン病（図2）
・メラノーマ（図3）
・尋常性乾癬
・扁平苔癬
・Fibrokeratoma
・Digital mucous cyst
・Green nail
・グロームス腫瘍
・爪白癬
・爪下外骨腫
・脱毛症，アトピー性皮膚炎に伴う爪甲変形

解　説

- **有棘細胞癌**：粘膜型の HPV が検出されることがある．肉芽腫様の外観を呈することが多く，感染症と誤診されることもある．また，爪周囲疣贅との鑑別も困難なことがあり，疑わしいときは生検を行う．
- **ボーエン病**：粘膜型の HPV が検出される．疣状，肉芽腫様などの臨床像を呈する．側爪郭の爪甲破壊を伴う爪甲色素線条をきたす例が多い．20 歳代からみられ，ボーエン病としては若年発症のことが多い．
- **メラノーマ**：爪甲色素線条として初発する．色素斑の後爪郭から指尖部への拡大（Hutchinson 徴候）が診断の助けとなる．黒色の結節が爪周囲に出現する．乏色素性メラノーマでは有棘細胞癌との鑑別が困難なときがある．
- **尋常性乾癬**（図 4）：乾癬の皮疹を伴えば診断は容易である．爪甲は肥厚する．関節症状を伴うことも診断の一助になる．
- **扁平苔癬**（図 5）：爪甲は萎縮性で菲薄化することが多く，脱落することもある．臨床診断は困難であり，組織検査により診断される．
- **Digital mucous cyst**（図 6）：指趾の末節部背面に生じるゼリー状の内容物を入れたドーム状の結節．爪甲変形を伴うことがある．

（清水　晶）

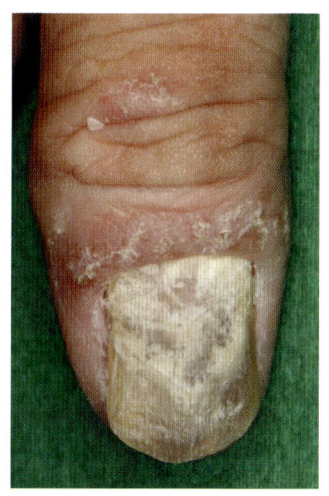

図 4．尋常性乾癬
爪甲に雲母状の角化と肥厚がある．周囲に乾癬の皮疹あり

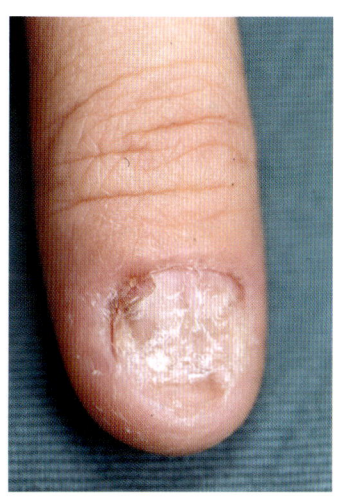

図 5．扁平苔癬
爪甲は萎縮し，変形を伴う．

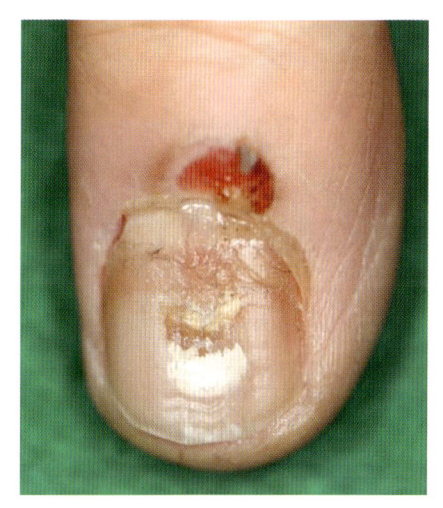

図 6．Digital mucous cyst
後爪郭に破れた cyst あり

28．爪の変形を軽視すべからず！

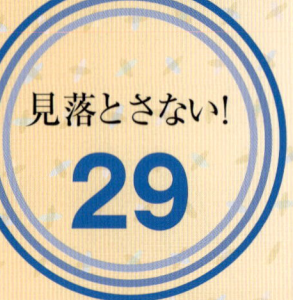

[指趾・掌蹠・爪]　　見落とさない！見間違えない！この皮膚病変

見落とさない！ 29 副腎機能異常に伴う皮膚病変

全身を細大漏らさずにチェック!!

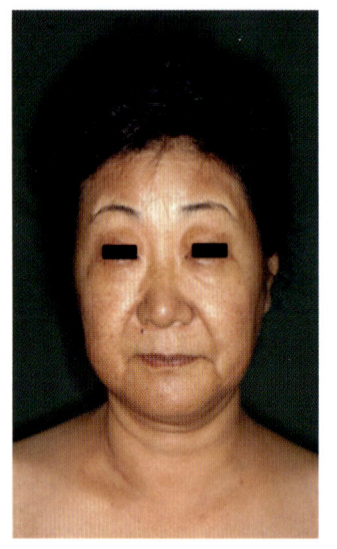

図1. クッシング症候群：満月様顔貌

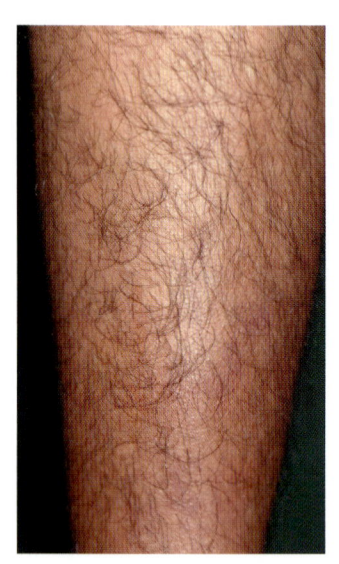

図2. クッシング症候群：下肢の多毛

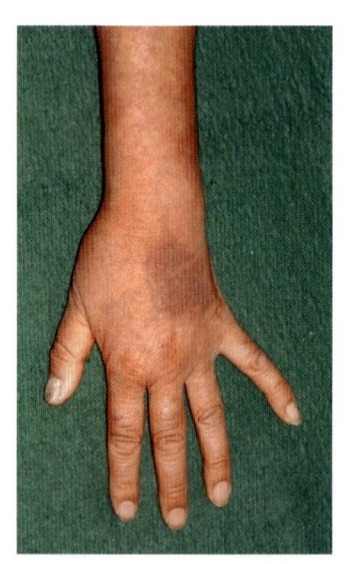

図3. クッシング症候群：紫斑

診断のポイント

　副腎疾患による皮膚疾患で代表的なものは副腎皮質機能亢進症のクッシング症候群と副腎皮質機能低下症のアジソン病がある．特徴的な皮膚症状を把握する．

1）クッシング症候群の皮疹
　　Buffalo hump
　　満月様顔貌（図1）
　　線状皮膚萎縮症
　　多毛（図2）
　　痤瘡
　　紫斑（図3）
　　毛細血管拡張
2）アジソン病の皮疹
　　全身のびまん性色素沈着
　　体毛の脱落

解　説

◎ **クッシング症候群**：副腎皮質からのコルチゾール分泌亢進により発症する．ACTH 産生過剰な状態では，アジソン病様の色素沈着を伴う．

皮膚症状としては，buffalo hump，満月様顔貌，線状皮膚萎縮症，多毛，痤瘡，紫斑，毛細血管拡張などがある．

原因として以下の機序が考えられる．
① 副腎皮質腫瘍
② 下垂体腫瘍により ACTH の分泌過剰が起こり，両側副腎皮質過形成をきたす（クッシング病）．
③ 肺小細胞癌などによる異所性 ACTH 産生により，両側副腎皮質過形成をきたす異所性 ACTH 症候群などがある．

◎ **アジソン病**：副腎皮質からのコルチゾール分泌低下により発症する．

皮膚症状としては以下のようなものがある．
① 全身のびまん性色素沈着
　副腎皮質ホルモンの低下により下垂体前葉からの ACTH 分泌が亢進し，メラノサイトを刺激し色素沈着をきたす．
② 生理的な色素沈着部位の増強（図 4）
　生理的な色素沈着部位である乳暈，顔面，間擦部，手掌紋理で強い色素沈着がみられる．爪甲では黒色線条がみられる．通常色素沈着の少ない舌や歯肉，口腔粘膜にも生じる．もともと存在していた色素斑などの色調も増強する．
③ 腋毛の脱落

◎ **多嚢胞性卵巣症候群**：アンドロゲン過剰状態より男性化徴候を呈する．

無月経，不妊，多毛，痤瘡，肥満を特徴とする（図 5）．

（清水　晶）

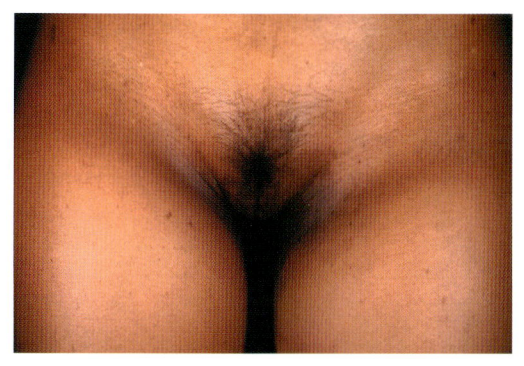

図 4．アジソン病
びまん性色素沈着．間擦部で色素沈着が顕著

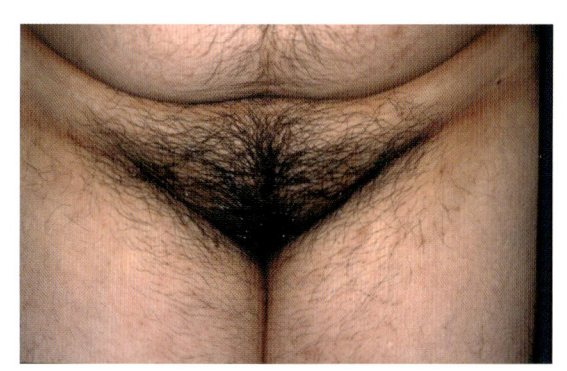

図 5．多嚢胞性卵巣症候群
男性型の陰毛

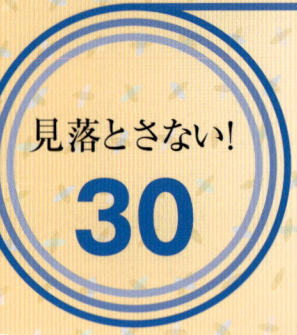

[指趾・掌蹠・爪] 見落とさない！見間違えない！この皮膚病変

見落とさない！ 30

有痛性皮下腫瘍の診断ポイント

ANGELと覚えよう

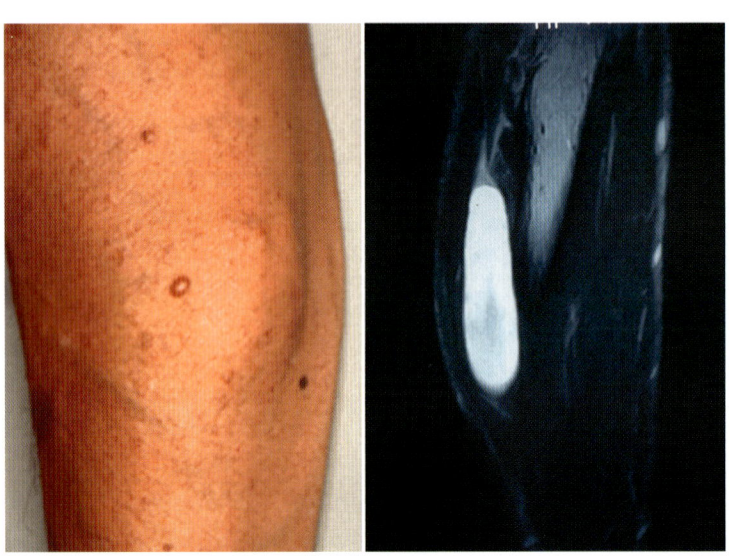

図1. 神経鞘腫
圧痛を有する長円形の皮下結節. MRIでは神経の走行に沿っている.

診断のポイント

皮下腫瘍において，「痛み」の自覚症状の有無は臨床診断の手がかりになる．腫瘍の発生部位および好発部位，痛みの特徴，年齢，腫瘍の形状から鑑別する．

"**ANGEL**"：有痛性皮膚腫瘍の頭文字をとってANGELと称される．
A＝angiolipoma（血管脂肪腫），angioleiomyoma（血管平滑筋腫），angioblastoma（tufted angioma）（血管芽細胞腫）
N＝neurilemmoma（神経鞘腫）（図1），neuroma（神経腫）
G＝glomus tumor（グロムス腫瘍）（図2），granular cell tumor（顆粒細胞腫）
E＝eccrine spiradenoma（エクリン螺旋腫）
L＝leiomyoma（平滑筋腫）

また，**D**＝dermatofibroma（皮膚線維腫），**E**＝endometrioma（子宮内膜腫）を加え，"**LEND AN EGG**"（leiomyoma, eccrine spiradenoma, neuroma, dermatofibroma, angiolipoma, neurilemmoma, endometrioma, glomus tumor, granular cell tumor）ともいわれる．

解　説

表1．有痛性皮下腫瘍の鑑別

	疾患名	好発部位	色調	硬さ	好発年齢	痛みの性状
A.	血管脂肪腫	上肢屈側，体幹	常色	弾性軟	思春期以降	圧痛
	血管平滑筋腫	下肢屈側	常〜暗赤色	弾性硬	中年以降	発作性の激痛
	血管芽細胞腫	体幹，四肢	紫紅色	弾性硬	生後1年以内	圧痛
N.	神経鞘腫	頭頸部，四肢	常〜赤褐色	弾性硬	20〜50歳代	圧痛，放散痛
	神経腫	四肢	常〜赤褐色	弾性硬		激しい自発痛，放散痛
G.	グロムス腫瘍	爪下，上肢末端	淡青〜紫青色	弾性軟	成人以降	発作性の激痛，圧痛
	顆粒細胞腫	上肢，頭頸部	常〜赤褐色	弾性硬	中年	圧痛，自発痛
E.	エクリン螺旋腫	上半身	常〜青色	弾性硬	青年以降	発作性の自発痛
L.	皮膚平滑筋腫	上肢，臀部	常〜褐色	弾性硬	10〜40歳代	圧痛，寒冷時・発汗時疼痛
	陰部平滑筋腫	陰嚢，乳頭	常〜淡紅色	弾性硬	中年以降	圧痛，寒冷時痛

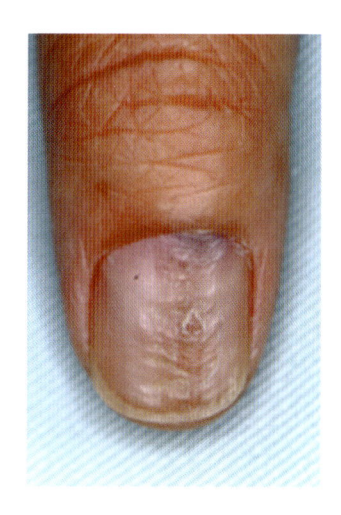

◀図2．
グロムス腫瘍
爪甲の変形を伴う紫紅色の爪下結節

図3．▶
血管脂肪腫
多発する圧痛を有する皮下腫瘤

- **血管脂肪腫**(図3)：上肢，体幹に多発することが多い．通常の脂肪腫よりも小型で硬い．
- **神経鞘腫**(図1)：頭頸部，四肢伸側に好発し，可動性に富む皮内〜皮下結節を形成する．圧痛や神経支配領域へ向かう放散痛がある．
- **血管平滑筋腫**：下肢，頭部，顔面に好発し，中年以降の女性に多い．圧痛，自発痛，寒冷時痛を生じることが多い．
- **血管芽細胞腫**：1歳未満の小児例が全体の70%を占める．体幹，頭部，下肢に好発し，暗赤色の浸潤性紅斑または小丘疹が集簇した弾性硬の板状局面を呈する．局所圧痛のほか，多汗などを伴う．
- **顆粒細胞腫**：常色ないし赤褐色の単発性腫瘤で，圧痛や痒みがある．
- **グロムス腫瘍**(図2)：通常は単発で指趾，特に爪甲下に好発する．爪甲の変形，下床の骨欠損もみられる．多発型は大型で，指趾を除く四肢に好発し，疼痛を欠くことが多い．
- **エクリン螺旋腫**：単発で上半身に好発し，青色調の硬い皮内〜皮下結節を呈する．発作性の自発痛がある．

(岡田悦子)

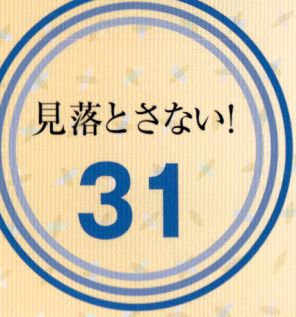

[指趾・掌蹠・爪] 見落とさない！見間違えない！この皮膚病変

見落とさない！ 31 基底細胞母斑症候群を想定せよ！

特徴的な顔貌に気づくか？

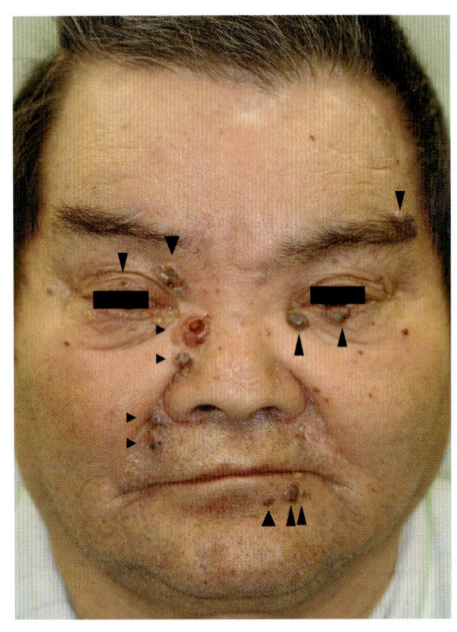

図1. 両眼隔離，幅広い鼻根による特徴的な顔貌と多発性基底細胞癌

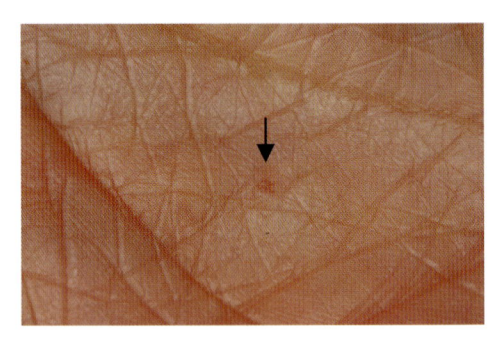

図2. 手掌の点状陥凹

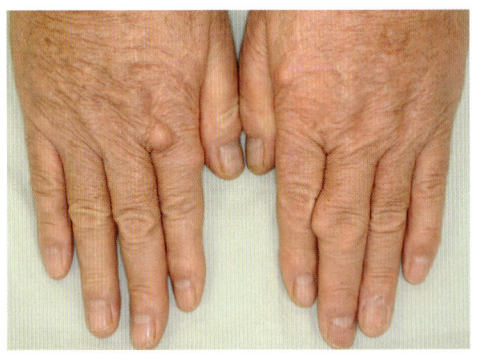

図3. 手指の多発性の表皮嚢腫

診断のポイント

　基底細胞母斑症候群（basal cell nevus syndrome；BCNS）は，多発する基底細胞癌などの皮膚症状に加え，顎骨嚢胞などの骨病変や中枢神経症状などの多彩な臨床症状を呈する．

　多彩な症状は長期の経過に伴って，しだいに出現してくることが多いため，初診時に症状が出揃うことは少なく，一般に早期診断は難しいとされる．

　皮膚科診療において，多発する基底細胞癌や特徴的な皮膚病変（手掌，足底の点状陥凹，特徴的な顔貌や多発表皮嚢腫）（図1～3）を診た際には，本症を念頭に置いて精査，経過観察をする必要がある．

【多発基底細胞癌以外の特徴的な皮膚症状および外見の特徴】
両眼隔離，幅広い鼻根による特徴的な顔貌
掌蹠小陥凹
多発性表皮嚢腫

解　説

◎ 基底細胞母斑症候群(basal cell nevus syndrome；BCNS)は，稀な常染色体優性遺伝性疾患であり，原因遺伝子は第9染色体に存在する *PTCH* 遺伝子である．

◎ 皮膚の多発性基底細胞癌(図1)，顎骨嚢胞，種々の骨格異常，異所性石灰化，手掌・足底の点状陥凹(図2)といった5大症状のほか，両眼隔離や下顎骨突出，幅広い鼻根による特徴的な顔貌(図1)，脊柱側彎，先天性白内障などの合併症，卵巣嚢腫，髄芽腫，精神発達遅延といった多彩な臨床所見を呈する．

◎ 本邦では，1997年Evansらにより提唱された診断基準が頻用されている(表1)．

表1．BCNSの診断基準(Evansら)

大基準
1) 2個以上のmultiple BCC，または1個でも30歳以下/あるいは10個以上のnevoid BCC
2) Odontogenic keratocyst(組織学的に)/または多発性骨嚢腫
3) 3個以上の掌蹠点状陥凹
4) 異所性石灰化：大脳鎌のlamellarな/または20歳以下の石灰化
5) BCNSの家族歴

小基準
1) 先天性骨奇形：肋骨の二分岐・癒合・開大・欠損/または脊椎骨の二分・楔状・癒合
2) 前頭突出を伴い，後頭前頭周径(OFC)が97％以上
3) 心線維腫(cardiac fibroma)，または卵巣線維腫
4) 髄芽腫
5) 腸管膜嚢胞(lymphomesenteric cyst)
6) 先天奇形：口唇・口蓋裂/多指(趾)症/先天性白内障，コロボーマ，小眼球症

※ 大基準2項目，または大基準1項目＋小項目2項目を満たせば本症と確定する．

◎ BCNSの特徴的な合併症として，主に手指，手掌に生じる多発性の表皮嚢腫(図3)が挙げられる．通常の表皮嚢腫は顔面や頸部，体幹に生じることが多く，手指，手掌に生じることは稀である．BCNSに伴う表皮嚢腫が手指，手掌に比較的多く生じることは特徴的な所見と考えられる．

(茂木精一郎)

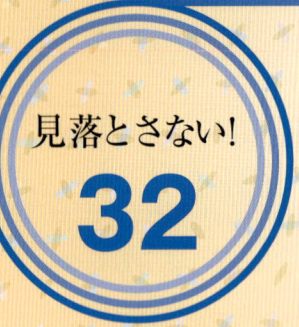

[指趾・掌蹠・爪]　見落とさない！見間違えない！この皮膚病変

見落とさない！ 32 手指の有痛性紅斑を見落とすな！
感染性心内膜炎を知っているか？

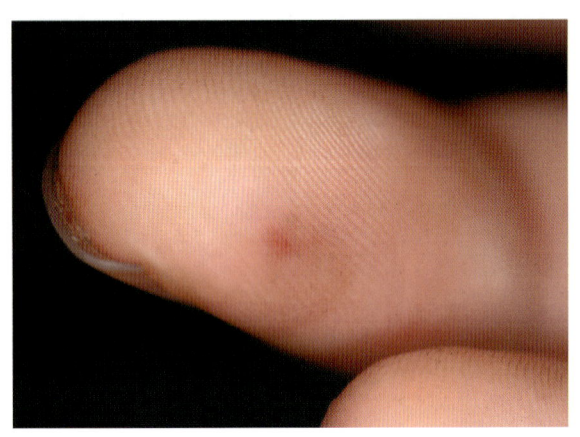

図1. 感染性心内膜炎に伴うOsler結節

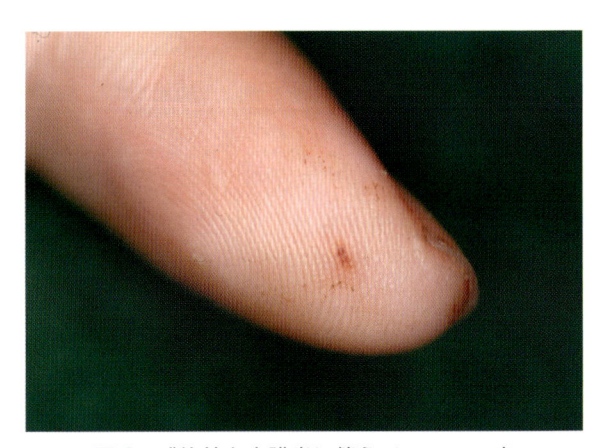

図2. 感染性心内膜炎に伴うJaneway斑

診断のポイント

　手指の有痛性紅斑を診察する際には，亜急性感染性心内膜炎の皮膚症状であるOsler結節を念頭に置く．発熱，全身倦怠感などの全身症状を確認し，心エコーなどによる心病変の精査を積極的に行う．
【感染性心内膜炎の皮膚症状】
Osler結節(図1)，爪下線状出血斑(splinter hemorrhage)，Janeway斑(図2)

解　説

- 感染性心内膜炎は弁膜，心内膜，大血管内膜に細菌集落を含む疣腫を形成し，菌血症，血管塞栓，心障害など多彩な臨床症状を呈する全身性敗血症性疾患である．弁膜疾患や先天性心疾患を有する患者に，歯科処置，耳鼻咽喉科的処置，婦人科的処置，泌尿器科的処置などにより一過性の菌血症が生じると，心内膜を中心として弁や心室中隔欠損部などに疣腫が形成されると考えられている．
- 感染性心内膜炎の皮膚症状として，Osler 結節，爪下線状出血斑，Janeway 斑が知られている．

  Osler 結節：指趾先端部や側面，母指球，小指球，前腕遠位部，足底に生じる軽度隆起する有痛性紅斑ないし結節で，数時間〜数日間で消褪する一過性の皮疹である．疼痛は，皮疹出現数時間前から生じる．病理組織学的には，真皮上層から脂肪織にかけて小動脈の塞栓や血管壁の狭小化，小動脈周囲の好中球を主体とした炎症細胞浸潤，血管壁の破壊や核塵を伴う leukocytoclastic vasculitis の像を呈する．

  Janeway 斑：手掌，足底に生じる無痛性紅斑，出血斑であり，病理組織では真皮内に微小膿瘍があり，血管炎はみられない．

  爪下線状出血斑：爪下に生じる線状の出血で，血管の脆弱性により生じると考えられている．

感染性心内膜炎は，しばしば誤診されやすく，放置すれば死亡率が高い重篤な疾患である．持続する発熱や全身倦怠感と四肢末端の有痛性紅斑，紅色結節がみられた場合には，感染性心内膜炎を疑い積極的に心エコー，血液培養などの検査を行う．

〔茂木精一郎〕

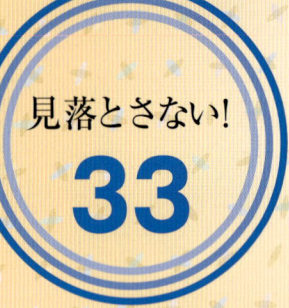

[粘膜] 見落とさない！見間違えない！この皮膚病変

見落とさない！33 HIV感染診断のきっかけに！
ありふれた疾患を診断の手がかりに

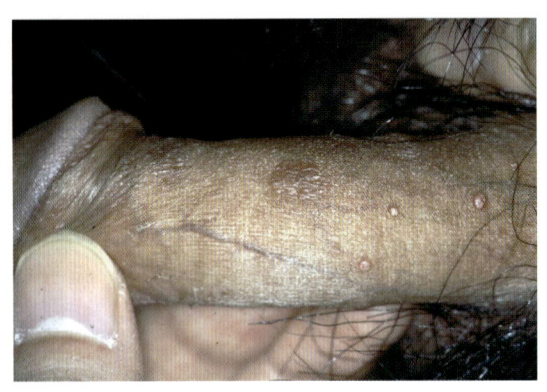

図1. 成人にみられた伝染性軟属腫

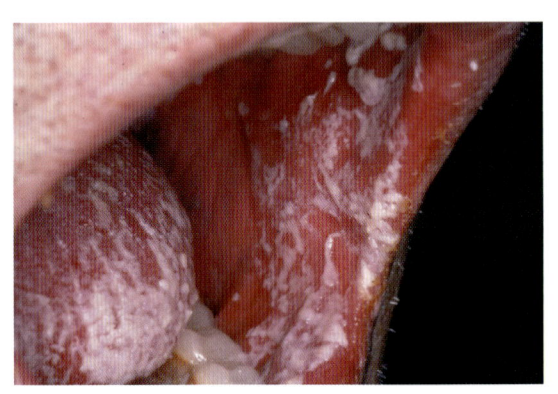

図2. 口腔カンジダ症

診断のポイント

HIV感染では，いくつかの皮膚症状は無症候期から出現し，さらに感染の進行に伴ってさまざまな皮膚症状が出現する．特に免疫不全を基礎に生じる皮膚感染症はHIV感染診断の契機になることも多く，原疾患の進行を知るうえでも重要である．

【HIV感染診断の契機となりうる主な皮膚感染症】
1）ウイルス感染症
　単純ヘルペス感染症，帯状疱疹：いずれも重症化，長期化しやすい．
　伝染性軟属腫（図1）：成人に発症し，広範囲にみられる．個疹が大型となる，などの特徴を呈する．
　ヒト乳頭腫ウイルス感染症：尋常性疣贅，扁平疣贅，尖圭コンジローマなど．いずれも大型で多発しやすい．
2）細菌感染症
　重症化，遷延化しやすい．
3）梅毒
　梅毒の進行が早く，潰瘍化など重篤な梅毒2期疹を呈する．HIV感染合併梅毒が増加している．
4）真菌感染症
　口腔カンジダ症（図2）は必発であり，AIDS発症の予兆としても重要である．

解　説

◎ HIV 感染成立の 2～3 週間後に感冒様症状が出現する．
◎ 感染 6～12 週で抗 HIV 抗体が陽転化，その後，数年の無症候期に入る．AIDS 発症前駆期に入ると帯状疱疹などを発症しやすくなる．
◎ 抗 HIV 療法が行われないと HIV 感染が進行し，CD4 陽性 T 細胞の破壊が進む．この間に種々の皮膚病変が発症する．

（永井弥生）

表 1．HIV/AIDS に伴う皮膚症状

1）急性 HIV 感染症　　　急性期皮疹
2）皮膚粘膜感染症
　　a）ウイルス感染症　　単純疱疹，帯状疱疹（図 3），伝染性軟属腫，尖圭コンジローマなど
　　b）細菌・その他感染症　毛囊炎，癤腫症，膿瘍，梅毒（図 4）など
　　c）真菌感染症　　　　口腔カンジダ，白癬，マラセチア関連皮膚疾患など
3）腫瘍性病変　　　　　　Kaposi 肉腫（図 5），悪性リンパ腫，肛門部扁平上皮癌など
4）その他の HIV 関連皮膚疾患　好酸球性膿疱性毛包炎，瘙痒性丘疹（図 6），薬疹，尋常性乾癬，脂漏性皮膚炎，アトピー性皮膚炎，光線過敏性皮膚炎，血管炎，環状肉芽腫，乾皮症，疥癬など

（斎藤万寿吉ほか：Visual Dermatol 10：118，2011 より改変引用）

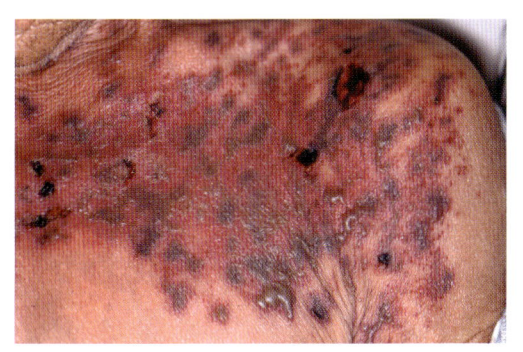

図 3．帯状疱疹
汎発疹を伴う，潰瘍化，重症化する場合には免疫不全を疑う．

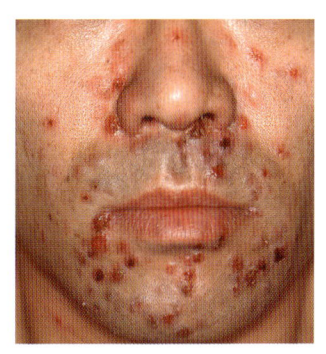

図 4．多彩な梅毒 2 期疹
潰瘍化した大型の丘疹梅毒

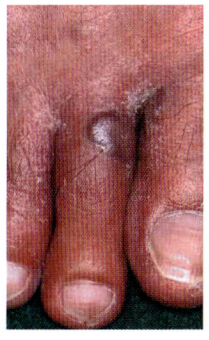

図 5．Kaposi 肉腫
ヘルペスウイルス 8 型が関与

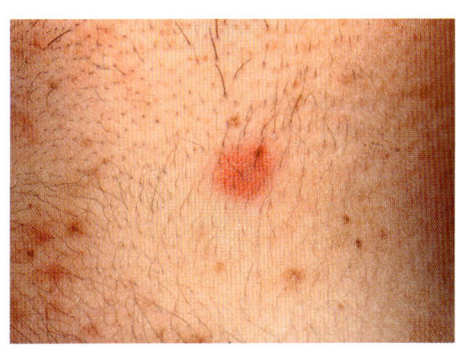

図 6．瘙痒性丘疹
激しい痒みを伴い，治療に抵抗性のことが多い．

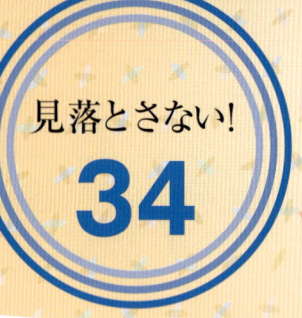

[粘 膜]　　　　見落とさない！見間違えない！この皮膚病変

見落とさない！34　診断に直結する粘膜病変

Koplik 斑, Wickham 線条, SLE の硬口蓋潰瘍

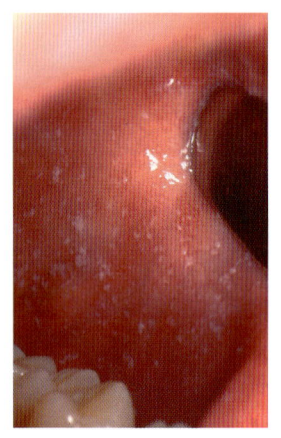

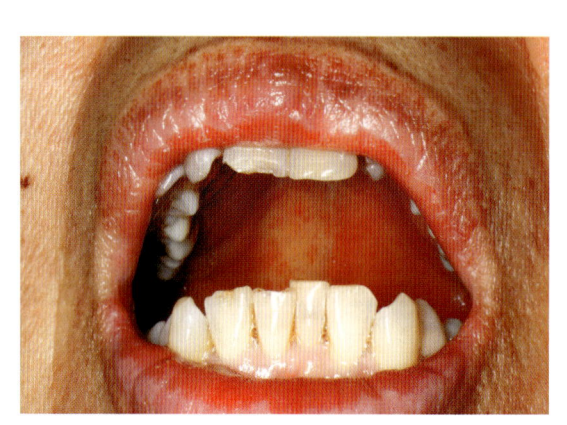

図1. Koplik 斑　　　　図2. Forschheimer 斑　　　　図3. Wickham 線条

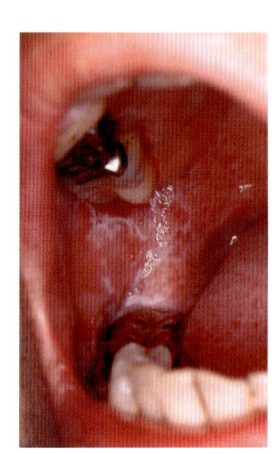

診断のポイント

　口腔粘膜には疾患に特徴的な発疹がみられる場合もあり，診断の手掛かりが得られる．多忙な臨床現場においては，ときとして粘膜は見落としがちになるが，必ずチェックし誤診を防ぎたい．

- **Koplik 斑**：頰粘膜に粟粒大の白色斑が多発集簇する．麻疹において極めて診断価値が高い(図1)．
- **Forschheimer 斑**：口腔内に毛細血管拡張とともに，口蓋に点状出血を生ずる．風疹で診断価値が高い(図2)．
- **Wickham 線条**：口腔内，特に頰粘膜に網目状〜レース状の白色調を呈する線条がみられる．扁平苔癬で診断価値が高い(図3)．
- **硬口蓋潰瘍**：硬口蓋に紅斑や毛細血管拡張およびびらんや潰瘍がみられる．鼻咽頭にも生ずる．全身性エリテマトーデス(SLE)で診断的価値が高い．NK 細胞リンパ腫でも口蓋が潰瘍化することがある．
- **再発性アフタ**：円形で境界明瞭なびらんが口腔粘膜に単発もしくは多発する．疼痛が強く，周囲に紅暈を伴う．ベーチェット病で診断的価値が高い．
- **小水疱**：口腔内に小水疱とともに紅斑が多発する．手足口病で診断的価値が高い．
- **白板症**：軽度角化を伴う白斑を白板症と呼ぶ．前癌病変としてとらえられることが多く，有棘細胞癌を念頭に病理精査を行う．
- **地図状舌**：舌の日々変化する地図様の形態を呈する白色調の病変．膿疱性乾癬の亜型である．
- **黒毛舌**：抗菌薬投与による菌交代現象やカンジダ感染，喫煙を考える．

解　説

- **麻　疹**：経気道感染により，2週間の潜伏期の後にカタル性前駆期が3日間続く．いったん解熱した時期に口腔内，特に頬粘膜の大臼歯に対する部分に粟粒大の小白斑が出現し，紅暈を伴う．Koplik 斑と呼ばれ，下口唇や歯肉にもみられる．麻疹のほとんどの患者でみられ，診断的価値が高い．
- **風　疹**：経気道感染により，2，3週間の潜伏期の後に軽度の発熱を伴う前駆期が1～2日間続く．その後，皮疹が出現し，3日間続く．この際，口腔内に毛細血管拡張とともに，口蓋に点状出血を生じ Forschheimer 斑と呼ばれる．また，後頭部，耳後部などのリンパ節腫脹が出現する．
- **扁平苔癬**：粘膜扁平苔癬では口腔粘膜，特に頬粘膜部にみられることが多い．Wickham 線条を必ず確認する．

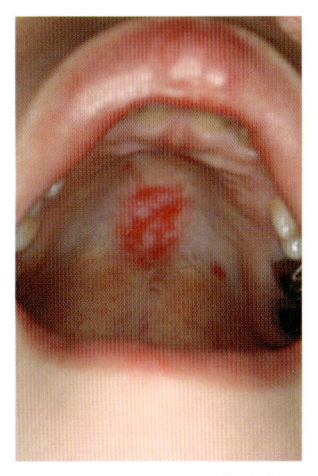

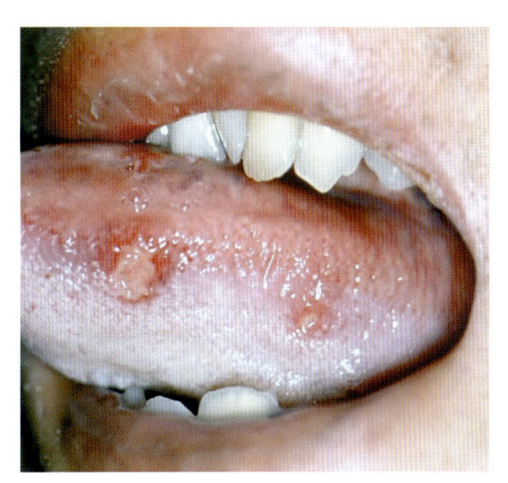

図4. SLE の硬口蓋潰瘍　　図5. ベーチェット病のアフタ

- **全身性エリテマトーデス**：全身性エリテマトーデスの口腔内潰瘍は，アメリカリウマチ協会の分類基準案にも挙げられる項目でありたいへん重要である．硬口蓋の潰瘍は疾患活動性が高い時期に出現し，病勢の把握においても重要な所見である(図4)．通常，痛みを伴わない．
- **ベーチェット病**：原因不明の多臓器を侵す炎症性疾患で，急性発作と寛解を繰り返しながら慢性に経過する．口腔粘膜病変は比較的発症早期に出現することが多く，その後，皮膚および眼症状が出現する．粘膜のアフタは境界明瞭な豌豆大までの潰瘍で，紅暈を有し疼痛が激しい(図5)．数日～数週で治癒するが，再発を繰り返す．
- **尋常性天疱瘡**：尋常性天疱瘡は中年以降に好発し，口腔粘膜の疼痛を伴う難治性のびらん，潰瘍で初発することが多い．本症は，上皮細胞どうしを結合する蛋白であるデスモグレイン3ないし1に対する抗体が産生されて起こる自己免疫疾患である(図6)．
- **手足口病**：経口感染もしくは経気道感染により，3～4日間の潜伏期の後に手掌，足底に小紅斑が多発し，ほどなく小水疱となる．同時に口腔粘膜には小水疱やアフタ様びらんが出現する．原因ウイルスはコクサッキー A16，

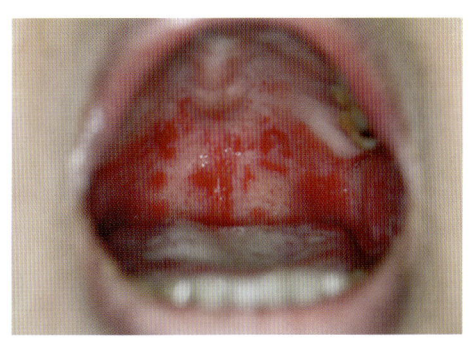

図6. 尋常性天疱瘡

A10, エンテロ 71 など.

- **地図状舌**：日々変化する地図様の形態を呈する白色調の病変が舌に生ずる．模様中央部は糸状乳頭が消失し扁平化する(図7)．また，周囲は軽度隆起する．膿疱性乾癬の亜型と考えられるが，ビタミンB欠乏などの原因も推定されている．
- **白板症と有棘細胞癌**：粘膜および皮膚粘膜移行部に発生する軽度角化を伴う白斑を白板症と呼ぶ．口腔や口唇に多くみられる．前癌病変としてとらえられることが多いが，広義には扁平苔癬などから生ずる良性の場合も本症と診断され，あくまで症状名として理解すべきである．臨床症状は，軽度浸潤した表面平滑で，わずかに角化した白斑である．ときに疣贅状ないしは乳頭状を呈することもあり，びらんを生ずることもある(図8)．
- **薬剤による舌の変化**：抗菌薬投与による菌交代現象により，舌が黒色を呈することがある．舌において，糸状乳頭の著しい角質増殖とともに，色素産生細菌により黒色調に変化する(図9)．カンジダ感染や喫煙が関係する場合もあり注意を要する．ミノサイクリン塩酸塩でも色素沈着をきたす(図10)．

(安部正敏)

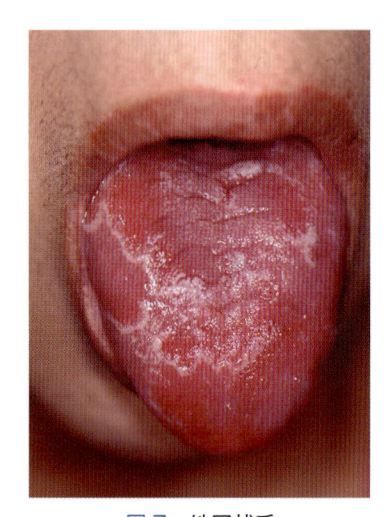

図 7. 地図状舌

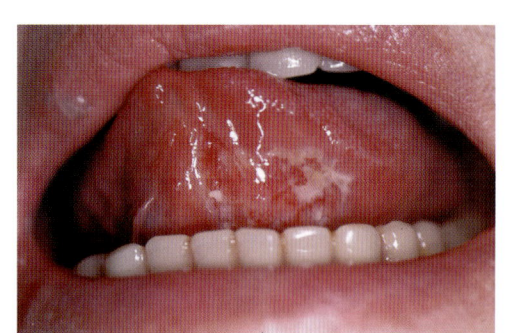

図 8. 白板症

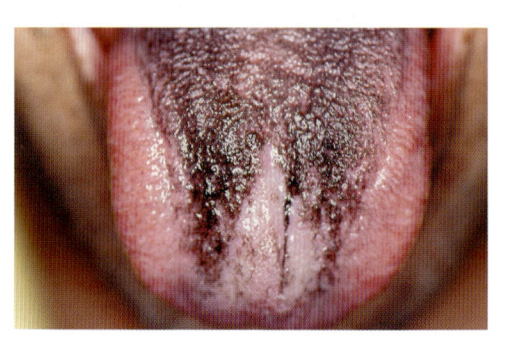

図 9. 黒毛舌

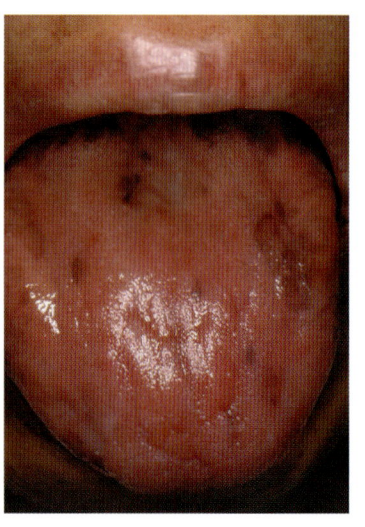

図 10. 薬剤による色素沈着

見間違えない！

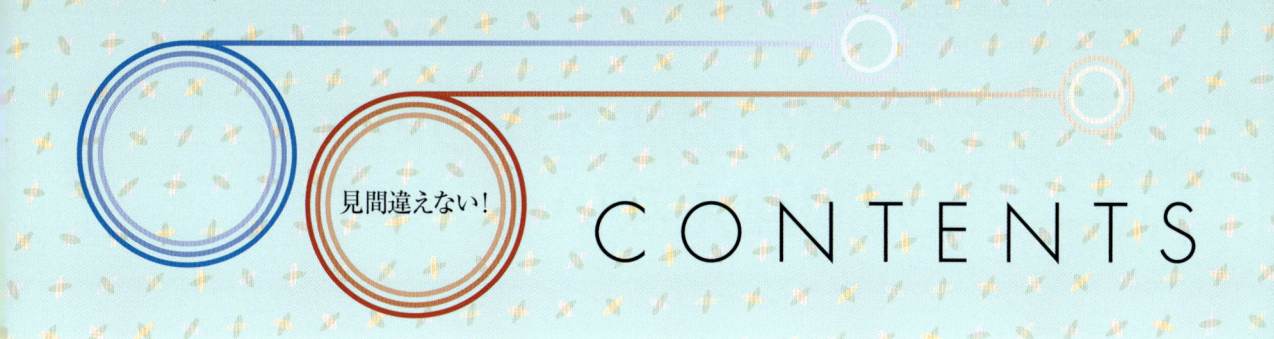

CONTENTS

II. 見間違えない！この皮膚病変

35. 頭部の鱗屑を伴う紅斑を見間違えない！
36. 限局性の脱毛斑の鑑別チェックポイント
37. 蝶形紅斑いろいろ
38. 眼周囲の丘疹にクローズアップ！
39. 顔面の環状紅斑を見間違えない！
40. 顔面の鱗屑を伴う紅斑
41. 顔面の色素斑　診断の分かれ道
42. 小児の顔面の紅斑
43. 額部の皮下結節
44. 似て非なる　雀卵斑 vs 肝斑
45. 口唇（唇紅部）のびらん
46. 口腔内びらん，潰瘍
47. 口唇の腫瘍を間違わない！
48. 難しい！低色素性基底細胞癌
49. アトピー性皮膚炎と誤診しない！
50. 乳児湿疹？見直してみよう！
51. 成人の慢性湿疹？
52. 薬疹？急性ウイルス感染症？
53. 全身に汎発する膿疱

54. 体幹，背部の瘙痒が強い浮腫性紅斑
55. 見れば分かる！ツツガムシ病
56. 躯幹の硬化性病変
57. ちょっと待て！乳児の肛門周囲の発赤
58. その診断にご用心！外陰部潰瘍
59. 外陰部の白色調病変をどう見る？
60. 陰部の暗紅色斑を見逃さない！間違えない！
61. 下肢の多発性紫斑に潜むもの
62. 下腿に多発する紅斑
63. 片側下腿の発赤・腫脹
64. 手指の扁平結節は慎重に！
65. 指趾末端の色素沈着
66. 足底の小結節
67. 凍瘡と見誤ってはならない疾患
68. 掌蹠の点状水疱
69. その診断は問題ないか？　脂漏性角化症
70. 気をつけろ！無色素性/乏色素性悪性黒色腫
71. 発熱を伴う皮膚潰瘍のチェックポイント
72. 壊疽性膿皮症を見極めよ！

[被髪頭部]

見落とさない！見間違えない！この皮膚病変

見間違えない！ 35

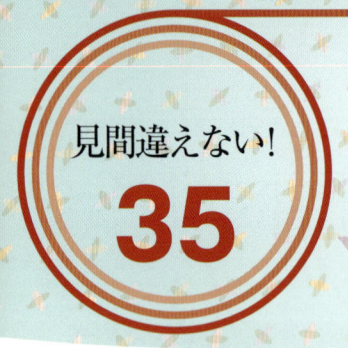

頭部の鱗屑を伴う紅斑を見間違えない！

乾癬，脂漏性皮膚炎，tufted folliculitis など

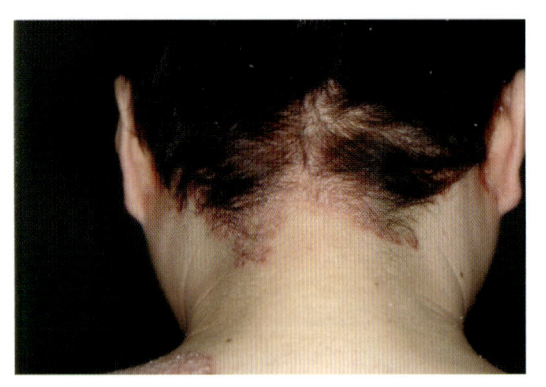

図1．尋常性乾癬

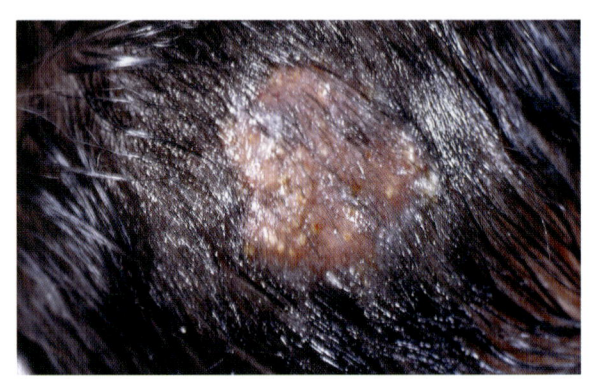

図2．ケルスス禿瘡

診断のポイント

頭皮のトラブルは少なくないものの，患者はいわゆる"フケ症"と認識し，放置している場合も多い．脂漏性湿疹と乾癬など鑑別が難しいことも多いので皮疹の解釈には注意が必要である．

- **脂漏性湿疹**：被髪頭部を含む脂漏部位に鱗屑を付す紅斑がみられる．黄白色調の痂皮がみられることもある．新生児期から乳児期にかけてみられる乳児期脂漏性湿疹と，思春期以降に生ずる成人期脂漏性湿疹がある．
- **尋常性乾癬**(図1)：被髪頭部をはじめ体幹，四肢伸側に好発する境界明瞭な紅斑で，表面には厚い白色鱗屑を付し，わずかに隆起する．瘙痒は約半数に伴うが一般に高度ではない．
- **ケルスス禿瘡**(図2)：頭部に扁平〜半球状の結節を生じ，表面には鱗屑，痂皮や膿疱がみられる．全体に波動を触れ，圧迫により毛孔から膿汁の排出がある．易脱毛性あり．また，自発痛や圧痛がある．
- **Tufted folliculitis**：主に頭頂部において，瘢痕上に存在する開大した毛包より数〜十数本の束状の毛髪が生える像を呈する．頭部乳頭状皮膚炎でみられる．
- **粃糠性脱毛症**：灰白色の細かい鱗屑が多発し，毛髪は細く短い．脱毛を伴う．しばしば紅斑を伴うこともある．
- **接触皮膚炎**：鮮紅色調を呈する小型の紅斑が多発し，漿液性丘疹を伴う．その後，痂皮や鱗屑を伴う．被髪頭部の一部に限局することが多いが，パーマ液などによる接触皮膚炎では頭部全体を侵す．

解説

- **脂漏性湿疹**：脂漏部位に生ずる枇糠状鱗屑を付す紅斑が主体である．皮膚分泌機能異常が指摘されているが，最近では *Pityrosporum ovale* の関与が考えられている．新生児期から乳児期にかけては生理的に脂腺機能が亢進するために乳児脂漏がみられる．自然軽快が期待できるため，主としてスキンケア指導を行う．一方，思春期以降に生ずる成人期脂漏性湿疹は長期に慢性の経過をたどるため，スキンケア指導とともにケトコナゾール外用などにより治療する．

- **尋常性乾癬**：被髪頭部の乾癬は尋常性乾癬でもみられるが，関節症性乾癬発症との相関が指摘されており，注意すべきである．ときに脂漏性湿疹との鑑別が困難な例が存在する．Sebopsoriasis という病名も存在するが，積極的にアウスピッツ現象をチェックし，正しい診断に努めるべきである（図3）．

- **ケルスス禿瘡**：頭部における白癬菌属による深在性白癬である（毛包内寄生であり，厳密な意味では深在性白癬ではない）．頭部に扁平～半球状の結節が生じ，鱗屑，膿疱，痂皮を伴う．波動を触れ，圧迫により毛孔から膿汁の排出がみられる．毛は容易に脱落し，抜くことができる．さらに，頭部リンパ節腫脹とともに，自発痛や圧痛を伴う．白癬疹がみられることもある．原因として，OTCなどのステロイド外用薬の誤用が多い．

- **Tufted folliculitis**（図4）：成人の頭部に発症する比較的稀な疾患である．1つの毛包内に多数の毛幹が含まれるという特徴的な臨床像であり，病理組織学的にも同様の所見がみられる．本症の発症機序はいまだ不明であるが，細菌感染や外傷などにより毛球部は保たれた状態で，真皮の障害により脱毛が生ずる．その後，真皮が瘢痕治癒する過程で，正常な毛球部より発毛が起きることで，本症の特徴的な臨床像が形成されると推定されている．

- **粃糠性脱毛症**：頭部枇糠疹に脱毛を伴うもの．思春期以降の男性に好発する．脂漏性湿疹に準じた治療を行う．

(安部正敏)

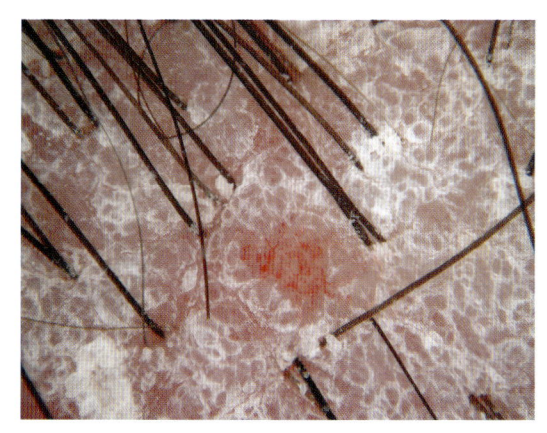

図3．アウスピッツ現象

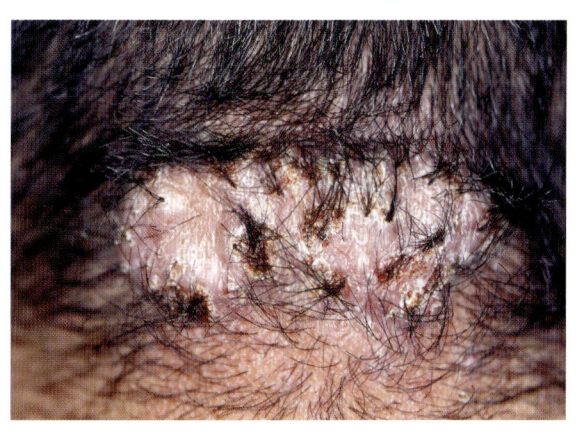

図4．Tufted folliculitis

[被髪頭部]

見落とさない！見間違えない！この皮膚病変

見間違えない！ 36 限局性の脱毛斑の鑑別チェックポイント

まず，頭皮に変化がないかを確認

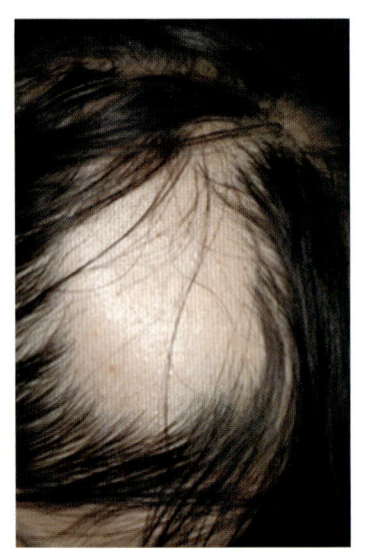

図 1. 円形脱毛症
境界明瞭な完全脱毛斑

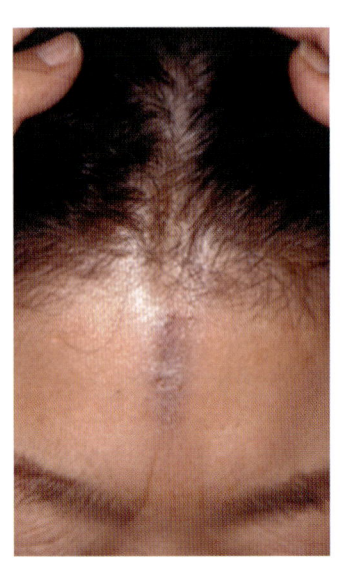

図 2. 剣創状強皮症
被髪頭部に病変が及び脱毛となる．

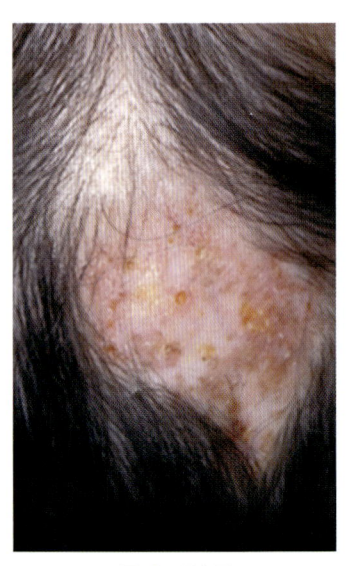

図 3. DLE
脱毛びらんを伴う紫紅色紅斑．瘢痕を残す．

診断のポイント

　限局性の脱毛症をきたす疾患は多彩である．脱毛から全身疾患が見つかることや，放置すると永久脱毛となる疾患があり，正確に診断する必要がある．代表的な後天性疾患の鑑別ポイントをまとめる．

　診察に際して注目すべきポイントは，頭皮自体に紅斑などの皮膚変化がないかどうかを確認することである．円形脱毛症，トリコチロマニアでは頭皮に変化はない．

- 円形脱毛症（図 1）
- 剣創状強皮症（図 2）
- 円板状エリテマトーデス（DLE）（図 3）
- ケルスス禿瘡
- トリコチロマニア
- Tufted hair folliculitis
- Pseudocyst of the scalp
- Erosive pustular dermatosis of the scalp
- 梅毒性脱毛

解 説

- **円形脱毛症**：境界明瞭な脱毛斑であり，多発することもある．頭部以外にも，眉毛，睫毛，体毛にも出現しうる．感嘆符毛が特徴的である．爪には多発性の小陥凹などの変化が生じる．
- **剣創状強皮症**：前額部～被髪頭部に生じる．病変部皮膚は硬化し，軽度の色素沈着を伴う．被髪頭部では脱毛を伴う．痙攣を伴うことがあり，脳波などの検査を行う．
- **円板状エリテマトーデス**：被髪頭部にも出現する．中央が萎縮し，角化と鱗屑を伴う紅褐色斑．瘢痕となり永久脱毛を生じる可能性があり注意を要する．
- **ケルスス禿瘡**（35項目-図2：84ページ）：ステロイドの誤用などにより生じる．毛包内に真菌要素がみられるが，真皮内で菌は増殖していない．毛包一致性の丘疹，膿疱がみられ，肉芽組織による隆起性腫瘤を呈するようになる．治療が遅れると瘢痕性脱毛を生じるため注意を要する．
- **トリコチロマニア**（図4）：学童，特に女児に多い．患者が抜毛を否定するときは，円形脱毛症との鑑別が重要である．境界明瞭な不完全脱毛斑となり，短い切れ毛が残存する．精神的なサポートが必要．
- **Tufted hair folliculitis**（図5）：被髪頭部に瘢痕性脱毛を呈し，開大した毛包から複数の毛髪が束状に密集して生える疾患．
- **Pseudocyst of the scalp**（図6）：隆起性脱毛局面．病理組織学的には上皮性の壁構造を有しない偽嚢腫がみられる．
- **Erosive pustular dermatosis of the scalp**：比較的高齢女性の頭部に生じる非感染性の膿疱性疾患．抗生物質は無効であり，ステロイド剤の外用が有効．

(清水 晶)

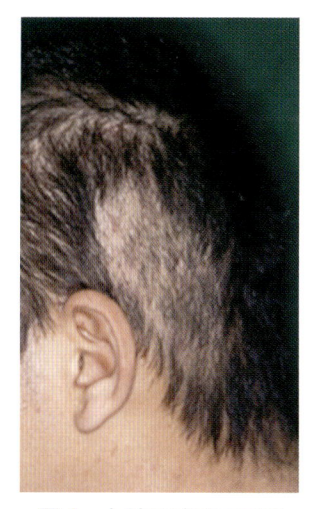

図4. トリコチロマニア

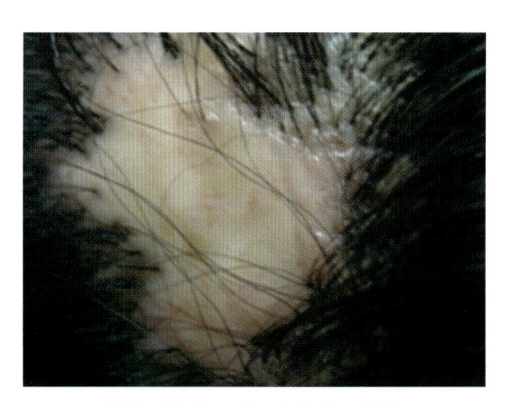

図5. Tufted hair folliculitis
瘢痕上に1つの毛包から複数の毛髪が生えている．

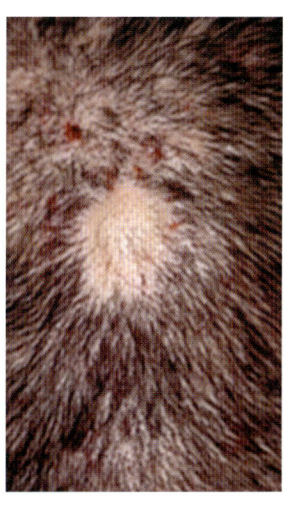

図6. Pseudocyst of the scalp

[顔面・頸部] 見落とさない！見間違えない！この皮膚病変

見間違えない！ 37 蝶形紅斑いろいろ

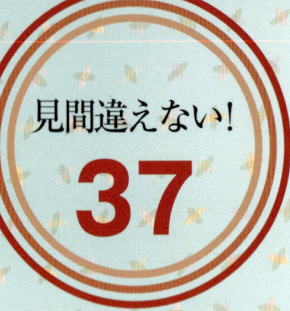

真の蝶形紅斑と蝶形紅斑様皮疹を鑑別しよう

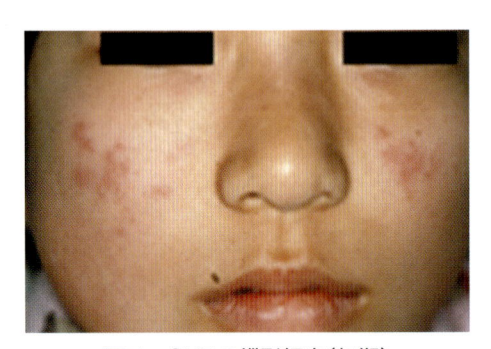

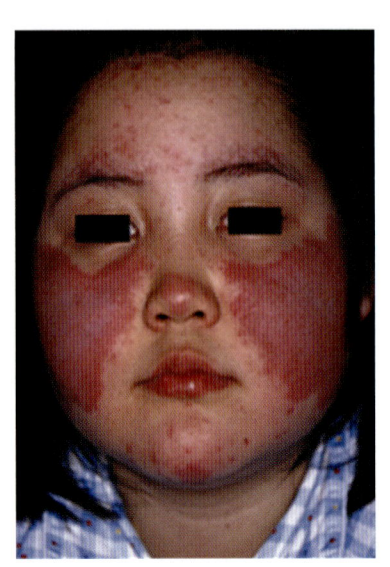

図1. SLEの蝶形紅斑（初期）　　図2. SLEの蝶形紅斑（完成期）

診断のポイント

全身性エリテマトーデス（SLE）の蝶形紅斑の特徴を理解することで他疾患に伴う蝶形紅斑様皮疹が鑑別できる．

＜SLEの蝶形紅斑の特徴＞
- 初期には両頰部に小豆大以下の紅斑が散在する（図1）．病勢の悪化に伴って小紅斑が多発融合し，鼻背を中心に蝶が羽を広げた形となる（図2）．
- 融合した紅斑は原則として鼻唇溝を越えない．
- 病勢が軽快すると，紅斑は色素沈着や脱失，瘢痕を残さずに消褪する．
- 円板状皮疹が多発・融合して蝶形紅斑様皮疹を呈することがある．この場合，個々の円板状皮疹が鼻唇溝を越えて上口唇に分布することがある．また，炎症（紅斑）消褪後には色素沈着や脱失，瘢痕を残す．

【鑑別疾患】
- 膠原病：皮膚筋炎，シェーグレン症候群，菊池病など
- 感染症：伝染性紅斑，風疹，猩紅熱など
- 水疱症：紅斑性天疱瘡

解 説

- **皮膚筋炎**：本症の蝶形紅斑様皮疹は，頰部全体に広がるびまん性紅斑を呈する．SLE では蝶形紅斑の周囲には融合していない小紅斑が散在するが，皮膚筋炎ではこれを欠く．この点が重要な鑑別ポイントである．さらに，皮膚筋炎の蝶形紅斑様皮疹は，鼻唇溝を越えて鼻翼，上口唇，外鼻孔にまで及ぶことが多い（図3）．外鼻孔の紅斑の存在は診断的価値が高い．さらに，上眼瞼のヘリオトロープ疹，手指のゴットロン丘疹，肘・膝の紅褐色斑（ゴットロン徴候），背部・上腕の搔破に一致した線状の蕁麻疹様紅斑は本症に特異性の高い皮疹である．
- **シェーグレン症候群**：本症候群に特異性の高い皮疹として，顔面に好発する浸潤の高度な環状紅斑が知られている．環状紅斑以外にも蝶形紅斑様皮疹を呈することがある（図4）．これには，皮膚筋炎類似のびまん性紅斑タイプとSLE類似の小紅斑融合タイプとがある．後者では，血液および免疫血清学的検査でもエリテマトーデスとの重複が疑われることが多い．

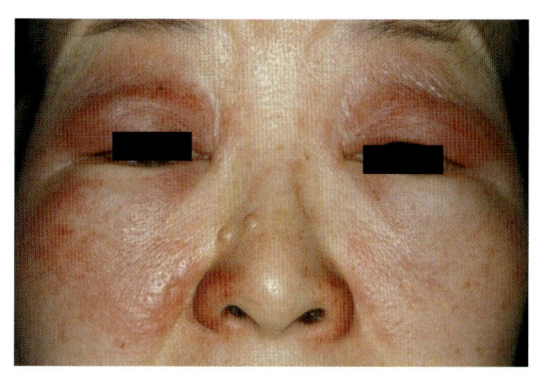

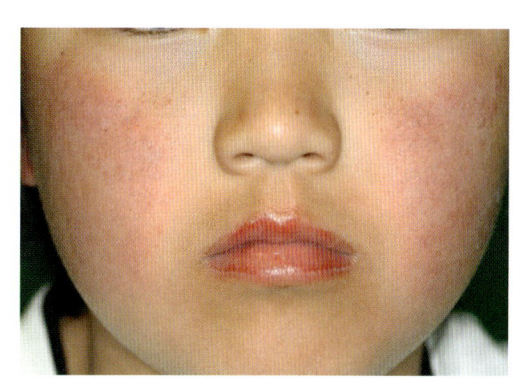

図3．皮膚筋炎   図4．シェーグレン症候群

- **菊池病**：本症は亜急性壊死性リンパ節炎とも呼ばれ，10〜30歳代の女性に多く，発熱，頸部リンパ節腫脹（80％），皮疹（20％），白血球減少を呈する．本症患者で，ときに蝶形紅斑様紅斑を呈することがある．リンパ節の病理組織学的所見が確定診断には不可欠である．
- **伝染性紅斑（俗称：リンゴ病）**：ヒトパルボウイルスB19による小児の急性発疹症の一つで，軽度の感冒様症状を伴う．両頰部に「平手打ち様」のびまん性紅斑がみられる．上肢や臀部には爪甲大の紅斑が多発融合し，中心部が消褪してレース状の特徴的紅斑を呈する．
- **風疹（俗称：三日ばしか）**：トガウイルス群に属する風疹ウイルス（RNAウイルス）による急性発疹症で，小児では軽症だが成人では重症化する例が多い．米粒大以下の紅斑が突然顔面に多発し，急速に耳後部から体幹・四肢へと拡大する．軽い感冒様症状，全身倦怠感，表在性リンパ節腫脹（特に耳後部）を伴う．皮疹は3〜5日で消褪する．
- **猩紅熱**：A群β溶連菌感染症で，気道や創傷から感染する．高熱，咽頭痛，いちご舌で発症する．皮疹は発熱から1〜2日後に出現する．粟粒大前後の鮮紅色紅斑が鼠径部，頸部，関節屈側部に多発し，躯幹・顔面へと拡大する．紅斑は融合傾向を示し，紅斑上には点状丘疹を伴い，ザラザラした感触を有する．顔面紅斑はびまん性で口囲は蒼白となる（perioral pallor）．
- **紅斑性天疱瘡**：抗デスモグレイン抗体による自己免疫性水疱症である．両頰部を中心に示指頭大以下の紅斑が散在，ないし多発融合する．紅斑はびらん，鱗屑，痂皮を付している．

（石川　治）

[顔面・頸部] 見落とさない！見間違えない！この皮膚病変

見間違えない！ 38 眼周囲の丘疹にクローズアップ！

こキビと違う．何だろう？

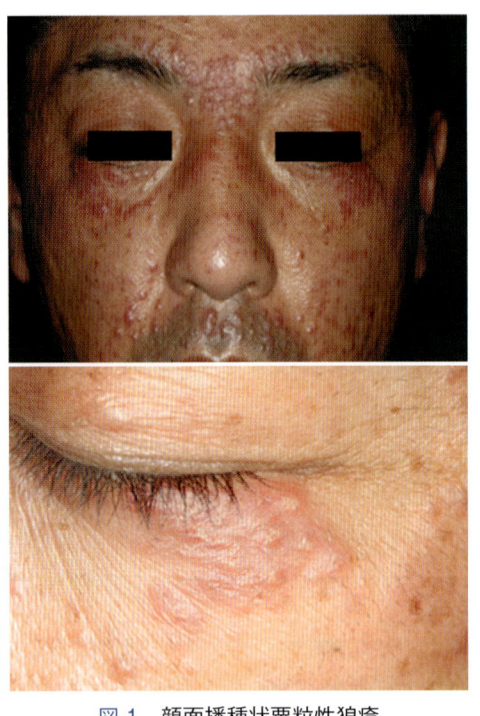

図 1．顔面播種状粟粒性狼瘡

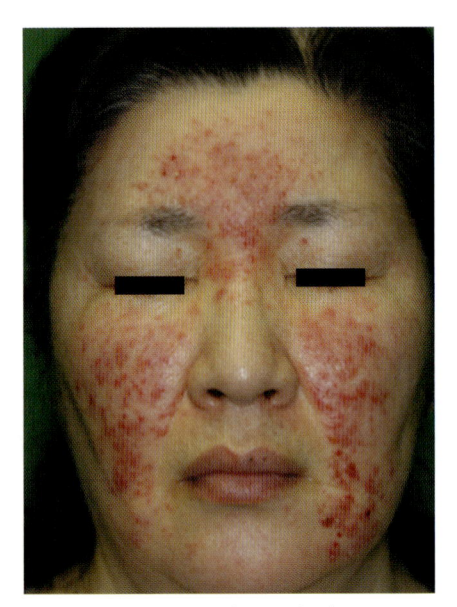

図 2．酒皶（第 2 病期）

診断のポイント

発症年齢，経過の長短，皮疹の分布（眼周囲以外にも皮疹はないか？），毛孔一致性の有無などの臨床所見と病理組織学的所見を併せて総合的に診断する．

【鑑別疾患】
顔面播種状粟粒性狼瘡（lupus miliaris disseminatus faciei；LMDF）（図 1）
酒皶（第 2 病期）（図 2）
汗管腫
稗粒腫
青年性扁平疣贅
黄色腫
サルコイドーシス
尋常性痤瘡

解説

- **顔面播種状粟粒性狼瘡**：20～30歳代の顔面，特に下眼瞼，頬部に左右対称性に，自覚症状を欠く，2～5 mm大の充実性の硬い丘疹が多発する．常色ないし紅色を呈し，硝子圧で丘疹の中心部に黄白色の内容物が透見されることもある．病理組織所見では，真皮内に多核巨細胞と乾酪壊死を伴う類上皮細胞肉芽腫がみられる．
- **酒皶（第2病期）**：中年以降に発症し，初期は顔面の発赤や熱感を繰り返し（紅斑性酒皶），やがて毛孔性紅色丘疹，面皰，膿疱がみられる（第2病期）．顔面の中央部，特に鼻，頬，前額，顎に好発する．顔面播種状粟粒性狼瘡と比べると，酒皶（第2病期）では小さい紅色丘疹や膿疱が出現し，毛細血管拡張や脂漏を伴うことが多い．
- **汗管腫**（図3）：10～20歳代以降に増加し，特に中年女性の下眼瞼に対称性に多発する．常色～淡褐色調の扁平に隆起する1～3 mm大の小丘疹であり，自覚症状や炎症所見を欠く．発汗の多い前額部，躯幹（前胸部，腋窩，腹部，大腿）にも生じる．病理組織所見は，真皮中層に不整円形の管腔構造を形成し，オタマジャクシ様（tadpole-like），またはコンマ状（comma tail）と称される特徴的な像を呈する．
- **稗粒腫**（図4）：眼周囲，頬部，額部に好発する，1～2 mm大，白色～黄色のドーム状に隆起する小丘疹．病理組織学的所見では，表皮直下に角質を貯留する小囊腫がみられる．注射針などで切開すると，角質塊が排出される．

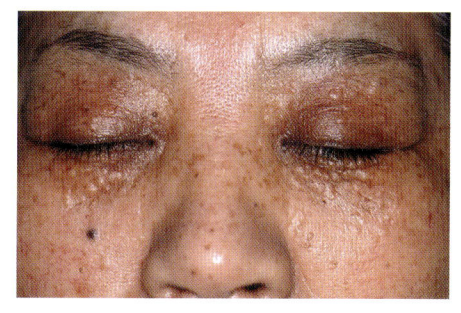

図3．汗管腫 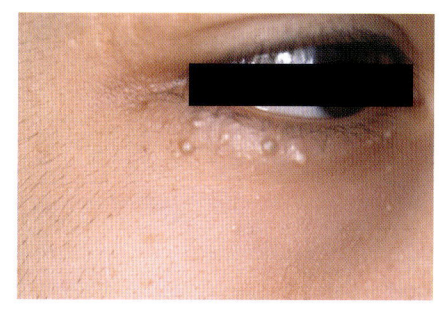　　図4．稗粒腫

- **尋常性痤瘡**（図5）：10～30歳代の顔面，特に前額部，頬部，こめかみや下顎に好発する毛孔一致性の丘疹．長期間反復するため，白色・黒色面皰，白色・紅色丘疹，膿疱，硬結，囊腫，色素沈着，瘢痕などの多彩な発疹が混在する．面皰の存在は尋常性痤瘡の診断に不可欠である．

（茂木精一郎）

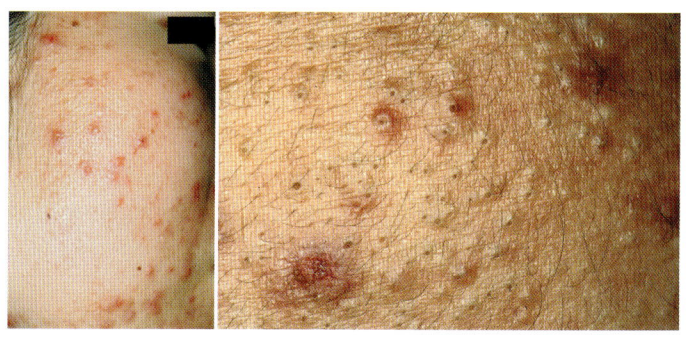

図5．尋常性痤瘡
（右は拡大図：黒色面皰と丘疹，膿疱）

[顔面・頸部]　　　　　　　　見落とさない！見間違えない！この皮膚病変

見間違えない！ 39　顔面の環状紅斑を見間違えない！

原因は多彩．顔面白癬も見逃さない

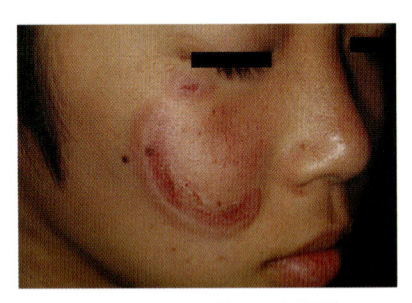

図1．シェーグレン症候群
弧状ないし馬蹄形を呈する典型的環状紅斑

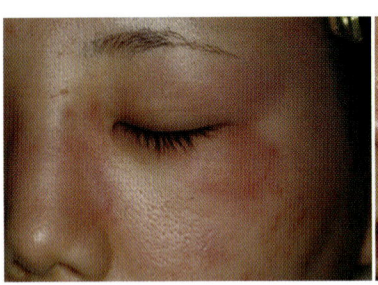

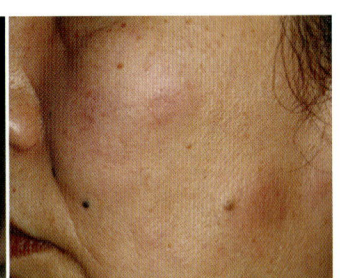

図2．シェーグレン症候群でみられる顔面の紅斑
発熱とともに出現した軽度浸潤を触れる紅斑

診断のポイント

　シェーグレン症候群（Sjögren症候群；SjS）では多彩な皮膚症状がみられる．そのなかでも顔面にみられる環状紅斑は特徴的であり，環状ないし弧状，馬蹄形を呈する．発熱などの全身症状を伴うことも多く，病勢を反映する指標ともなりうる．

　このほか顔面に環状紅斑がみられるものには，亜急性皮膚エリテマトーデスや蕁麻疹様血管炎，ムチン沈着症，膿疱を伴う疾患としては好酸球性膿疱性毛包炎などがある．

＜シェーグレン症候群でみられる皮膚・粘膜症状＞
① 免疫学的機序に関連した症状
　環状紅斑（図1），手掌紅斑，結節性紅斑，浸潤性紅斑（図2），凍瘡様紅斑，高γグロブリン血症性紫斑，蕁麻疹様血管炎など
② 乾燥に関連した症状
　口角炎，口唇炎，舌炎，眼瞼炎，乾皮症など

【その他の顔面に環状紅斑を呈する疾患】
・顔面白癬
・亜急性皮膚エリテマトーデス（subacute cutaneous lupus erythematosus；SCLE）：エリテマトーデスの一型
・蕁麻疹様血管炎
・毛包性ムチン沈着症：浸潤の強い紅斑を生じる．
・好酸球性膿疱性毛囊炎：辺縁に膿疱を伴う浸潤性紅斑を生じる．

解説

- **シェーグレン症候群**：一次性 SjS となんらかの膠原病を合併している二次性 SjS に分類される．外分泌腺の慢性炎症の結果として生じる症状としては，涙液分泌低下による乾燥性角結膜炎や唾液腺炎による口腔乾燥症状，耳下腺の反復性腫脹や疼痛などがある．

  腺外症状として皮膚症状，関節痛・関節炎，レイノー症状，筋炎，腎障害，間質性肺炎，自己免疫性肝炎，末梢神経症状，血液異常（貧血，高γグロブリン血症など）といった多臓器にわたる症状がみられる．皮膚・粘膜症状は以下に大別できる．

  ① 乾燥に伴った症状として，口角炎，口唇炎，舌炎，眼瞼炎などがある．いずれも乾燥状態が長期にわたる場合にみられ，病初期にはみられないことが多い．

  ② 免疫学的機序に関連した症状：発熱などの全身症状を伴ってみられる急性発疹と，血管障害などを原因として慢性ないし持続的にみられる発疹がある．

- **環状紅斑（特異的，急性）**：浸潤を伴う紅斑が遠心性に拡大するとともに中央部は褪色し，辺縁は堤防状に隆起して環状，ないし馬蹄形を呈する．鱗屑を伴うことは稀．
- **結節性紅斑（非特異的，急性）**：病勢を反映し，発熱を伴うことが多い．
- **手掌紅斑（非特異的，慢性）**：手掌の母指球～小指球にみられる紅斑で浸潤は触れない．
- **凍瘡様紅斑（非特異的，急性・慢性）**（図3）：手指や足趾，鼻尖や耳介などに生じるしもやけ様の紅斑．全身性エリテマトーデスでもみられる．成人発症の凍瘡様皮疹を見たら本症を疑う．
- **浸潤性紅斑**（図4，5）：発熱や関節痛などの全身症状とともに急性に発症する．顔面や体幹四肢に多発する．
- **高γグロブリン血症性紫斑**：両下腿に対称性に繰り返し出没する点状紫斑で，浸潤を触れることは少ない．

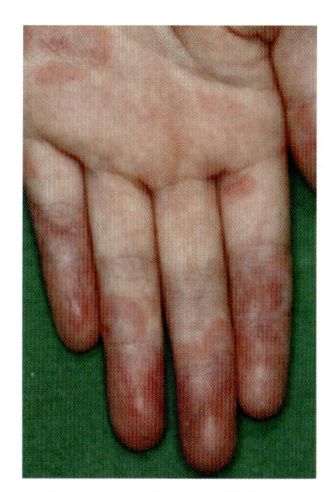

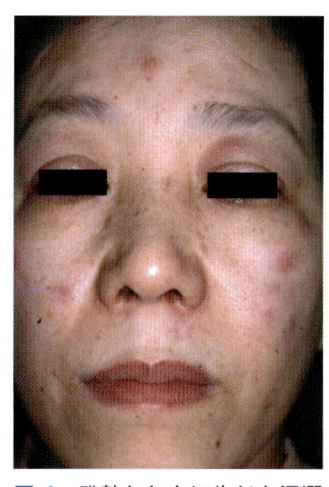

図3．手指の凍瘡様紅斑　　図4．発熱とともに生じた浸潤性紅斑　　図5．体幹の浸潤性紅斑

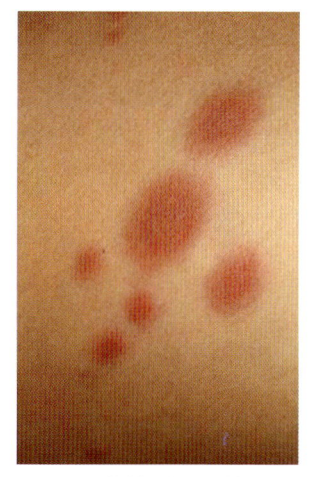

- **亜急性皮膚エリテマトーデス**（図6）：SCLE は皮膚症状から診断される概念であり，環状ないし連圏状紅斑を呈する annular-polycyclic form と鱗屑を伴う丘疹を呈する papulosquamous form (psoriasiform or pityriasiform)，いずれか，または両者を伴うエリテマトーデスである．

  慢性再発性に単独あるいは混在して出没し，通常は皮膚萎縮や瘢痕を残さない．顔面，上背，前胸部，

上腕伸側などの露光部位に多い.
全身性エリテマトーデス(SLE)と円板状エリテマトーデス(DLE)の中間的性格を示す．本来は病型名である．20%にDLEを，20%にSLEの皮疹を合併する．抗SS-A抗体が高率に陽性である．
環状紅斑の鑑別としては，シェーグレン症候群の環状紅斑，ダリエ遠心性環状紅斑，遠心性丘疹性紅斑，薬疹，鱗屑を伴う丘疹では尋常性乾癬，体部白癬，皮膚筋炎などが挙げられる．

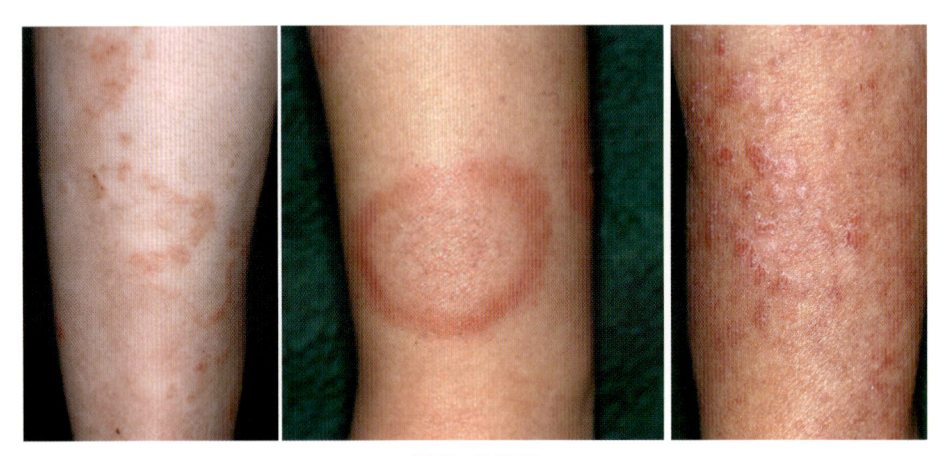

図6. SCLE
左，中央はannular-polycyclic form，右はpapulosquamous form

◎ **毛包性ムチン沈着症**(図7)：浸潤を伴う紅斑，毛包性丘疹，脱毛を主徴とし，顔面に好発する．特発型は若年者の顔面に好発し，単発〜数個生じる予後良好なタイプである．症候型は高齢者に多発し，悪性リンパ腫との鑑別が問題となる．組織学的に真皮内の毛包，脂腺内に網状変性とムチン沈着がみられる．
◎ **好酸球性膿疱性毛包炎**(図8)：顔面に好発する．比較的境界明瞭な紅斑局面上に毛包一致性の丘疹，膿疱が多発，膿疱は辺縁に並ぶようにみられることが多い．かゆみを伴い，遠心性に拡大して，中心部は軽度の鱗屑と色素沈着を残す．周期的に再燃し，軽快増悪を繰り返しながら，慢性に経過する．体幹，四肢にもみられ，毛包のない掌蹠にも発症する．HIV感染者にみられる皮膚病変としても注意する．組織学的に毛包の外毛根鞘に好酸球浸潤による海綿状態がみられ，進行すると毛囊内に膿疱を形成する．

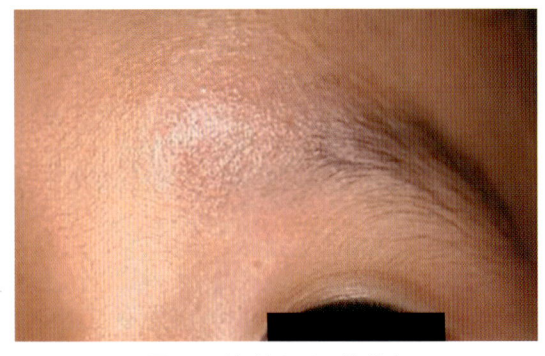

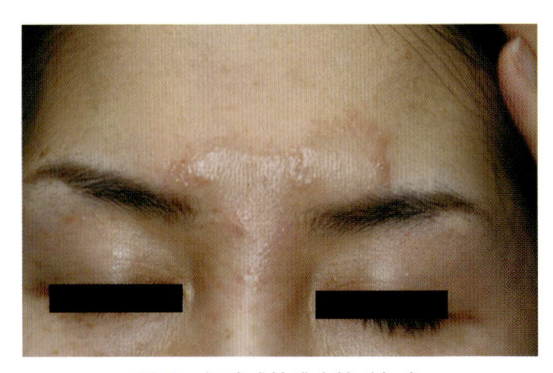

図7. 毛包性ムチン沈着症　　　　　図8. 好酸球性膿疱性毛包炎

- **蕁麻疹様血管炎**：蕁麻疹様皮疹を呈し，組織学的に血管炎を呈する．低補体血症に伴うものもある．またSLEやSjSなどの膠原病に伴って生じることもある．浮腫性紅斑や膨疹が主体だが，多型紅斑様を呈したり，紫斑を伴うことがある．個疹は24時間以上持続する．診断には組織学的検討が必要である．
- **顔面白癬**(図9, 10)：環状ないし地図状紅斑を見たら，まず浅在性真菌感染症を考える．副腎皮質ステロイド外用薬の誤用によって非定型的皮疹を呈する例も少なくない．紅斑辺縁に鱗屑や膿疱がないかを詳細に観察し，必ずKOH標本で鏡検して真菌の有無を確認する．

(永井弥生)

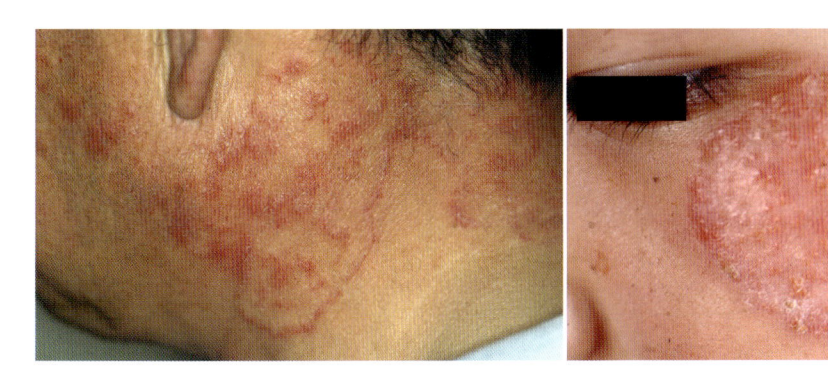

図9．地図状ないし環状を呈する典型的皮疹

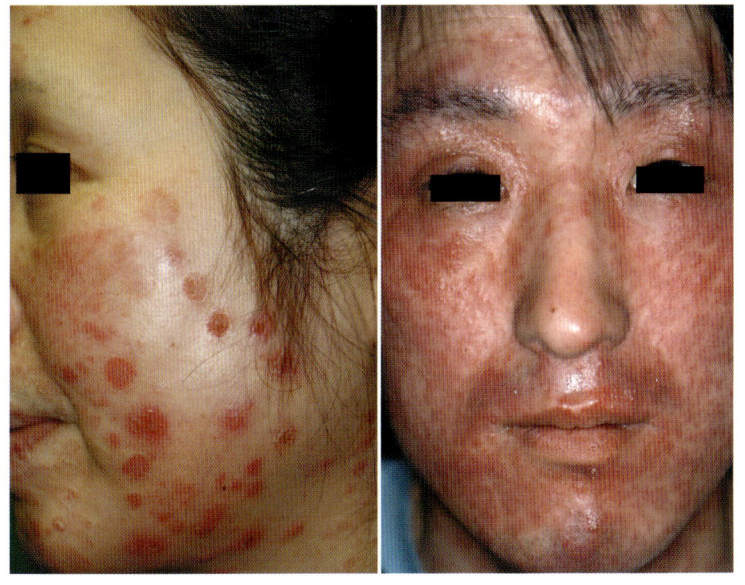

図10．副腎皮質ステロイド外用薬による非典型的皮疹(異型白癬)

[顔面・頸部]

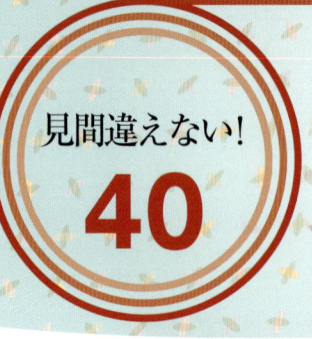

見間違えない！40 顔面の鱗屑を伴う紅斑

DLE，サルコイドーシス，尋常性狼瘡，白癬

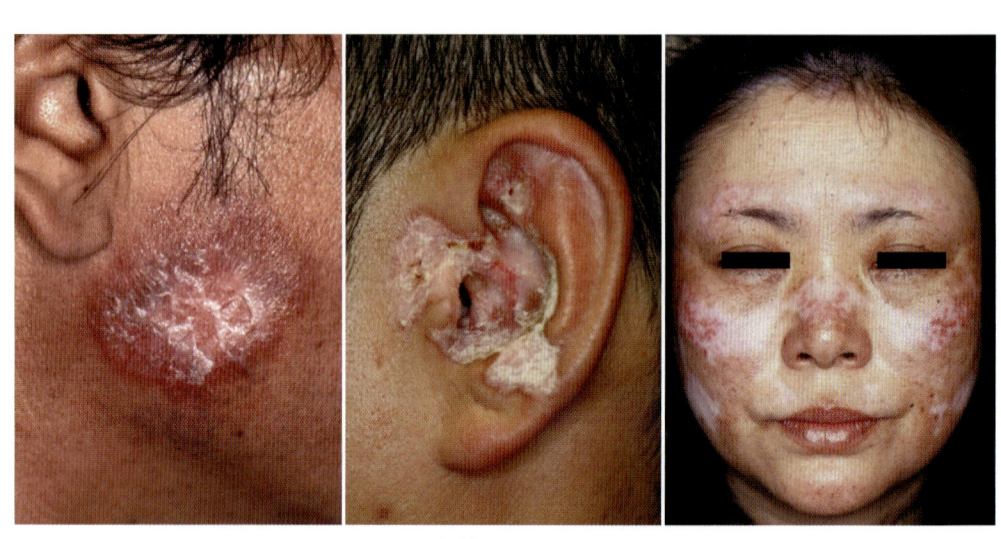

図1．円板状エリテマトーデス

診断のポイント

顔面にはさまざまな皮膚疾患が発生する．大きさ，分布，皮疹の形状を十分に観察し，正しい診断に至るためのアルゴリズムの蓄積と改訂を積むことが重要である．

1）円板状エリテマトーデス（DLE）（図1）

鮮紅色〜紅褐色調の浸潤を触れる小型の紅斑が顔面や耳介に生ずる．中央は萎縮性で，ときに脱色素性となり，わずかに陥凹することもある．表面に鱗屑を付し，ときに厚くなることもある．耳介や口唇はエリテマトーデスの好発部位でもあり，決して見逃してはならない．

2）日光角化症

紅色〜紅褐色調，表面に角化や鱗屑を伴う小型の紅斑ないし結節．ときに角質増殖が高度であるため，硬い灰白色の鱗屑が角状に突出する．いわゆる皮角．

3）接触皮膚炎

鮮紅色調を呈する小型の紅斑が多発し，漿液性丘疹を伴う．その後，痂皮や鱗屑を伴うようになる．左右非対称性に生ずることが多い．

4）脂漏性皮膚炎（⇒6項目：12ページ）

被髪頭部を含む脂漏部位（眉間，鼻唇溝，耳介内面）に粃糠様鱗屑を付した紅斑がみられる．黄白色調の痂皮がみられることもある．

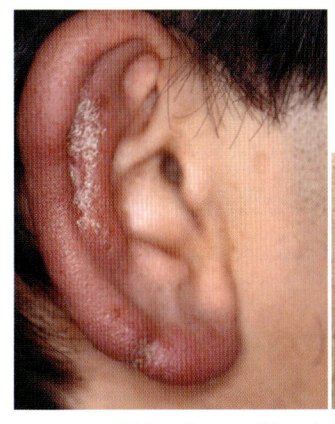

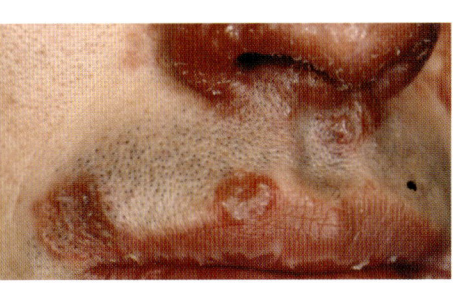

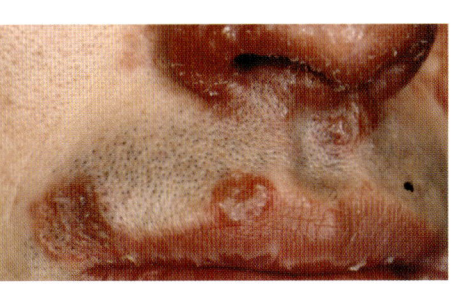

図2. サルコイドーシス（左：びまん浸潤型，右：局面型） 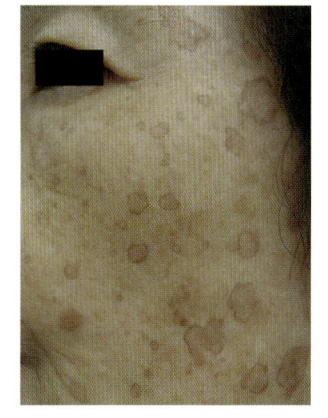　　　図3. 汗孔角化症

5）サルコイドーシス（図2）

　サルコイドーシスの皮疹は多彩であり，最終的には病理組織学的に診断する．結節型は粟粒大から豌豆大までの紅色調を呈する結節で，表面に軽度の鱗屑や毛細血管拡張を伴う．顔面に好発するが，特に鼻周囲に多い．

　局面型は環状を呈することが多く，辺縁部は紅色で浸潤を触れ，軽度隆起する．一方，中央部は皮膚正常色で，やや萎縮し鱗屑を付す場合がある．びまん浸潤型（lupus pernio）は凍瘡に似た暗紅色調のびまん性の腫脹で，ときに鱗屑を付す．

6）汗孔角化症（図3）

　古典型（Mibelli型）は，貨幣大までの皮疹が顔面，四肢末端に散発する．巨大化したものは癌化に注意が必要である．線状型は，皮疹が線状，帯状に配列する．融合して局面を形成する場合もある．幼少時に好発する．表在播種型は小型の皮疹が全身に多発．露光部のみに皮疹が存在するものを日光表在播種型と呼ぶ．

注：顔面播種状粟粒性狼瘡（⇒38項目：90ページ），顔面白癬（⇒6項目：12ページ），スポロトリコーシス（⇒9項目：22ページ）

解　説

◉ 円板状エリテマトーデス：通常，皮疹は露光部，特に顔面を中心とした頸部より上方に好発する．皮疹は，母指頭大程度以下の円形〜類円形，暗赤色〜紫紅褐色調を呈する境界明瞭な紅斑で，浸潤を触れる．見逃してはならないポイントは鱗屑を伴うことであり，一見明らかでなくても注意深く観察すると，膜様ないしは雲母様鱗屑を伴っていることが多い．中央部が萎縮性で色素脱失や毛細血管拡張を伴い，ときに周囲より陥凹する．通常，瘙痒などの自覚症状はない．

◉ サルコイドーシス：皮疹は多彩であり，病理組織学的に診断する必要がある．皮膚病変は3割の患者にみられるとの報告もあり，診断するうえで重要な所見である．皮疹は顔面，特に被髪辺縁部や鼻周囲に出現することが多い．

- **顔面播種状粟粒性狼瘡（lupus miliaris disseminatus faciei；LMDF）**：顔面，特に眼瞼周囲～頬部に，通常，粟粒大の淡紅色～黄色調の充実性丘疹が多発する．膿疱を伴い，ときに小瘢痕がみられる．眼瞼縁では，ときに数個が融合して，小豆大までの肉芽腫様外観を呈することがある．発症機序は，従来の結核感染説は否定され，毛包脂腺成分への肉芽腫性反応と考えられている．

- **顔面ないし頭部白癬**：主として白癬菌属により惹起される皮膚表在性真菌症である．白癬菌はケラチンを栄養源とするため，表皮角質層などの無核組織内に寄生する．臨床像は，丘疹，小水疱として発症し，鱗屑を付す紅斑がみられる．その後，しだいに遠心性に拡大し，中心治癒傾向を呈し，環状，弧状，連圏状を呈する．近年ステロイド外用薬の誤用により，炎症症状が少なく，中心治癒傾向がみられない，非典型的な臨床像を呈する症例があり，顔面に多くみられる．異型白癬と呼ばれ，注意が必要である．

- **スポロトリコーシス**：*S. schenckii* が真皮内に侵入し増殖する深在性皮膚真菌症である．擦過傷や棘などの小外傷を介して，土壌内の *S. schenckii* が真皮内に侵入・増殖する．皮疹は紅色小結節として始まり，増大すると中央部が自潰し浅い潰瘍となる．

- **汗孔角化症**：常染色体優性遺伝による角化症である．表皮に腫瘍性の異常クローンが存在し，免疫抑制状態や紫外線などの誘因によって発症する．異常角化クローンが遠心性に拡大することで，円形～類円形の外観を呈する．環状隆起部は角化した堤防状の皮疹で，わずかに鱗屑を付す．中央部は萎縮性で，わずかに陥凹する．その臨床症状により，古典型，限局型，表在播種型，日光表在播種型などに分けられる．

- **日光角化症**：長期間の紫外線曝露（UVB）によって生じ，小型の不整形角化性紅斑として始まる．自覚症状はない．日光曝露歴のある高齢者の顔面を中心として，耳前部や耳介に多発することが多い．ときに鱗屑が堆積し角状を呈することがあり，皮角と称される（図4）．

（安部正敏）

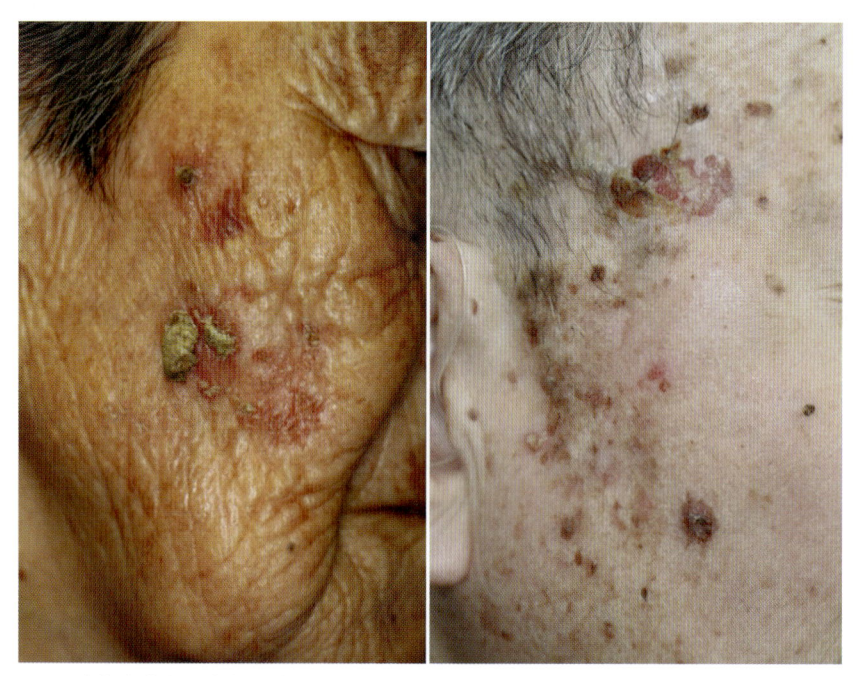

日光角化症上に皮角を伴っている．　　尋常性白斑患者の多発性日光角化症

図4．日光角化症

column ⑥ いろはにほへど生老病死

　弘法大師空海の作といわれる「いろは歌」はご存知でしょうか．「色は匂へど散りぬるを，わが世たれぞ常ならむ，有為の奥山今日越えて，浅き夢見じ酔ひもせず」という歌です．この歌の中にひらがなの五十音すべてが含まれています．その意味するところは，「花は色美しく心地よい香りを漂わせながら咲き誇るけれども，やがては散っていく定めにある．この世に誰が永遠に生き残るのだろうか．人間の迷いや愚かさから目覚めて悟ってみると，もはや愚かな思いに心を迷わすことはない」．なお，有為とは人間の迷いや愚かさのことで，無為とはすなわちそれらから解放された状態(悟りの境地)を指すのだそうです．

　さらに驚くべきことは，各節が涅槃経に由来する"諸行無常""是生滅法""生滅滅己""寂滅為楽"をそれぞれ言い表しているというのです．"諸行無常＝あらゆるものは移り変わる"，"是生滅法＝誰も永遠に生きながらえることはできない"，"生滅滅己＝迷いから覚めて悟る"，そして"寂滅為楽＝もはや愚かな思いに心を迷わさない"という意味だそうです．私も煩悩に悩む凡夫の一人であり，無為の境地には死ぬまで到達できないでしょう．

　仏教では，人間がこの世で避けられない4つの苦しみとして「生老病死(四苦)」を挙げています．人間を含むあらゆる生命体は誕生の瞬間から死へ向かって歩み始めます．その過程で起こる老化は不可避です．不老不死を願った歴史上の人物はたくさんいますが，自然の摂理を超越できた者はいません．病は虫歯や風邪のような軽いものから，癌や心筋梗塞などのように生命に直結する重篤なものまでさまざまです．いくら予防に万全を期しても病からは逃れられないでしょう．

　ここで着目したい点は，仏教が「生」，すなわち「生きていくこと」を苦としていることです．運動などで肉体的に「苦しい」と感じる時は別にして，精神的に「苦しい」と感じることは誰にでもあるでしょう．自分が「苦しい(辛い)」と感じるのはどんなときでしょうか？　「何故，自分だけがこんなに苦しく，辛い思いをしなければならないのか？　周囲の人たちは楽しく，幸せそうだ」と思うことはありませんか．「苦しみ」は自分を他人と比較することから生まれるのだと思います．そして，何故生まれるかというと，「幸せ」や「安楽」についての自分自身の物差しを持っていないからです．

　大切なことは自分が立っている現在の場所に「幸せ」や「安楽」を感じることができる自分の物差しを持つことです．言い換えると，自分自身を受け入れること，現在の自分以外に自分などありはしないということです．もちろん，自分の物差しは生涯不変ではあり得ません．多くの優れた人や書物との邂逅から学び，経験を重ねるにつれて変わるものです．他人の評価に一喜一憂することなく，自分自身の物差しで「幸せ」を感じられる人生を歩みたいものです．

[顔面・頸部] 見落とさない！見間違えない！この皮膚病変

見間違えない！ **41**

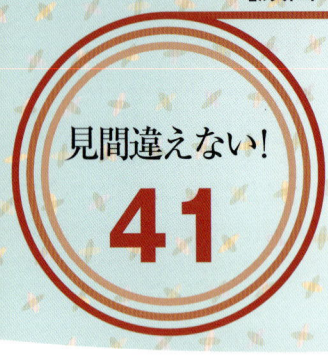

顔面の色素斑 診断の分かれ道

老人性色素斑，脂漏性角化症，悪性黒子？

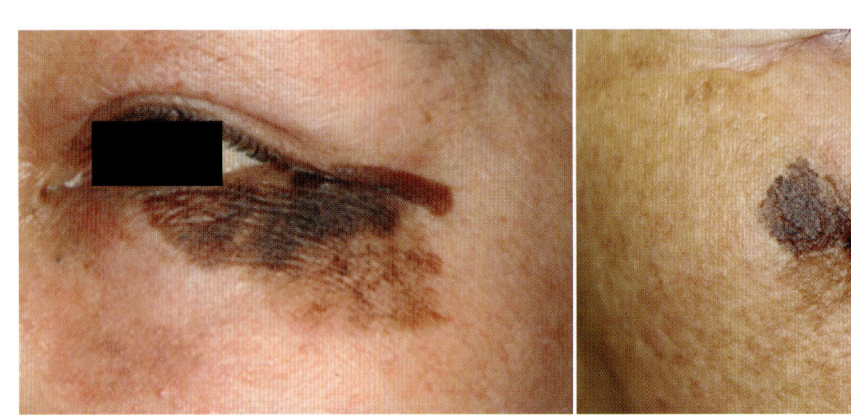

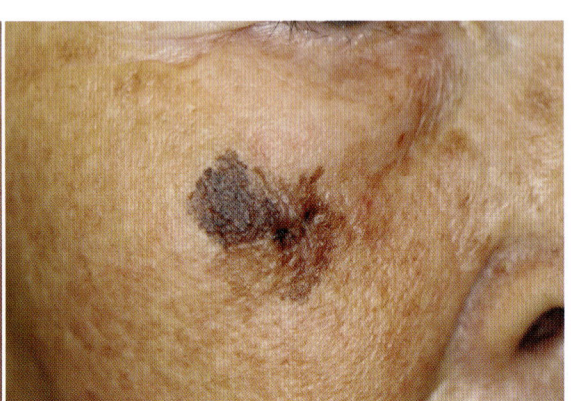

図1. 悪性黒子
隆起のない平らなシミで，色調の濃淡が不規則に混在する．

診断のポイント

高齢者の露光部に生じた色素斑で注意が必要なことは，表皮内悪性黒色腫である悪性黒子を見逃さないことである．臨床像，触診所見，ダーモスコピー所見を総合して判断する．

【鑑別疾患】
悪性黒子(図1)：隆起しない不整形の褐色斑で，触診で浸潤を触れないが，褐色の濃い部分と薄い部分が不規則に混在する．ダーモスコピーでは非定型偽ネットワーク(atypical pseudo-network)がみられる．

老人性色素斑(別名：日光黒子)：初期には濃淡不整のない褐色斑のみが長く続き，一部が隆起し乳頭腫状の脂漏性角化症への移行がみられる．ダーモスコピーでは定型的偽ネットワーク(typical pseudo-network)がみられる．脂漏性角化症の初期病変であることも多い．

両者の大きな違いは，悪性黒子では平坦な斑でありながら濃淡不整があるのに対し，老人性色素斑では濃淡不整が生じる段階では脂漏性角化症への移行を意味しており，角化性の隆起病変が共存する．

解 説

- **悪性黒子**（図1）：悪性黒子黒色腫の表皮内病変期である．高齢者の露光部に褐色〜黒褐色の斑として始まり，長い年月をかけ徐々に辺縁不整で色調が不均一な色素斑になる．病巣内の部分消褪はしばしば観察され，細かい網目状の色素沈着がみられることがあり，老人性色素斑との鑑別に有用である．自然消褪して無色素性の部分が多いと，日光角化症やボーエン病，エリテマトーデスなどにも類似する．
- **老人性色素斑**（図2）：中年以降の露光部に生じる大小の褐色斑で，メラニン増加を伴ったケラチノサイトの良性腫瘍である．初期は淡褐色の一様なシミが長く続き，脂漏性角化症に移行すると濃淡不整に変化する．
  - ※**扁平苔癬様角化症**（図3）：老人性色素斑あるいは脂漏性角化症に苔癬型炎症反応が生じたもの．主として顔面に生じ，褐〜紅褐色でしばしば瘙痒を伴う．

【悪性黒子と老人性色素斑のダーモスコピー所見の違い】
- **悪性黒子**：非定型偽ネットワーク（毛包上皮内の不規則な色素沈着を示す非対称性色素性毛孔開大，菱形構造と自然消褪を示す環状顆粒状構造，灰色偽ネットワーク）
- **老人性色素斑**：定型的偽ネットワーク，面皰様開孔，多発性稗粒腫様囊腫

（岡田悦子）

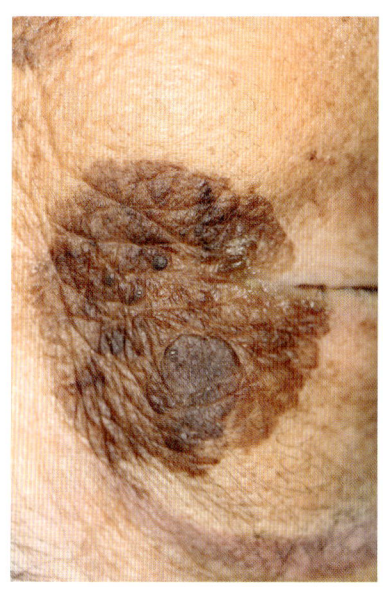

図2．老人性色素斑
濃淡のある褐色斑内に角化した部分（脂漏性角化症）が混在

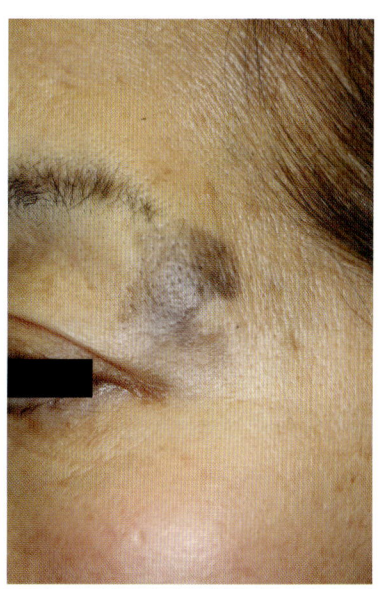

図3．扁平苔癬様角化症
軽度の鱗屑を伴う淡紅褐色斑

[顔面・頸部] 見落とさない！見間違えない！この皮膚病変

見間違えない！ 42 小児の顔面の紅斑

初期のSSSSを見逃さない!!

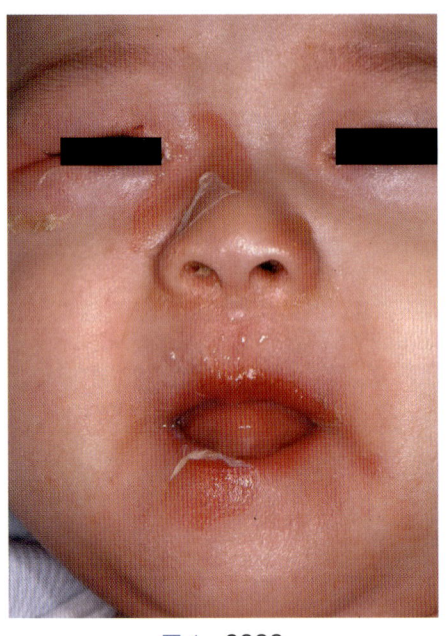

図1. SSSS
口囲，眼囲にびらんを伴う浮腫性紅斑

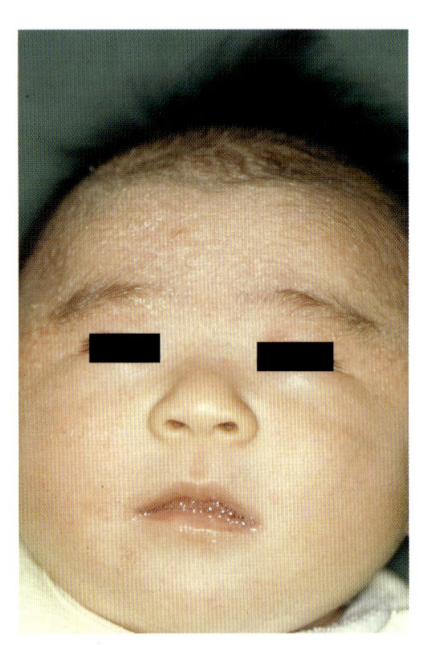

図2. 乳児脂漏性湿疹

診断のポイント

初期のブドウ球菌性熱傷様皮膚症候群（staphylococcal scalded skin syndrome；SSSS）を見逃さないように注意する．

＜SSSSの特徴＞

口囲，鼻孔周囲，眼囲の浮腫性紅斑（図1），口囲の放射状亀裂，眼脂，間擦部の潮紅などの特有な皮膚症状と発熱，全身倦怠感，不機嫌などの全身症状を注意深く観察する．

MRSAによる細菌感染の可能性も考え，できるかぎり細菌培養を行う．

【鑑別疾患】

乳児・小児脂漏性湿疹（図2），伝染性膿痂疹，アトピー性皮膚炎，舌なめずり皮膚炎，接触皮膚炎，薬疹（スティーブンス・ジョンソン症候群，中毒性表皮壊死症），亜鉛欠乏症候群，猩紅熱，天疱瘡など

解説

- **ブドウ球菌性熱傷様皮膚症候群**：皮膚，咽頭，鼻腔に存在する黄色ブドウ球菌の感染によって表皮剥奪毒素（exfoliative toxin）が産生され，表皮細胞接着が切断されることによってびらんや水疱を生じる．6歳以下の乳幼児に好発し，発熱，全身倦怠感，不機嫌とともに眼囲，鼻孔部，口囲に紅斑，水疱，表皮剥離を生じ，口周囲の放射状亀裂を生じる．眼脂や鼻汁，顔面浮腫も伴う．体幹，四肢では間擦部を中心に紅斑，表皮剥離がみられ，接触痛やNikolsky現象を伴う．

  治療の第一選択はセフェム系抗生物質の投与である．治療に抵抗性の場合はMRSAが原因の可能性を考慮し，眼脂，鼻汁，咽頭からの細菌培養を積極的に行う．また，細菌培養検査による薬剤感受性の結果を参考に，早期の抗生物質変更（ホスホマイシン）を検討する必要がある．

- **乳児・小児脂漏性湿疹**：顔面では，前額，眉毛，頬，鼻唇溝部といった脂漏部位に，黄色調の鱗屑，痂皮を伴う紅斑がみられる．ほかには，被髪頭部，頸部，前胸部，腋窩，乳児ではおむつ部などの脂漏部位，間擦部に生じる．

  乳児脂漏性湿疹は，生後2～8週ごろに発症する．ほとんどの場合，生後6か月ごろまでに，特に治療を要さず，スキンケアのみで自然軽快する．

- **伝染性膿痂疹**（図3）：黄色ブドウ球菌またはA群β溶血性連鎖球菌が主な原因菌であり，水疱・膿疱・びらんを形成する表皮浅層の皮膚感染症である．SSSSと比較すると，水疱，びらんは小さく，全身症状もなく，広範囲の皮膚潮紅はみられない．

  黄色ブドウ球菌によるものを水疱性膿痂疹，連鎖球菌によるものを痂皮性膿痂疹と分類するが，両者の混合感染もみられる．

  水疱性膿痂疹は紅斑の上に浅い水疱が形成され，容易に破れてびらんとなり痂皮を付着する．水疱内容またはびらん面に多数の黄色ブドウ球菌が存在するため，接触により次々と伝染し，頬，体幹，四肢などに拡大する．乳幼児に好発し，高温・多湿である6～9月にかけて多発する．鼻腔や外耳道に黄色ブドウ球菌を保菌していることが多いため，鼻・口・耳周囲から始まることが多い．

  痂皮性膿痂疹は紅暈を伴う小水疱が多発し，膿疱を伴い，膿汁が堆積して黄褐色の厚い痂皮を形成する．虫刺されやアトピー性皮膚炎の掻き壊し，擦過傷から感染する．学童以上の年齢層・成人にも好発し，季節性はなく1年を通して発症する．

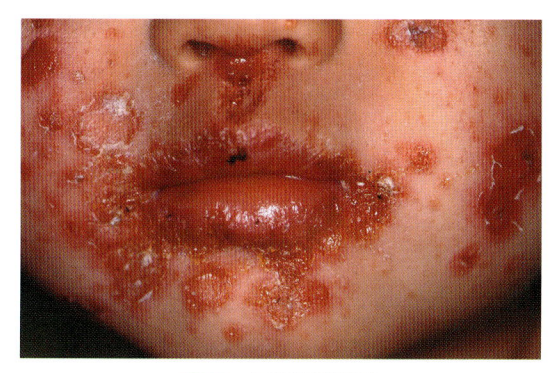

図3．伝染性膿痂疹

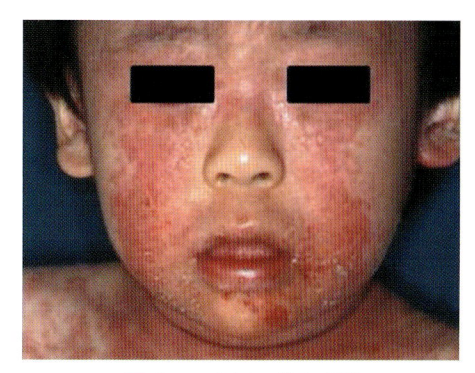

図4．アトピー性皮膚炎

- **猩紅熱**：A群β溶連菌感染による中毒反応と考えられている．小児に好発し，発熱，咽頭痛，いちご状舌，全身に小丘疹，小紅斑がみられる．顔面では，口囲蒼白，頬部のびまん性潮紅がみられ，特有の顔貌を呈する．Nikolsky現象はみられない．
- **アトピー性皮膚炎**(図4)：乳児期では，前額，頬部，口囲に，黄色調の鱗屑，痂皮を伴う湿潤性紅斑がみられる．乳児脂漏性湿疹との鑑別は困難であるが，その違いとして，アトピー性皮膚炎は発症時期がやや遅いことや，脂漏性湿疹は生後6か月以降には軽快することが挙げられる．
幼小児期でも眼囲，頬部，口囲に鱗屑を付す境界不明瞭な紅斑がみられるが，湿潤性局面が徐々に減少し，乾燥性病変が増えてくる．耳朶基部には亀裂を伴った紅斑がみられる．
- **薬疹（スティーブンス・ジョンソン症候群，中毒性表皮壊死症）**：小児では稀であるが鑑別疾患として重要である．スティーブンス・ジョンソン症候群・中毒性表皮壊死症とSSSSの臨床所見は類似するが，前者は粘膜も侵され，病理組織学的には表皮全層の壊死である．後者は薬剤内服歴がなく，粘膜は侵されず角層下水疱である．
- **亜鉛欠乏症候群**(図5，6)：顔面では，開口部(眼囲，鼻孔，口囲，耳孔)，頬部に痂皮，びらんを伴った紅斑がみられる．陰股部，四肢末端にも痂皮を伴った紅斑とびらんを呈する．全身症状として持続性の下痢，脱毛，味覚障害，羞明，成長障害がみられる．常染色体劣性遺伝形式をとる先天性(腸性肢端皮膚炎；acrodermatitis enteropathica)と医原性(経中心静脈栄養，消化管切除)や食事性に発症する後天性に分類される．特に胎生30～40週以前に出生した児の場合，体内の貯蔵亜鉛が少ないため亜鉛欠乏を起こしやすい．また，母乳栄養の場合，母乳中亜鉛値の計測も診断に有用である．

(茂木精一郎)

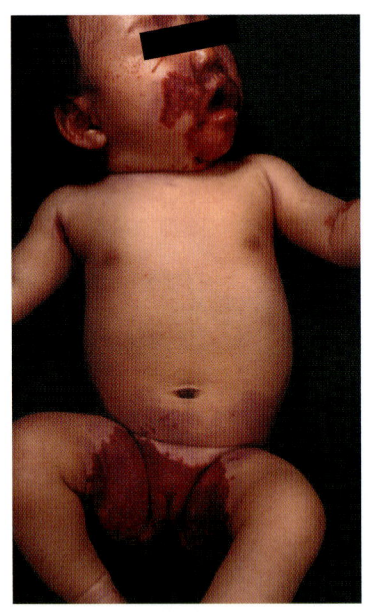

図5．亜鉛欠乏症候群
母乳中の亜鉛低値

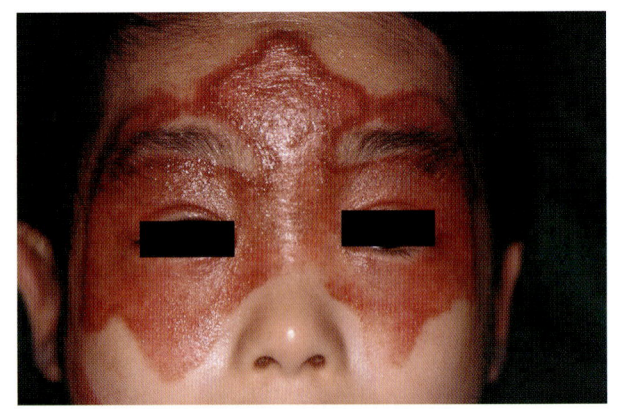

図6．亜鉛欠乏症候群
亜鉛不含有の補液による亜鉛欠乏

column ⑦ 想像力欠乏症

　想像力とは文字どおり「想像する能力」です．では，「想像する」ということはどういうことでしょうか．カント流哲学の定義によると，「人間の認識能力には感性と悟性という二種類の認識形式がアプリオリ（生得的，経験に基づかない）にそなわっている．想像力は認識成立のために感性と悟性を媒介する．悟性は理性と感性の中間にあり，論理的思考の主体的役割を担う．意識はその二種の形式（感性と悟性）にしたがってのみ物事を認識する．理性とは経験に基づかない，経験に先立つ認識や概念の総称である．」としています．他方，スコラ哲学以来の西洋哲学は，「推論・論証的能力としての理性」と「対象を把握する（理解）能力としての悟性」としています．私は，「対象からの情報を感知・受容する能力」を感性，「感知・受容した情報を統合し対象を把握する能力」を悟性，「統合・把握した情報に基づいて推論する能力」を理性と考えます．現実や事実に基づかない推論は空想や妄想であり，想像とは別物です．

　上司から「好きなようにやりなさい」と言われたとき，上司の言葉の調子，目の動きや振る舞い，周囲の状況などから「相手は自分を暗に非難している（あるいは賞賛，激励，etcしている）」というところまで感じとれるかどうか．職場での自分に対する評価や上司との人間関係なども参照すべき情報として不可欠であり，関係する情報を最大限に統合・把握する悟性の働きも関与します．「あいつは鈍い．鈍感だ」とは感性と悟性の劣性を指す言葉でしょう．

　私たちは社会生活を営む社会の構成員です．個人が自らの欲求，欲望を100％満たそうとすれば，必然的に自分以外の他者のそれらと衝突し，収拾がつかなくなります．従って，個人がある程度の「自由」を享受するためにはある程度の「規律・規制」を甘受しなければなりません．明文化された法律・規則以外にもお互いが尊重すべき事柄が社会には数多く存在し，これらは国や地域の歴史の中で淘汰・伝承され，法律を補完しながら社会を機能させてきました．これを「倫理」，「道徳」と呼びます．

　人間集団の中で活動する限り，私たちは最低でも悟性によって「法律」と「倫理・道徳」を把握し，自分の発言や行動が他者に与える影響を理性によって想像しなければなりません．もちろん，感情が理性を打ち負かすことがあることは誰もが経験するところですが，感情が常に勝るようでは社会生活を営めません．

　「自分の発言や行動が他者へ与える影響を想像する力」の貧弱さは人間としての未熟性を示す以外のなにものでもありません．想像力がなければ「他者への思いやり」も生まれません．「無差別殺人事件，親殺し，幼児虐待，援助交際（買春）」のように事件として報道されるレベルから「電車の中で化粧をする，車窓からゴミを捨てる，お店で客が殿様のように居丈高な態度をとる」などのレベルにまで想像力欠乏症が蔓延しています．病気は予防が第一です．「三つ子の魂百まで」との諺があるように，まずは我が子の想像力育成から始めましょう．もっとも，親が想像力欠乏症では無理な話かもしれません．経済ばかりでなく，家庭教育も右肩下がりの日本です．日本を再生できるかどうかは私たち一人一人の想像力回復にかかっています．

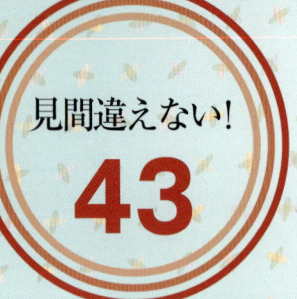

[顔面・頸部] 見落とさない！見間違えない！この皮膚病変

見間違えない！ 43 　額部の皮下結節

覚えておきたい subgaleal lipoma

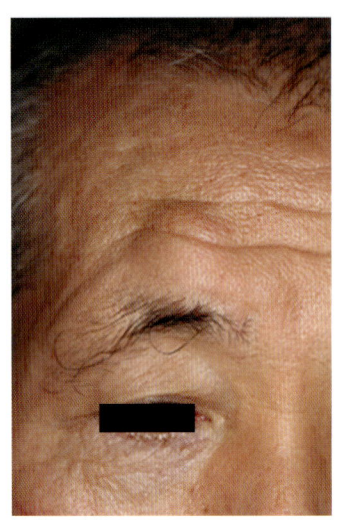

図1．帽状腱膜下脂肪腫
眉毛上方のドーム状に隆起する弾性軟な皮下結節．可動性に乏しい．

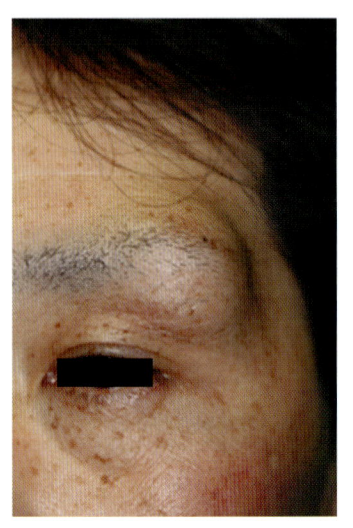

図2．皮様嚢腫
眉毛外側の軟らかい皮下腫瘤．可動性不良で腫瘤基部で骨の陥凹を触知

診断のポイント

　顔面はさまざまな皮膚腫瘍の好発部位であり，特に額部の皮下腫瘍は前頭筋下の深部に存在することが多い．他の部位よりも硬く触れ，可動性も判断しにくいので慎重な判断が求められる．

　視診，触診により，解剖学的部位と深度の推測，大きさ，形，表面の性状，硬度，圧痛の有無，周囲との可動性，波動の有無を判断する．血管病変が疑われるときには聴診も有用である．さらに詳細な情報を得るためには，X線，エコー，CT，MRIなどの画像検査を実施する．

【額部に好発する皮下腫瘍】
帽状腱膜下脂肪腫(subgaleal lipoma)(図1)
骨腫(osteoma)
皮様嚢腫(dermoid cyst)(図2)
粉瘤(atheroma)
結節性筋膜炎(nodular fasciitis)
血腫(hematoma)

解　説

- **帽状腱膜下脂肪腫**：異所性脂肪腫の一つである．前頭筋（帽状腱膜）と骨膜の間の狭いスペースに生じるため，通常の脂肪織内に生じる脂肪腫に比べて可動性に乏しく，触診上も硬く扁平に触知する．稀な腫瘍ではない．
  腫瘍摘出に際して，腫瘍の浅層を走行する顔面神経側頭枝や眼窩上神経，滑車上神経などを損傷しないようにする．そのため，皮膚切開は横切開，前頭筋は筋線維に沿って縦に切開する．腫瘍底面は骨膜と癒着しているため十分に剝離して摘出する．

- **皮様嚢腫**：皮下深部の先天性腫瘤で，軟らかく触知する．眼囲，特に上眼瞼外側に好発する．表面はなだらかに隆起し被覆皮膚との可動性は良好だが，下床との可動性には乏しい．胎生期の顔裂閉鎖時に皮膚が迷入して発生する奇形腫と考えられている．病理組織学的に，表皮から構成される嚢腫壁に脂腺や汗腺などの付属器を含み，嚢腫内に脂肪，毛髪などを有する．

- **骨腫**（図3）：ドーム状に隆起する骨様硬の皮下腫瘍である．X線やCT上，骨と連続した結節病変である．層状構造を示す分化した成熟骨組織から成る良性病変で，緩徐に成長する．多くは単発性だが，多発例で表皮嚢腫，線維性腫瘍，腸管のポリープを合併する例では，APC（*adenomatous polyposis coli*）遺伝子が原因である常染色体性優性遺伝疾患のGardner症候群を疑う．

- 上記腫瘍以外にも種々の間葉系腫瘍が発生する（図4）．皮下腫瘍全般にいえることだが，臨床所見のみから診断することは難しいため，画像所見と合わせて鑑別診断を行う．確定診断は病理組織所見による．

（岡田悦子）

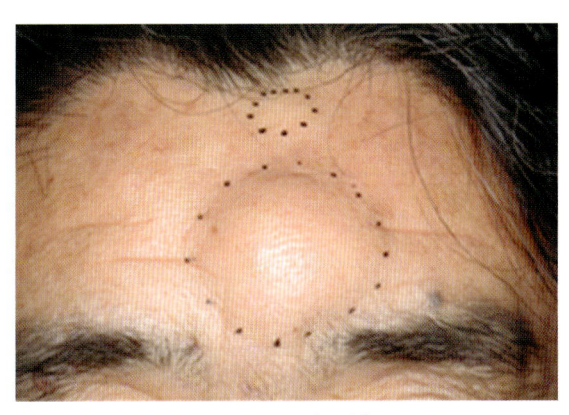

図3．骨腫（上方）
なだらかに隆起する骨様硬の皮下結節．下方の大型のものは帽状腱膜下脂肪腫

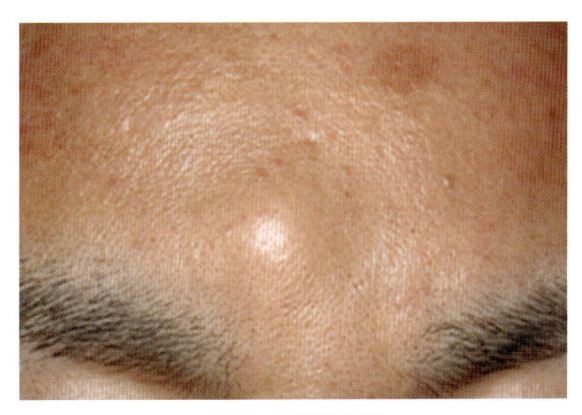

図4．平滑筋肉腫
境界不明瞭な硬い皮下腫瘤

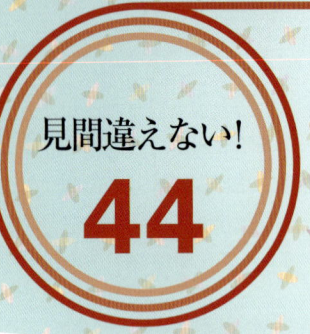

[顔面・頸部]　見落とさない！見間違えない！この皮膚病変

見間違えない！44　似て非なる 雀卵斑 vs 肝斑

鑑別のポイントは上眼瞼の色素斑の有無

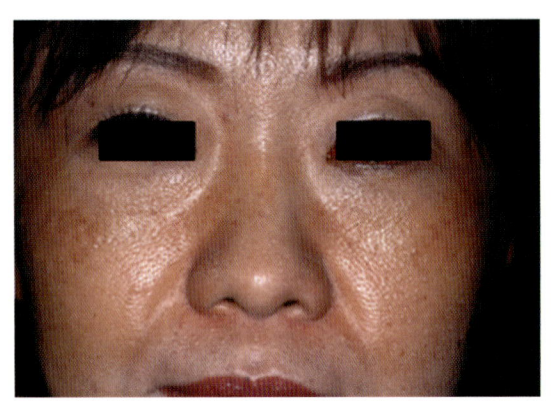

図1. 肝斑
両頬部から外眼角に及ぶ左右対称性の褐色斑

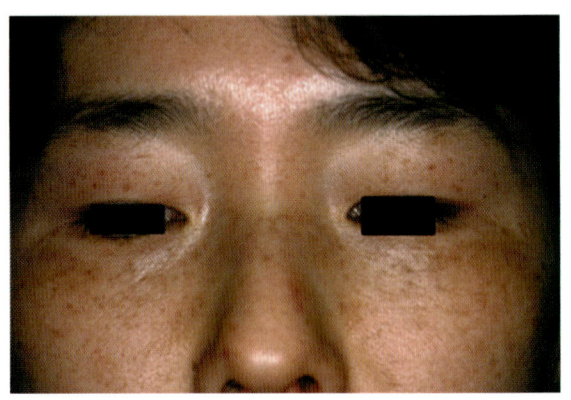

図2. 雀卵斑
小色素斑が上眼瞼にも分布している.

診断のポイント

肝斑と雀卵斑はともに顔面の色素斑であり，特徴的な臨床像から診断する．

1) 肝斑（図1）
中年女性の頬部に左右対称性に生じる褐色斑である．色素斑には濃淡があり，融合傾向があり，不整形で大型の色素斑となる．原則として上眼瞼には及ばない．

2) 雀卵斑（図2）
幼児期から生じる顔面の多発性小色素斑である．米粒大以下の不整形の淡褐色斑が多発する．皮疹は上眼瞼にも及ぶ．

【鑑別疾患】
太田母斑
後天性真皮メラノサイトーシス
老人性色素斑
Riehl 黒皮症
色素性乾皮症
種痘様水疱症

解　説

◎**肝　斑**：俗にいう，「シミ」である．30〜40歳代の女性に好発し，通常顔面に生じる左右対称性の褐色斑で，上眼瞼には及ばないことを特徴とする．
　夏季に増悪する傾向がある．妊娠に伴って出現することもある．誘因として経口避妊薬や抗てんかん薬，卵胞ホルモン，黄体ホルモンや日光曝露がある．トラネキサム酸が有効である（ただし，保険適応はない）．

＜肝斑の鑑別疾患＞
- **太田母斑**：生後まもなく生じ，三叉神経第1，2枝領域にみられる，通常偏側性の淡青褐色斑であり，眼球メラノーシスを伴うことがある．
- **後天性真皮メラノサイトーシス**：20歳代後半の女性に生じる．両側の頬骨，眼瞼，鼻翼に生じる紫青色の小色素斑．
- **老人性色素斑**：中年以降の男女に生じる．露光部の大小の色素斑．
- **Riehl黒皮症**：中年女性の顔面に出現する，境界不明瞭な網状色素沈着．軽症の接触皮膚炎を繰り返し，出現する．

◎**雀卵斑**：俗にいう，「そばかす」である．顔面などの日光露出部に出現する，多発性の小色素斑を特徴とする．紫外線の強い夏に増悪する傾向がある．手背，前腕伸側などの露出部にも生じる．遺伝傾向が強い．

＜雀卵斑の鑑別疾患＞
色素性乾皮症（図3）や神経線維腫症，種痘様水疱症（図4）では雀卵斑様の皮疹を伴うことがある．小児例では日光過敏性の有無について問診することを怠ってはならない．

（清水　晶）

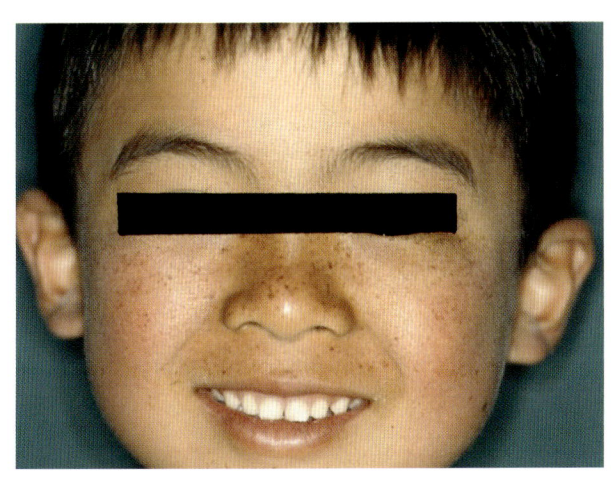

図3．色素性乾皮症

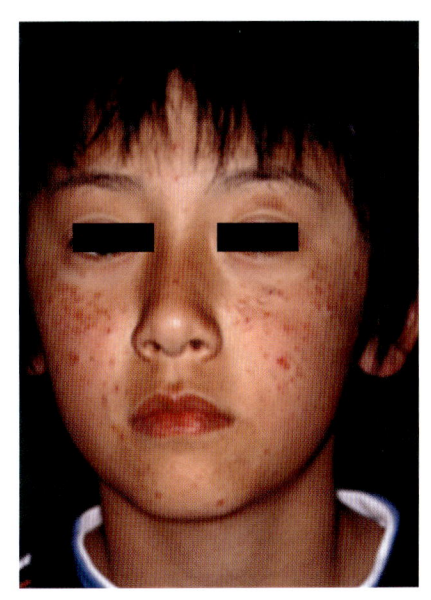

図4．種痘様水疱症

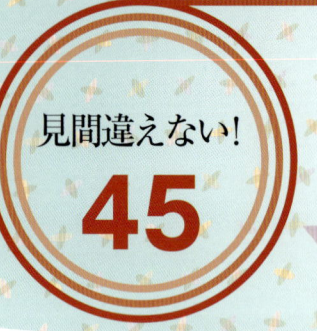

[顔面・頸部] 見落とさない！見間違えない！この皮膚病変

見間違えない！ 45 口唇（唇紅部）のびらん

経過は慢性か，急性か？

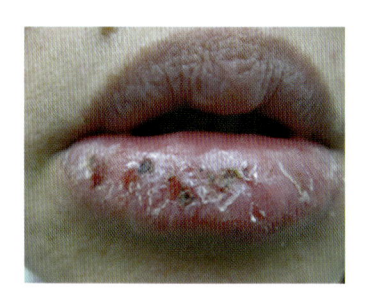

図1．DLE

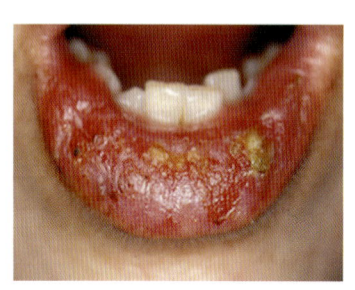

図2．粘膜扁平苔癬

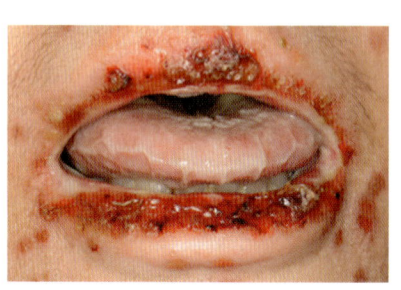

図3．スティーブンス・ジョンソン症候群

診断のポイント

　口唇びらんの場合，それぞれの疾患が有する皮膚粘膜症状の特徴を理解しておくとともに，他部位の皮疹も慎重に観察することが診断の手掛かりとなる．経過が急性か，慢性（下記にて「＊」がついているもの）かも重要な手掛かりである．

1）**円板状エリテマトーデス(DLE)** ＊（図1）
　耳介と口唇はエリテマトーデスの好発部位である．鮮紅色～紅褐色調の浸潤を触れる小型の紅斑とびらんが口唇部（唇紅部）に多発する．辺縁はやや隆起し，中央は萎縮性で表面には鱗屑を付す．

2）**扁平苔癬** ＊（図2）
　口唇唇紅部はびらんし，しばしば浸軟した白色の鱗屑と黄白色調の痂皮を伴う．口腔内，特に頬粘膜のWickham線条の存在は診断的価値が高い．

3）**単純疱疹**
　口唇部に有痛性の小水疱が複数出現，ときにびらんや潰瘍を呈する．

4）**接触皮膚炎**
　口唇部の腫脹，鱗屑，亀裂を特徴とするが，ときにびらんを伴う．経過は急性も慢性もありうる．

5）**薬　疹**
　粘膜疹を伴う重症薬疹，すなわちスティーブンス・ジョンソン症候群（図3）や中毒性表皮壊死症では，口唇粘膜にびらん，水疱を形成する．

6）**白板症** ＊
　口唇に発生する軽度角化を伴う白斑を白板症と呼ぶ．前癌病変としてとらえられることが多く，有棘細胞癌(SCC)では疣贅状ないしは乳頭状を呈することもあり，びらんが生ずる（図4, 5）．

解 説

- **円板状エリテマトーデス**：口唇の円板状エリテマトーデスは，周囲がわずかに隆起したびらんを呈する．なお，有棘細胞癌が続発することがある．
- **扁平苔癬**：下口唇唇紅部の難治性びらんを呈する．薬剤が原因のこともある（扁平苔癬型薬疹）．頬粘膜のWickham線条の確認を忘れない．
- **単純疱疹**：神経節内の神経細胞に潜伏する単純疱疹ウイルスが回帰発症し，再発を繰り返す．口唇皮膚境界部に有痛性の小水疱が出現し，びらんを経て痂皮となり1週間以内に治癒する．臨床的には，皮疹出現前に病変部に違和感などの前兆を自覚する場合も多い．抗ウイルス薬の予防的適応が有効で，保険適応がある．
- **スティーブンス・ジョンソン症候群，中毒性表皮壊死症**：薬疹のうち，重症型は多形滲出性紅斑を経て，口唇および口唇粘膜や結膜，外陰部などに水疱やびらんを呈するようになる．この状態をスティーブンス・ジョンソン症候群と呼ぶ．口唇などの粘膜びらんは重要所見である．さらに皮疹が全身に拡大し，びらんや表皮壊死が体表面積の3割を超えた場合を中毒性表皮壊死症と呼ぶ．
- **白板症と有棘細胞癌**（図4，5）：粘膜および皮膚粘膜移行部に発生する，軽度角化を伴う浸軟した角化性変化を白板症と呼ぶ．口腔や口唇に多くみられるが，外陰部では包皮，亀頭，陰核，小陰唇などに生ずる．前癌病変としてとらえられることが多いが，広義には扁平苔癬などから生ずる良性の場合も本症と診断され，あくまで症状名として理解すべきである．臨床症状は，軽度浸潤した表面平滑で，わずかに角化した白色調を呈する病変である．ときに疣贅状ないしは乳頭状を呈することもあり，びらんを生ずることもある．この場合には有棘細胞癌を疑い，必ず病理組織学的に診断する．
- **口角炎**：口角部に食物や唾液により，浸軟が起こり，バリア機能の障害のため細菌やカンジダによる二次感染を生ずる．背景にビタミンB_2欠乏や胃腸障害が指摘されているが，患者本人が癖で舐めている場合もある．

(安部正敏)

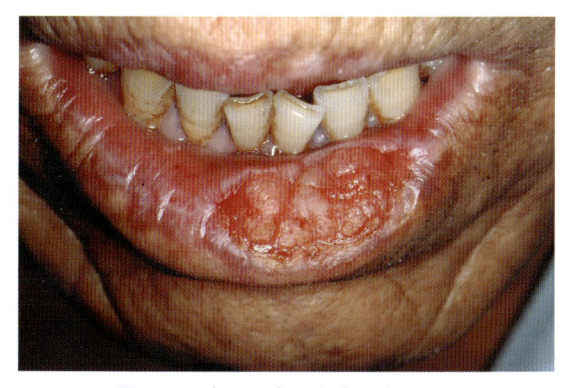

図4. 日光口唇炎から生じたSCC

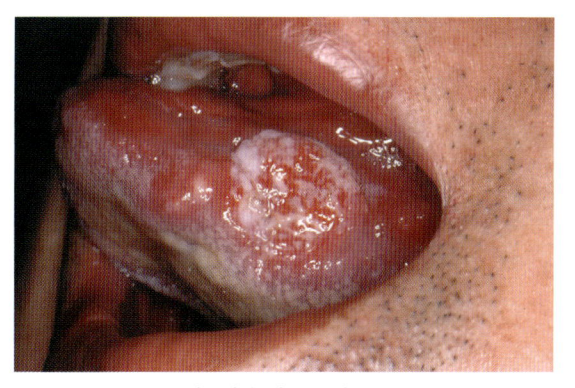

図5. 舌の白板症から生じたSCC

[顔面・頸部] 見落とさない！見間違えない！この皮膚病変

見間違えない！ 46 口腔内びらん，潰瘍

まず，天疱瘡と扁平苔癬を考えよう

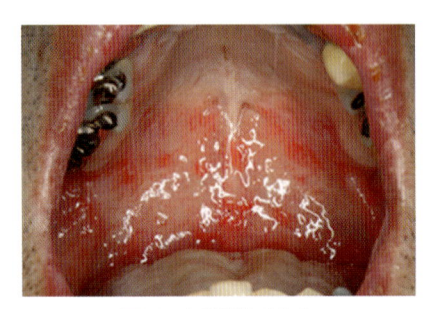

図 1. 尋常性天疱瘡

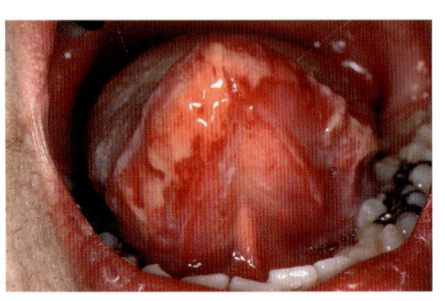

図 2. 粘膜類天疱瘡

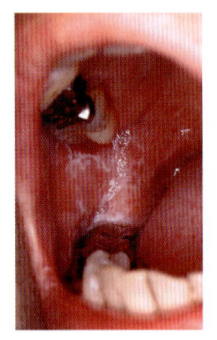

図 3. Wickham 線条

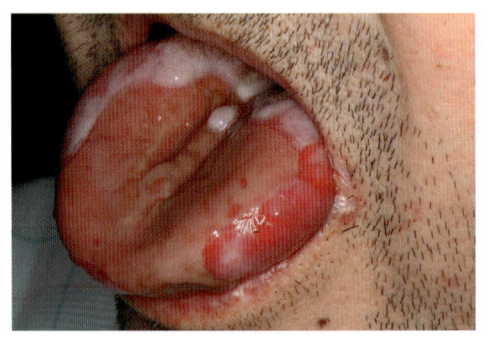

図 4. 粘膜扁平苔癬

診断のポイント

口腔内のびらんや潰瘍の場合，それぞれの疾患が有する粘膜症状の特徴とともに，他部位の皮疹も慎重に観察することで，診断の手がかりが得られる．

1) **尋常性天疱瘡**（図 1）
   皮膚にも水疱を生ずるが，口腔粘膜の疼痛を伴う難治性のびらんや潰瘍で初発する例が多い．
2) **粘膜類天疱瘡**（図 2）
   口腔粘膜の難治性のびらんや潰瘍
3) **扁平苔癬**（図 3，4）
   口腔内，特に頬粘膜に網目状～レース状の白色調を呈する Wickham 線条やびらんがみられる．
4) **薬疹**（⇒ 45 項目：110 ページ）
5) **再発性アフタ・ベーチェット病**
   周囲に紅暈を伴い，円形で境界明瞭なびらんが口腔粘膜に単発もしくは多発する．疼痛が強い．

解説

- **尋常性天疱瘡**：尋常性天疱瘡は中年以降に好発し，口腔粘膜の疼痛を伴う難治性のびらんで初発することが多い．一見，健常部にみえる部分に圧力を加えると粘膜上皮ないし表皮が剥離する「Nikolsky 現象」が陽性である．本症は，上皮細胞どうしを結合する蛋白であるデスモグレイン 3 ないし 1 に対する抗体が産生されて起こる自己免疫性水疱症の一つである．
- **粘膜類天疱瘡**：口腔および眼粘膜に水疱，びらん，潰瘍を生じて瘢痕を残す．眼瞼癒着をきたさないように眼科と協力して治療する．17 型コラーゲンあるいはラミニン 332 に対する自己抗体による自己免疫性水疱症の一つである．
- **扁平苔癬**：(⇒ 45 項目：110 ページ)
- **スティーブンス・ジョンソン症候群，中毒性表皮壊死症**：(⇒ 45 項目：110 ページ)
- **ベーチェット病**（図 5）：アフタ性病変は日本人患者のほとんどにみられ，初発症状であることが多い．その他の主要症状である眼症状，皮膚症状，外陰部潰瘍が同時に出現することは少ない．アフタ性病変は紅暈を伴い白苔を有する潰瘍で，単発ないしは多発する．疼痛を伴う．1〜2 週間で治癒し，舌縁などでは瘢痕による変形を残す．
- **全身性エリテマトーデス(SLE)**（図 6）：硬口蓋に無痛性の潰瘍をみる．
- **節外性 NK 細胞リンパ腫（鼻型）**（図 7）：EB ウイルス(Epstein-Barr virus)が原因となるリンパ腫である．EB ウイルスは B 細胞だけでなく，T 細胞や NK 細胞に感染して細胞増殖を引き起こす．節外性 NK 細胞リンパ腫は鼻腔に生ずることが多いが，それ以外に皮膚病変を引き起こすことも多く注意を要する．多発性の丘疹や結節，皮下硬結がみられる．顔面では眼瞼や口唇の腫脹，口腔内アフタがみられることがあり，ときにこれらが初発症状のことがある．

(安部正敏)

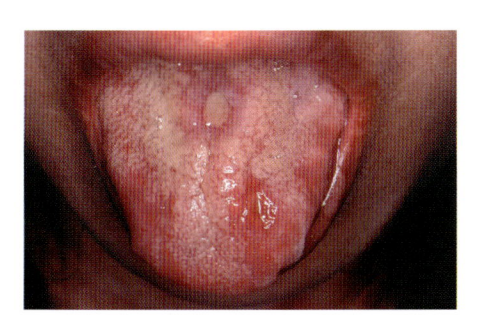

図 5. ベーチェット病のアフタ性病変 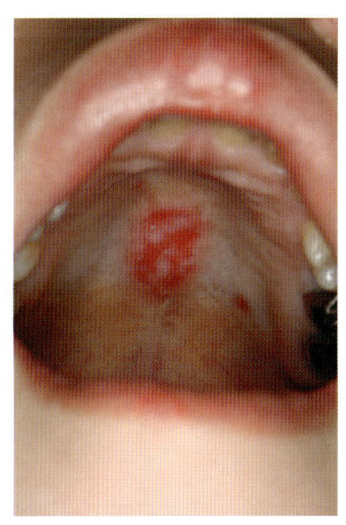　　図 6. SLE の硬口蓋潰瘍 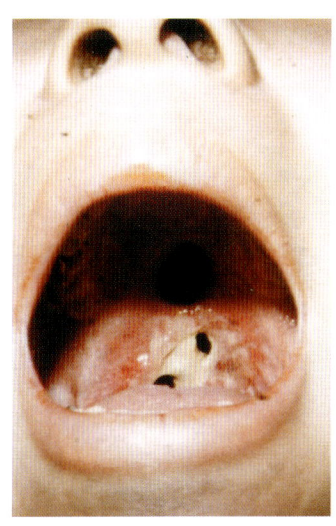　　図 7. 節外性 NK 細胞リンパ腫（鼻型）

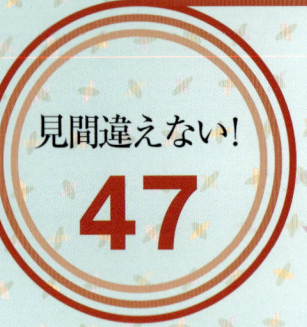

[顔面・頸部] 見落とさない！見間違えない！この皮膚病変

見間違えない！ 47 口唇の腫瘍を間違わない！

ほんとうに炎症性疾患としていいの？

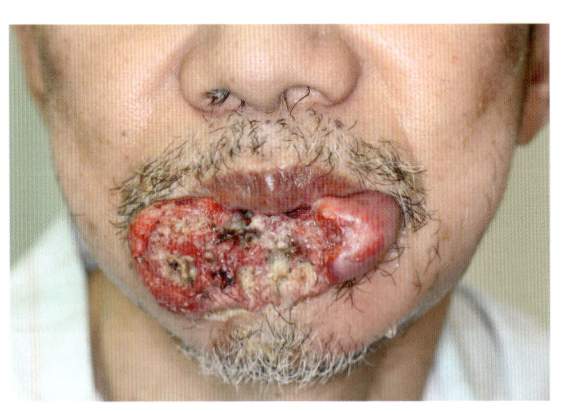

図1. 口唇に生じた有棘細胞癌
カリフラワー状の結節を呈する進行例

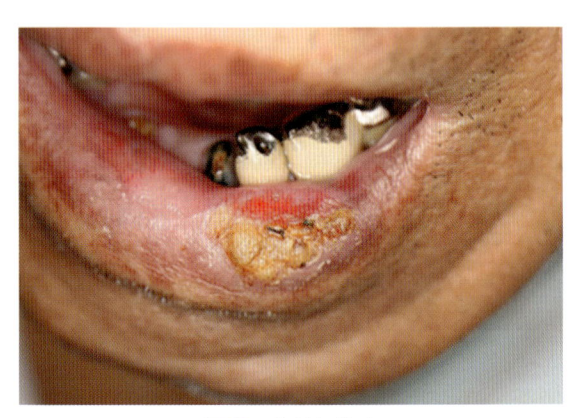

図2. 有棘細胞癌
潰瘍，痂皮を伴う腫瘤

診断のポイント

口唇悪性腫瘍のほとんどは有棘細胞癌である．進行して腫瘤を呈してくると診断は比較的容易だが，早期病変は炎症性疾患と誤診されやすい．口唇に慢性再発性の潰瘍をみたら，積極的に病理組織学的検査を行う．

【鑑別疾患】
- 有棘細胞癌（図1，2）：日光口唇炎を高率に前駆症状とする．下口唇に圧倒的に多くみられるが，これは直射日光を垂直に浴びるために紫外線に曝露しやすいことが大きな要因であると考えられている．
- Verrucous carcinoma：臨床的には乳頭状，疣贅状，カリフラワー状を呈する角化性灰白色腫瘤であり，組織学的に腫瘍細胞の異型性は乏しく，転移は極めて稀とされる．
- 早期病変との鑑別を要する，口唇に慢性再発性のびらん・潰瘍を呈する疾患：扁平苔癬，慢性円板状エリテマトーデス，開口部形質細胞症など．

解　説

◎**有棘細胞癌**：表皮細胞への分化を示す癌である．通常，なんらかの発生母地を有することが多い．皮膚では熱傷瘢痕，慢性放射線皮膚炎，慢性円板状エリテマトーデスなどがある．

前癌病変としては日光角化症が多く（carcinoma in situ とする考えもある），近年では高齢者の顔面が有棘細胞癌の最も頻度の高い部位である．この他の前癌病変としてはボーエン病，放射線角化症，砒素角化症などがある．

口唇有棘細胞癌は下口唇に好発し，多くは日光口唇炎を発生母地とする．性別は男性に多い．男性のほうが屋外で働く者が多いこと，紫外線防御に関して関心が低いことなどが要因と考えられる．日光のほかに喫煙，歯科補填物などによる慢性刺激も原因として挙げられる．稀に慢性円板状エリテマトーデス，扁平苔癬などの炎症性疾患も発生母地となる．

典型例ではその他の部位の皮膚有棘細胞癌と同様である．潰瘍を伴う結節・腫瘤を呈し，進行するとカリフラワー状となる．早期例では再発性のびらんを呈し，浸潤も軽度である．診断には病理組織学的検査が不可欠である．

※**日光口唇炎**：高率に有棘細胞癌の発生母地となる病態である．長期の紫外線曝露により下口唇のほぼ全体にわたって生じることが多い．口唇は萎縮性となり，白色斑と薄い痂皮を付したびらんを混じる局面を呈する．これを主訴に受診することは少なく，口唇癌の結節を主訴に受診し，結節周囲に日光皮膚炎を伴っていることが多い．

◎**Verrucous carcinoma**：口腔領域に発症する高分化型扁平上皮癌の亜型として報告された疾患である．有棘細胞癌に類似した腫瘍を呈するが，組織学的に異型性および腫瘍細胞の真皮への浸潤が乏しく，予後良好な腫瘍とされる．稀に転移例の報告がある．Oral florid papillomatosis とも呼ばれる（図3）．

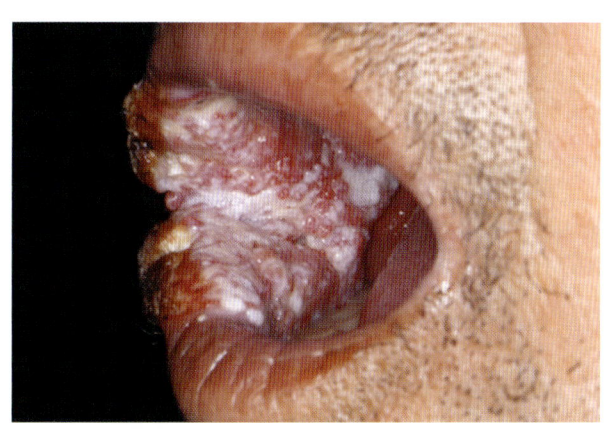

（岡田悦子）

図3．Oral florid papillomatosis

[顔面・頸部] 見落とさない！見間違えない！この皮膚病変

見間違えない！ 48

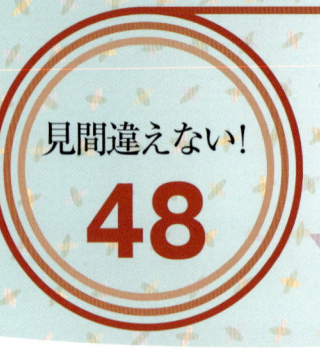

難しい！低色素性基底細胞癌

色はないけれど，基本構造は同じ

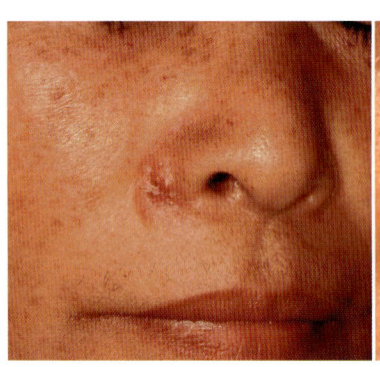

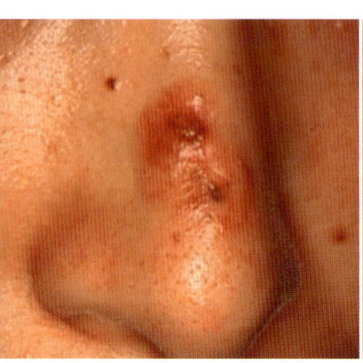

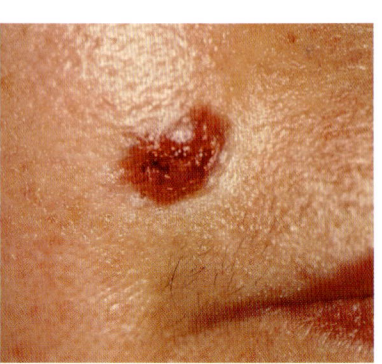

図1．無色素性ないし乏色素性基底細胞癌
鼻翼部および鼻背，口唇上方の結節．いずれも中央に潰瘍を伴う．

診断のポイント

　基底細胞癌の70％以上が顔面に発生する．特に，顔面での好発部位は下眼瞼，鼻，上口唇などにかけての顔面正中付近である．日本人では黒色調を呈さない基底細胞癌は5〜20％と稀だが，白人では逆に黒色調を呈するものが1〜7％と非常に少ない．

　通常，基底細胞癌で最も多い臨床型は結節潰瘍型である．典型例では，中央の潰瘍部分を光沢のある黒色小結節と樹枝状血管が堤防状に取り囲む．

　色素の有無にかかわらず，診断に有用な臨床的特徴は同じである．乏色素性の場合でも，上述の所見を見逃さないことが重要である（図1）．乏色素性基底細胞癌においても，ダーモスコピーでは樹枝状血管拡張（arborizing vessels）や潰瘍化が高頻度にみられる．診断に重要な所見であり，ダーモスコピーでの観察は必須である．

【鑑別診断】
　有棘細胞癌，ボーエン病，毛芽腫，スポロトリコーシスなどが挙げられる．結節を呈するため悪性腫瘍が疑われることは多い．

解 説

◎ **基底細胞癌の臨床形態による主な分類**

結節潰瘍型(図2)：中央がクレーター状に潰瘍化し，辺縁に黒色結節が配列する．

扁平瘢痕型(図3)：中央部が瘢痕化する．

斑状強皮症型(図4)：淡紅色〜白色の光沢局面で限局性強皮症に類似する．

表在型(図5)：ボーエン病類似の局面を形成．帽針頭大の黒色小結節により縁取られる．体幹に好発．

破壊型：組織破壊性に増大し，下床の筋や骨に浸潤する．

【色素性基底細胞癌のダーモスコピー所見】

6項目の特徴的所見(潰瘍化，灰青色類円形大型病巣，多発灰青色小球，多発葉状領域，車軸状領域，樹枝状血管拡張)の1つでもあれば診断の確率は93％とされている．無色素性では同様に当てはめることには異論もあるが，樹枝状血管拡張や潰瘍化は有用な所見とされている．

(岡田悦子)

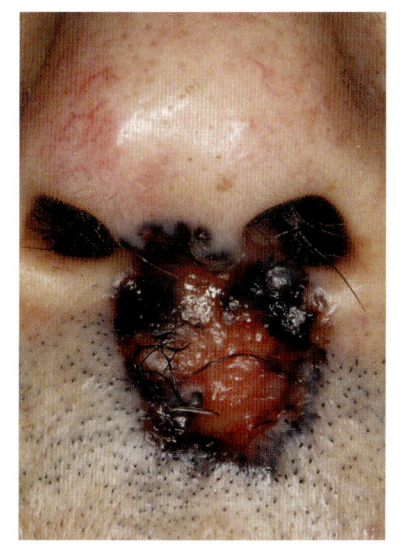

図2．頭部の結節
潰瘍周辺に黒色結節あり

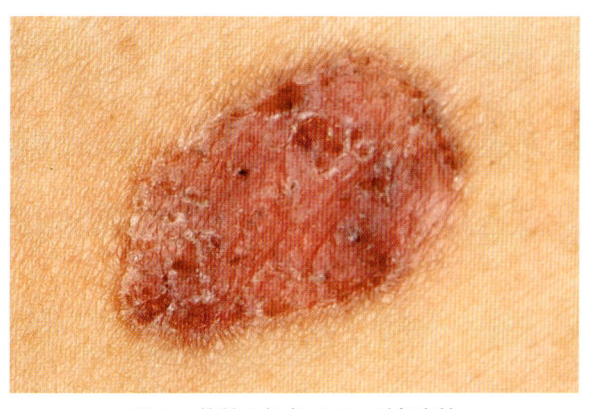

図3．体幹の紅色局面：乏色素性
びらんを伴い辺縁がわずかに隆起する．

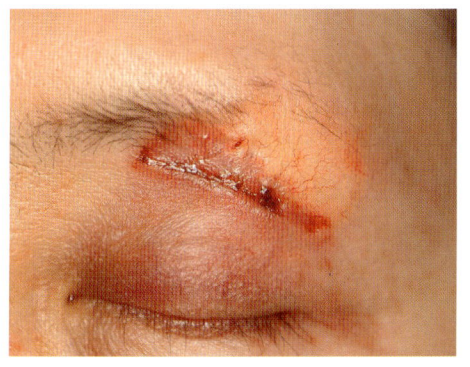

図4．斑状強皮症型
眉毛部の淡紅色〜白色調の浸潤の強い硬結．血管拡張がみられる．

図5．表在型
帽針頭大の黒色点を伴う．体幹に好発

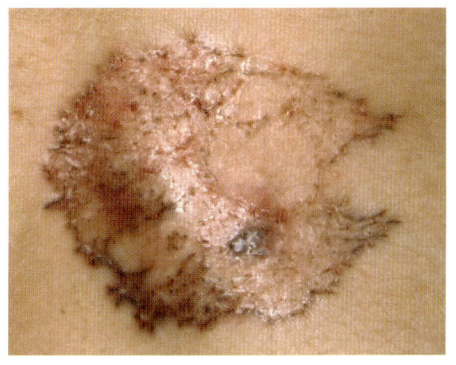

[躯　幹]　　　　　　　　　見落とさない！見間違えない！この皮膚病変

見間違えない！ 49 アトピー性皮膚炎と誤診しない！

小児の皮膚筋炎との鑑別

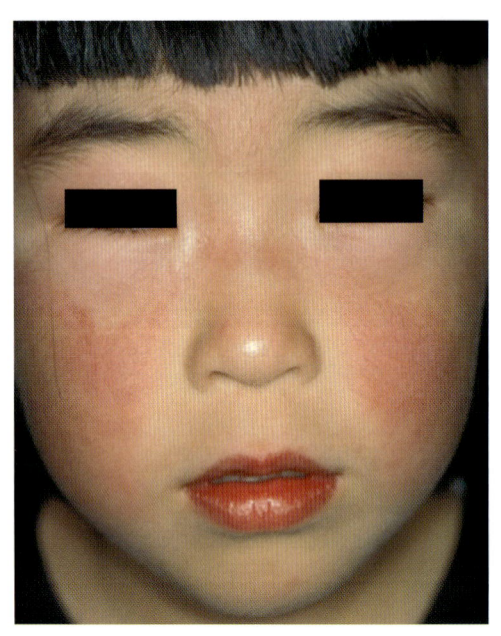

図 1．小児皮膚筋炎

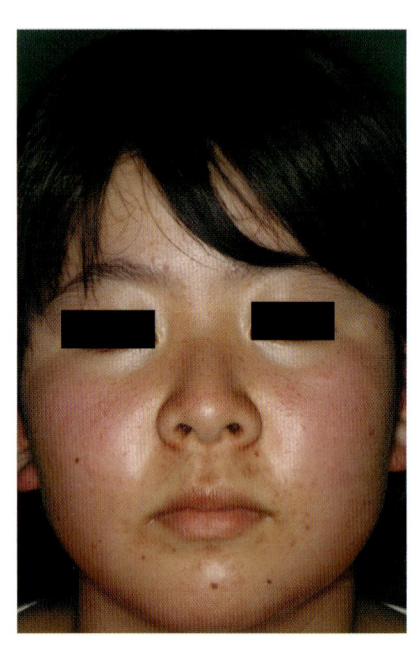

図 2．小児シェーグレン症候群

診断のポイント

　小児皮膚筋炎では顔面に軽度の痒みを伴う蝶形紅斑様の紅斑がみられることが多く（図 1），シェーグレン症候群（図 2），伝染性紅斑，アトピー性皮膚炎などと鑑別する必要がある．ヘリオトロープ疹，ゴットロン丘疹・徴候などの皮膚筋炎特有の皮膚症状の有無をチェックする．
　小児皮膚筋炎では成人皮膚筋炎と比較して筋肉痛・筋症状が明確でない（訴えることができない）．初発症状が皮膚症状であることも多い．

【鑑別疾患】
アトピー性皮膚炎，全身性エリテマトーデス，シェーグレン症候群，伝染性紅斑，Gianotti-Crosti症候群など．

解　説

◎ 小児皮膚筋炎の病初期では軽度の痒みを伴う蝶形紅斑様の紅斑が顔面にみられ，筋症状は皮疹の発現より遅れることが多い．そのため，全身性エリテマトーデス，シェーグレン症候群，伝染性紅斑(図3)，アトピー性皮膚炎，Gianotti-Crosti 症候群(図4)などとの鑑別が必要である．

◎ 小児皮膚筋炎では，本人が症状を自覚しがたいことにもよるが，成人皮膚筋炎と比較して筋肉痛・筋症状がはっきりしない．また，患児・家族が直接筋症状と関係がないと思っていること(運動が苦手，転びやすい，無気力など)が実際は皮膚筋炎の筋症状によることもあり，詳細な問診が必要である．

◎ 痒みを伴う紅斑であることから湿疹と誤診されがちである(図5)．苔癬化などの湿疹病変がはっきりしない紅斑が主体のときには小児皮膚筋炎の可能性も考える必要がある．

◎ ヘリオトロープ疹，ゴットロン丘疹・徴候(図6)，皮下石灰沈着，多形皮膚萎縮，蕁麻疹様紅斑など皮膚筋炎に特異性の高い発疹の有無をチェックする．

〔天野博雄〕

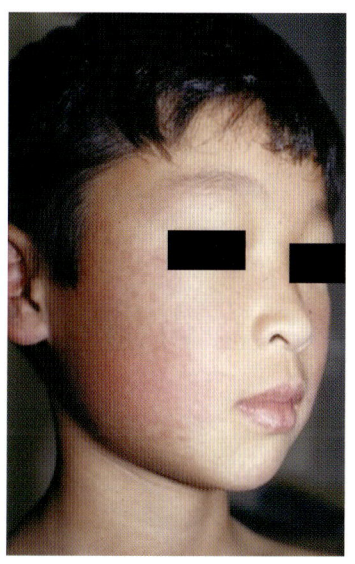

図3. 伝染性紅斑
上腕外側，臀部，大腿外側にレース状紅斑がみられる．

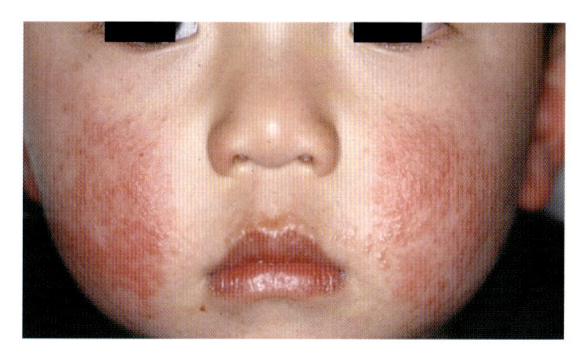

図4. Gianotti-Crosti 症候群
主に顔面および肘頭・膝蓋，手背に粟粒大以下の淡紅色丘疹が集簇する．

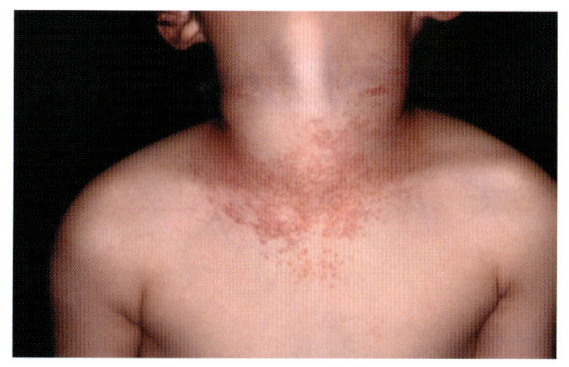

図5. 小児皮膚筋炎
頸部の痒みを伴う紅斑

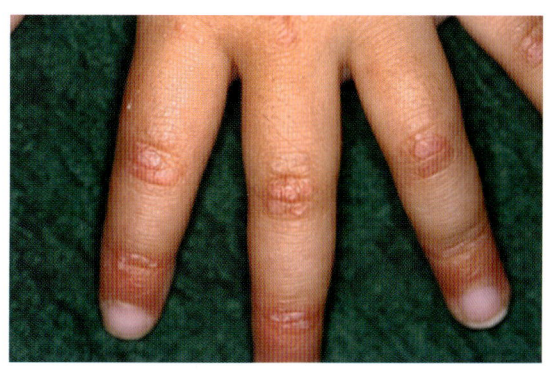

図6. ゴットロン丘疹

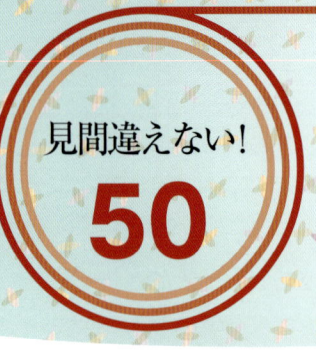

[躯幹] 見落とさない！見間違えない！この皮膚病変

見間違えない！
50 乳児湿疹？見直してみよう！

疥癬では？

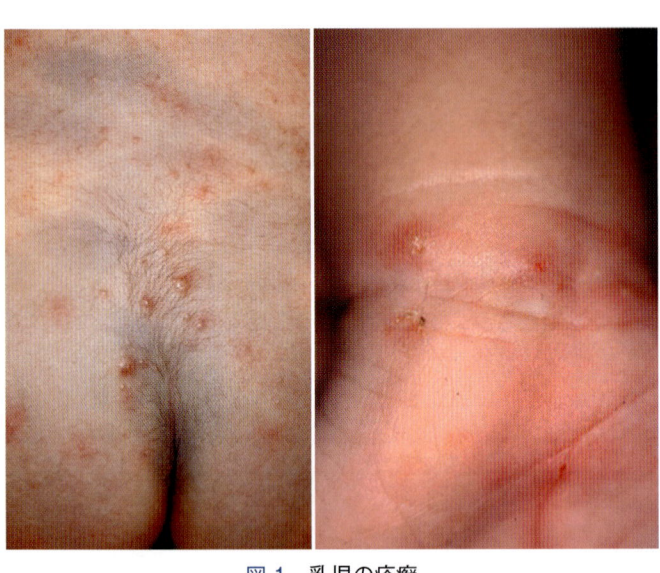

図1．乳児の疥癬
紅斑，丘疹，膿疱など皮疹が多彩．手掌のしわに皮疹がみられる．

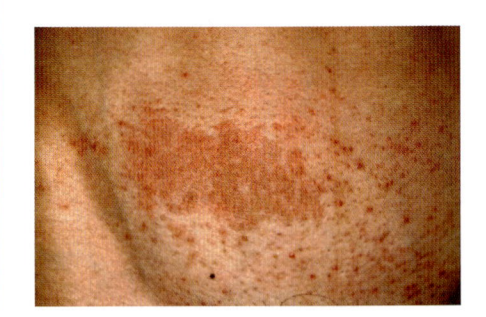

図2．成人患者の湿疹様病変

診断のポイント

疥癬全般の特徴として以下がある．
・夜間に強い痒みが生じる．
・皮疹が多彩である（図1，2）．
・関節屈曲部，肘頭，膝蓋に皮疹が集簇する．陰茎，陰嚢に丘疹，小結節がみられる．

乳幼児の疥癬では，
・足底に水疱，膿疱がみられる．
・家族内同症の有無を確認する．

診断は，まず疥癬を疑うことから始まる．家族歴の問診（家庭内に同様の症状の者はいないか？）を行う．複数個所から採取した皮膚をKOH標本にして観察し，ヒゼンダニの成虫・虫卵を確認する．疥癬を強く疑うにもかかわらず，万が一，成虫・虫卵が確認できない場合には，必ず1週間後に再検する．

【鑑別疾患】
アトピー性皮膚炎，虫刺症，膿痂疹など．

解　説

- 疥癬はヒゼンダニが角層内に寄生することにより発症し，ヒトからヒトへと伝染する．ヒゼンダニは夜間に活動するため，特に夜間の強い痒みを生じる．神経障害などがあり，痒みを訴えられない場合には，皮疹が非常に増悪した状態で見つかることがある．
- 疥癬の皮疹は多彩であり，診断は「疥癬」を疑うことから始まる．紅斑，丘疹，水疱，膿疱などが混在し，湿疹化病変を形成する．腋窩，肘窩，肘頭，膝蓋，膝窩，手関節，足関節部に皮疹が集簇している場合や陰茎，陰嚢に丘疹，結節がみられる際には疥癬を強く疑う（図3，4）．
- 手掌など角層の厚い部分の皺襞に沿って，線状・蛇行状角層が線状に浮き上がる「疥癬トンネル」（図5）は診断価値の高い皮疹である．
- 乳幼児，小児の足底，手掌に小水疱，小膿疱がみられる場合，疥癬を疑う必要がある．成人と同様，顔面にみられることは極めて稀である．
- KOH標本によるヒゼンダニの成虫または卵を確認することにより確定診断する（図6）．
- 家族が医療従事者である場合，職場に疥癬患者がいないかを確認する．また，患児の家族が老人保健施設などに入所あるいは通所しているか，その施設で疥癬が流行していないかを確認する．疥癬は周囲からの感染が原因なので，感染経路を推測しながら問診する．

（天野博雄）

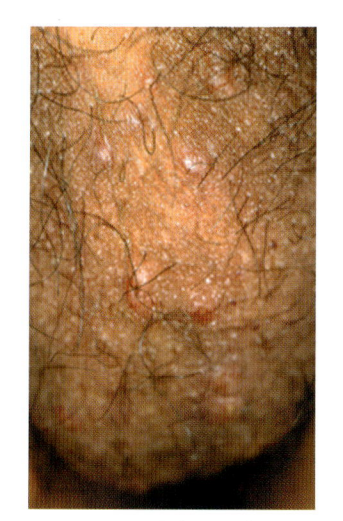

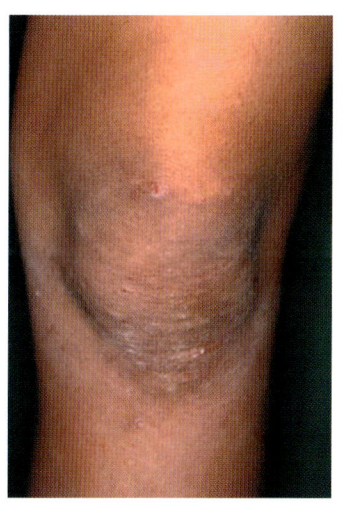

図3．陰嚢の丘疹　　図4．皺襞に沿う線状の皮疹　　図5．疥癬トンネル

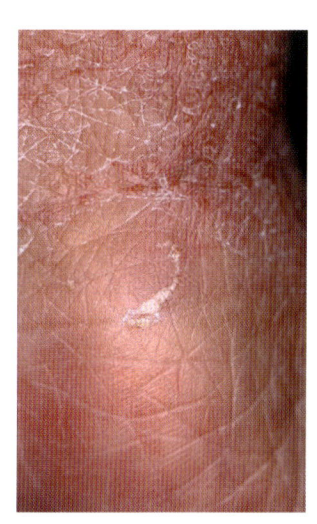

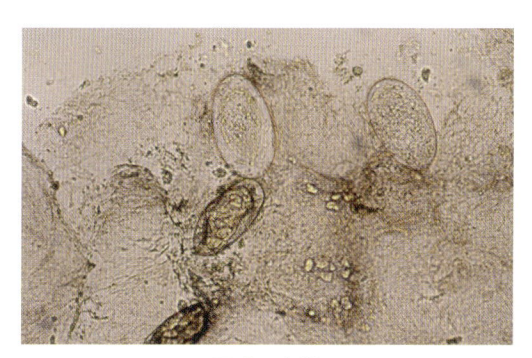

図6．虫卵

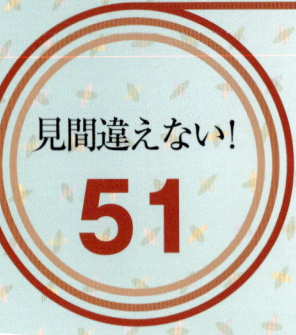

[躯幹] 見落とさない！見間違えない！この皮膚病変

見間違えない！ 51 成人の慢性湿疹？

大事なことを忘れずに！悪性リンパ腫との鑑別

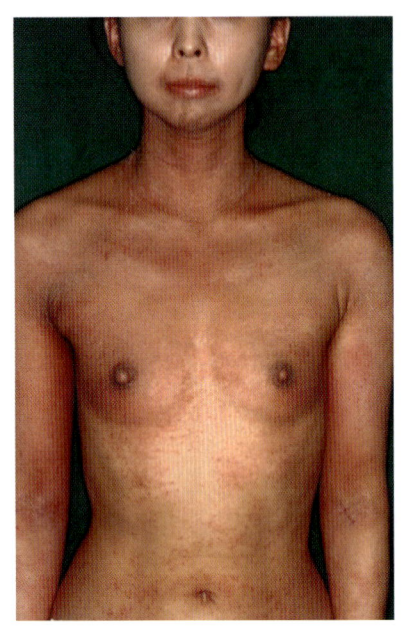

図 1. アトピー性皮膚炎

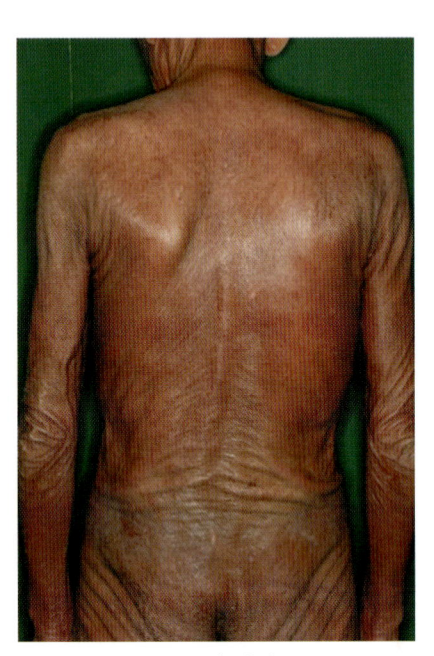

図 2. 紅皮症
老人性慢性湿疹に続発

診断のポイント

　日常診療で最も頻繁に遭遇する湿疹・皮膚炎群であるが，ときに悪性リンパ腫（菌状息肉症，成人T細胞白血病・リンパ腫，セザリー症候群など）そのものや，内臓悪性腫瘍を伴った紅皮症を鑑別する必要がある．

- 急性湿疹では漿液性丘疹，水疱，慢性湿疹では苔癬化，色素沈着を確認する．
- 瘙痒の有無について確認する．瘙痒を欠くか軽度であれば薬疹や悪性リンパ腫など別の疾患を疑う．
- 手掌，足底も必ずチェックする．足底に浸潤のある紅斑があれば皮膚生検を行い，組織学的に鑑別する．
- 湿疹と考えても，治療抵抗性の難治性病変あるいは通常とは異なる皮疹をみた場合には，ルーチン検査も含めて積極的に皮膚生検を行い組織学的に確定診断する．

【鑑別疾患】
アトピー性皮膚炎（図 1），慢性湿疹（図 2），類乾癬，薬疹など．

解 説

治療に反応しない湿疹様病変あるいは紅皮症をみた場合には薬疹，菌状息肉症などの皮膚悪性リンパ腫を想定して組織学的に確認する．成人では皮膚T細胞リンパ腫を，小児ではネザートン症候群をはじめとする遺伝性魚鱗癬群，高IgE症候群を鑑別する必要がある．

◎ **菌状息肉症**(図3～5)：皮膚T細胞リンパ腫であり，臨床的には類円形ないし円形，不整形の紅斑局面と色素沈着が混在する．炎症性肉芽腫様皮疹，痒疹様結節，脱色素斑，紫斑，水疱形成などを呈することもある．痒みは非常に強いものから，ほとんどないものなどさまざまである．成人T細胞白血病・リンパ腫も多彩な皮疹を呈し，臨床的に菌状息肉症と区別できない例もある(図6)．

病理組織学的に，紅斑期では特異的変化を欠き診断は難しい．扁平浸潤期ではリンパ球の表皮内浸潤（epidermotropism），Pautrier微小膿瘍などの疾患特異的変化が認められる．逆に，腫瘍期になるとこれらの変化は認めにくくなる．

◎ **類乾癬**：自覚症状のない鱗屑を伴う紅斑である．局面型は多形皮膚萎縮を伴う．

◎ **アトピー性皮膚炎**：湿疹病変は急性と慢性の湿疹が混じたもので，紅斑，丘疹，苔癬化などさまざまな皮疹がみられる．

(天野博雄)

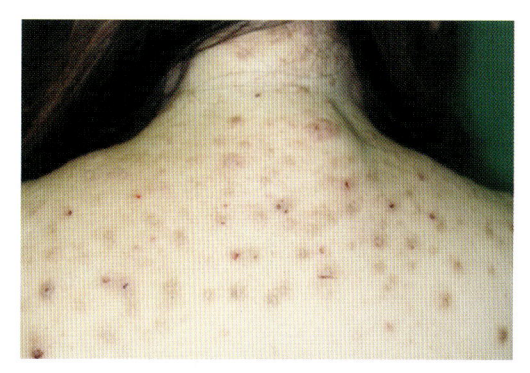

図3. 菌状息肉症(痒疹様)

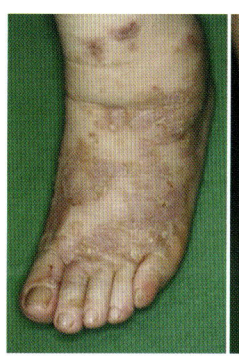

図4. 菌状息肉症(湿疹様)

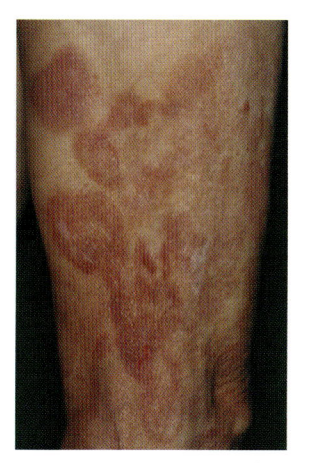

図5. 菌状息肉症(扁平浸潤期)

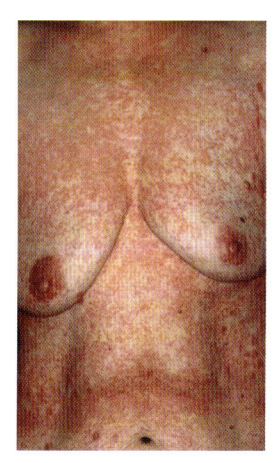

図6. 成人T細胞白血病・リンパ腫

[躯幹] 見落とさない！見間違えない！この皮膚病変

見間違えない！ **52**

薬疹？急性ウイルス感染症？
頭を悩ませる問題…ときに両者の関連もある

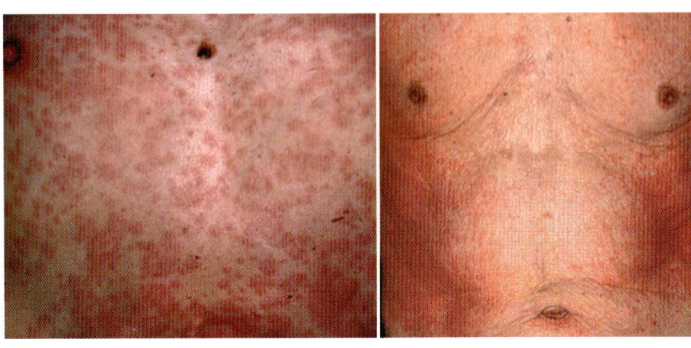

図1. 多形紅斑型薬疹

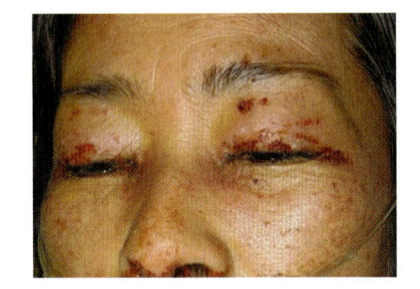

図2. スティーブンス・ジョンソン症候群
粘膜疹は重症薬疹の徴候である．

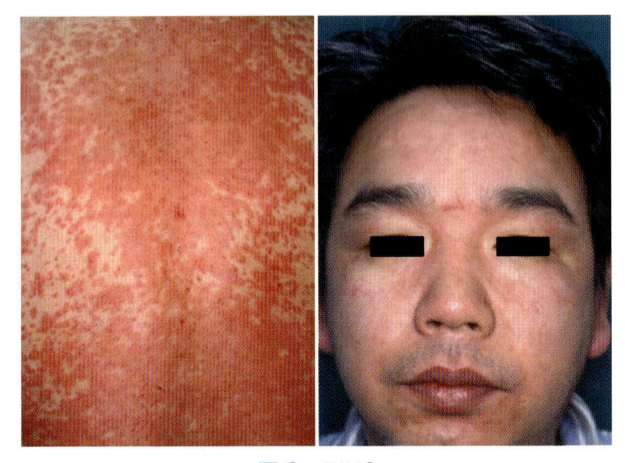

図3. DIHS

診断のポイント

　薬疹と急性ウイルス感染症の鑑別は臨床的に重要である．薬疹においては播種状の紅斑や丘疹を生じる多型紅斑型が最も多く（図1, 2），ときに発熱やリンパ節腫脹，肝機能障害などを伴い，ウイルス感染症と類似の症状を呈する．診断に際して，典型的なウイルス感染症の病態や経過を知っておくことは必須である．

　伝染性単核球症におけるアンピシリン疹，HIV感染患者における高頻度の薬疹発症などは以前より知られていたが，薬剤によりウイルスの再活性化が引き起こされる薬剤過敏症症候群（drug-induced hypersensitivity syndrome；DIHS）の病態が知られるようになり（図3），薬疹とウイルス感染症が密接に関連していることが明らかとなった．

解　説

- ◎ **薬　疹**：薬疹と診断するためには薬剤服用歴の確認が必要である．薬剤ばかりでなく，漢方薬，サプリメント，健康食品などの摂取歴も確認する．

  病型としては多型紅斑型が最も多い．ウイルス感染に比べて個疹の大きさが不均一であるなどの傾向はあるが，臨床的に鑑別が困難なこともある．重症薬疹であるスティーブンス・ジョンソン症候群や中毒性表皮壊死症などへと至る場合があり，粘膜疹の有無には注意を要する．

  DIHS は HHV-6 再活性化を伴う重症の薬疹であり，特定の薬剤において高頻度に発症し，再燃を繰り返すという特徴的な経過をとる．多彩な臓器障害，HHV-6 以外のヘルペスウイルスの再活性化も認められており，薬疹とウイルス感染の密接な関係が注目されている．

- ◎ **急性ウイルス感染症**：代表的な急性ウイルス感染症の経過については周知しておく必要がある．このほかにも原因ウイルスを同定できないウイルス感染症，および溶連菌感染症やリケッチア感染症などとの鑑別を要することがある．

  ① **麻　疹**：数日の発熱後いったん解熱し，再度発熱とともに皮疹が出現する．皮疹は顔面から始まり，急速に体幹，四肢に拡大する浸潤のある紅斑である．粘膜症状も強く，二峰目の発熱に先行して Koplik 斑がみられる．

  ② **風　疹**：前駆症状なく，軽度の発熱とともに粟粒大までの紅色の癒合しない小紅斑〜小丘疹が播種し，3〜4 日で消褪する．耳後部のリンパ節腫脹は高率に認められる．催奇形性が強いウイルスであり，妊婦が罹患すると児に先天性風疹症候群を発症することがある．

  ③ **パルボウイルス B19 感染症**（図 4）：小児では顔面に平手打ち様紅斑と称される皮疹を生じる伝染性紅斑として知られる．成人では顔面の皮疹は高度でなく，両手〜前腕，下肢を中心とした小丘疹ないし紅斑が播種する．関節痛や浮腫などを伴い，経過が遷延することがある．妊婦が感染すると流産や胎児水腫の原因となる．

(永井弥生)

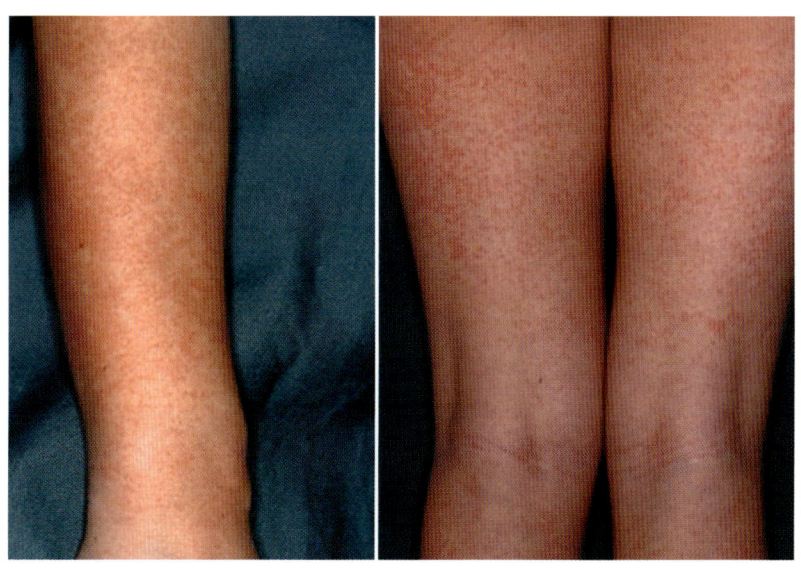

図 4．パルボウイルス B19 感染症（成人）

[躯　幹]　　　　　　　　　見落とさない！見間違えない！この皮膚病変

見間違えない！ 53　全身に汎発する膿疱

AGEP，膿疱性乾癬，急性汎発性膿疱性細菌疹

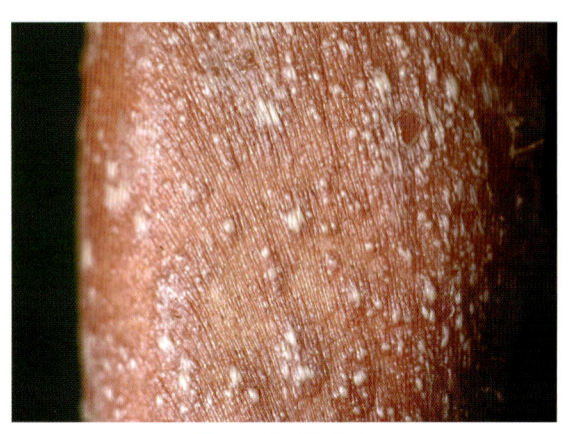

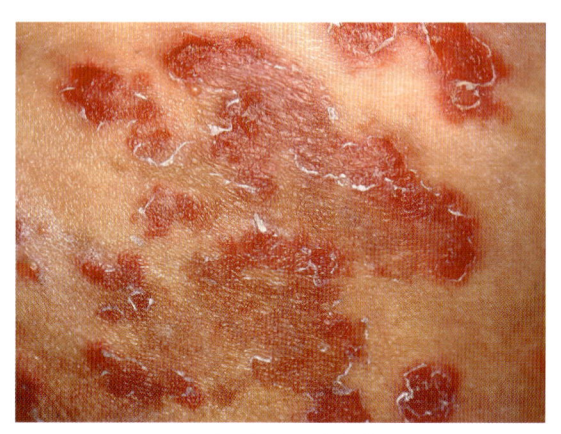

図1．膿疱性乾癬

図2．角層下膿疱症

診断のポイント

膿疱症とは無菌性膿疱（sterile pustule）を主体とする疾患群．通常，細菌などによる感染性膿疱は膿疱症には含めない．それぞれの疾患の膿疱の特徴を理解する．

1) **膿疱性乾癬**（図1）
   乾癬が先行する例が多く，発熱や全身倦怠感の出現とともに急速に全身が潮紅し，無菌性小膿疱が紅斑上に多発する．

2) **角層下膿疱症**（図2）
   中年女性の体幹や間擦部に好発し，紅暈を伴う小水疱と小膿疱が環状ないし蛇行状に配列する．膿疱はすぐに乾燥し，鱗痂皮となる．

3) **急性汎発性膿疱性細菌疹**
   上気道感染に引き続き，体幹・下肢に紅暈を伴う小膿疱が短期間に多発する．

4) **急性汎発性発疹性膿疱症**（acute generalized exanthematous pustulosis；AGEP）
   全身に紅斑とともに，小膿疱が多発し発熱を伴う．ウイルス感染や薬剤が原因となる．

5) **疱疹状膿痂疹**
   妊娠中期～後期に小膿疱が紅斑の辺縁に環状に配列する．間擦部に好発するが全身に及ぶことも多い．瘙痒なし．妊娠の度に出現する．

解 説

- **膿疱性乾癬**：乾癬が先行することが多いが，特発例もある．発熱や全身倦怠感などの全身症状とともに，急速に全身が潮紅し，紅斑上に無菌性小膿疱が多発する．その後，紅斑辺縁に環状鱗屑が残る．副腎皮質ステロイド全身投与が誘因となることがある．
- **角層下膿疱症**：主に中年女性の体幹や間擦部に好発し，紅暈を伴う小水疱と小膿疱が環状ないし蛇行状に配列する．膿疱はすぐに乾燥し，鱗痂皮となる．手足，顔面，粘膜には生じない．一般に瘙痒はなく，全身症状も乏しい．血清中 IgA，IgG が高値となることがあるが，IgA クラスの抗表皮細胞抗体は検出されない．多発性骨髄腫や関節リウマチなど，基礎疾患の存在に注意する．
- **急性汎発性膿疱性細菌疹**：上気道感染に引き続き，体幹・下肢に紅暈を伴う小膿疱が短期間に多発する．発熱や関節痛を伴うことがある．また，白血球増多，ASLO 上昇，血沈促進がみられる．一過性で再発はなく予後良好である（図3）．
- **急性汎発性発疹性膿疱症**：ウイルス感染などによる上気道感染を契機に，発熱とともに，全身に小指頭大までの暗紅色調を呈する紅斑が多発融合し，速やかに紅皮症へと移行する．紅斑上に小膿疱が多発する．関節痛を伴うことがある．また，血液検査で ASLO が高値であることがある．薬剤に起因することもある（膿疱型薬疹）．
- **疱疹状膿痂疹**：妊娠中期〜後期に，小膿疱が紅斑の辺縁に環状に配列する．間擦部に好発するが全身に及ぶことも多い．瘙痒なし．妊娠の度に出現する．低蛋白血症，低カルシウム血症を呈することあり．本症の原因は妊娠時の性ホルモン変動が原因と考えられる．皮疹，病理組織学的所見で膿疱性乾癬との鑑別は不可能である．乾癬の先行がなく，妊婦に伴って発症する点が診断には重要である（図4）．

（安部正敏）

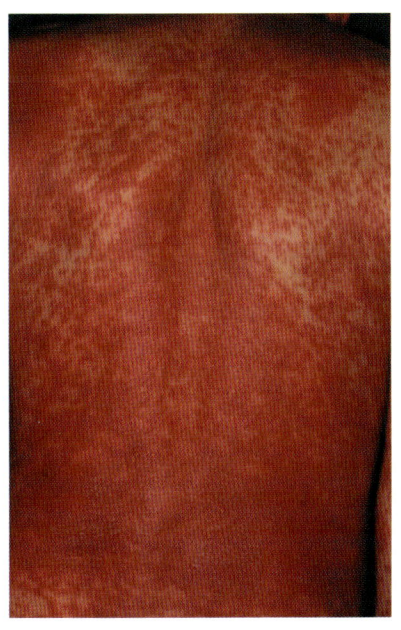

図3．急性汎発性膿疱性細菌疹　　図4．疱疹状膿痂疹

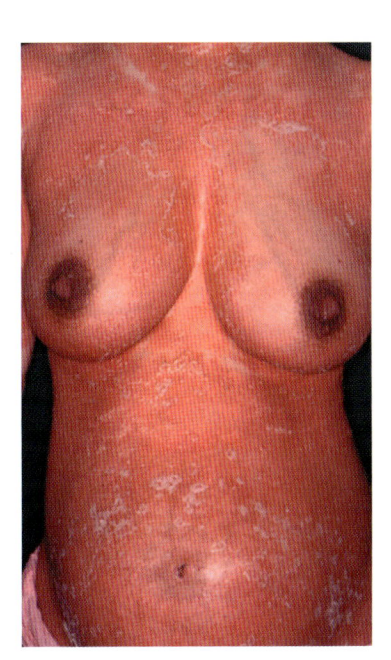

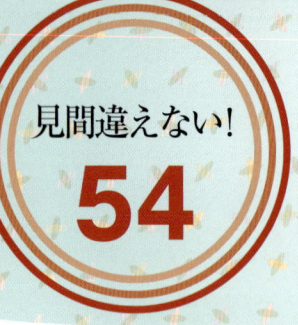

[躯　幹]　見落とさない！見間違えない！この皮膚病変

見間違えない！ 54

体幹，背部の瘙痒が強い浮腫性紅斑

慢性湿疹や蕁麻疹と思い込まない

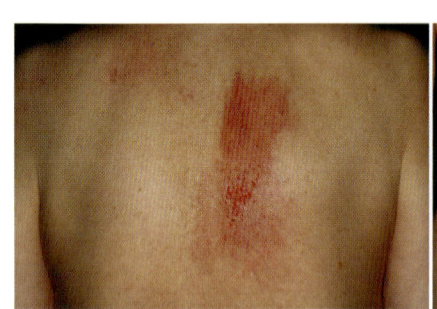

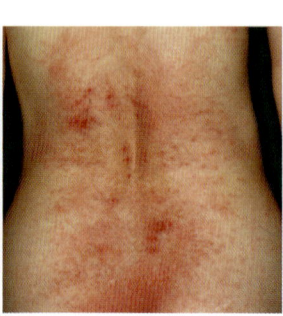

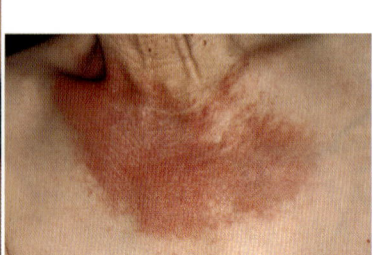

図1．皮膚筋炎

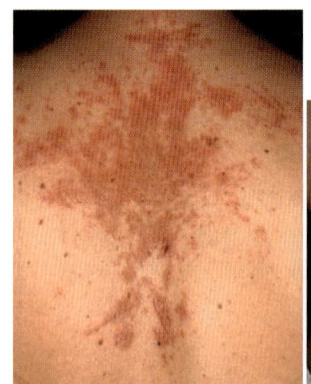

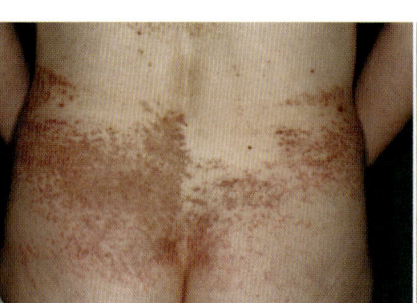

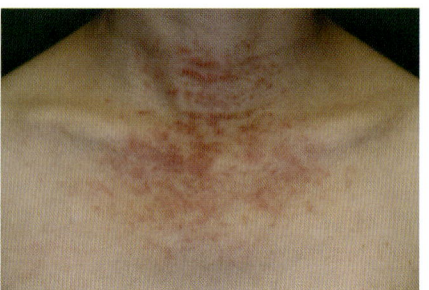

図2．成人発症 Still 病

診断のポイント

背部など体幹に強い痒みを伴い，搔破痕に一致して線状・帯状の浮腫性紅斑が出現することがあり，scratch dermatitis, flagellate dermatitis, flagellate erythema などと呼ばれる．下記の疾患で出現する．

【鑑別疾患】
皮膚筋炎（図1）
成人発症 Still 病（図2）
ブレオマイシン皮膚炎
シイタケ皮膚炎
サイトメガロウイルス感染症
物理性蕁麻疹（皮膚描記症）
蕁麻疹様血管炎

解　説

◎ **皮膚筋炎**：主として上背部や前胸部に紫紅色斑から連続して線状の紅斑がみられる．Köbner 現象により生じると考えられている．粟粒大の紅色丘疹が掻破刺激に一致するように1列に並び，個々の線条は一定の方向を保ちながら互いに交錯する．丘疹性の変化がなく，境界明瞭な線状の浮腫性紅斑のこともある．筋症状や他の本症特有の皮膚症状の有無を確認することが診断のために重要である．

皮膚筋炎は他にもゴットロン徴候，ヘリオトロープ疹など多彩な皮疹を生じる．V ネックサイン，逆ゴットロン徴候，mechanic's hand，肘頭・膝頭の角化性紅斑，網状皮斑，多形皮膚萎縮，石灰沈着，脂肪織炎などが有名である．浮腫性紅斑は躯幹以外にも両側頬部から耳前部，ときに側頭部にかけてびまん性に生じる．頸部から肩部にびまん性に浮腫性紅斑が出現した場合は shawl sign と呼ばれる．躯幹の線状浮腫性紅斑は皮膚筋炎に特異的と考えられる．

◎ **成人発症 Still 病**：発熱，皮疹，関節症状が3主徴であり，発熱は全例で，大関節を中心とした関節症状も経過中にはほぼ全例に出現する．発熱とともに定型的皮疹が出現することが初発症状として多く，躯幹の浮腫性紅斑も定型疹とともに出現することが多い．定型疹の痒みは軽微であり，数 mm～2 cm 程度までの淡紅色紅斑でこれが散在，ときに一部融合して地図状となる．

非定型疹としては暗褐色斑，持続性の丘疹，消褪後色素沈着，アミロイド苔癬様丘疹，全身の広範なびまん性紅斑，血管浮腫，色素性痒疹様皮疹などがある．多くは定型疹を伴う．皮疹は皮膚筋炎のそれと酷似することがある．

◎ **ブレオマイシン皮膚炎**（図3）：体幹や四肢近位部に生じ，暗褐色調の浮腫性紅斑が現れた後，著明な線状配列をとる褐色の色素沈着を残す．皮膚への薬剤の蓄積による細胞毒性反応であると考えられている．ペプレオマイシンやタキソテールでも同様の皮疹を生じうる．

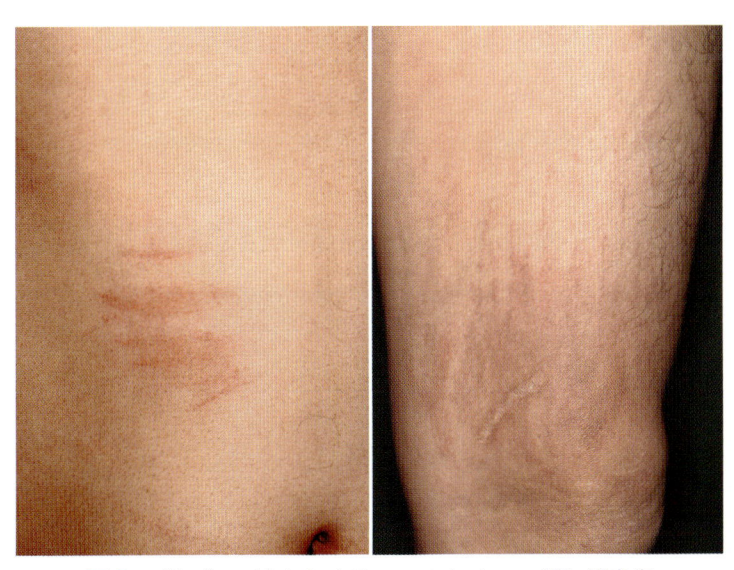

図3．ブレオマイシンによる scratch dermatitis 様皮疹

◎ **薬剤による皮疹**：一般に線状の色素沈着であることが多く，皮膚筋炎や後述のシイタケ皮膚炎の線状に配列する紅色丘疹あるいは浮腫性紅斑とは発疹学的に異なる．

◎ **シイタケ皮膚炎**(図4)：生ないし半生のシイタケやシイタケの戻し汁，味付けした乾燥シイタケなどのシイタケ加工品を摂取した後，通常1〜4日後に発症する．飲酒や運動が加わるとより発症しやすくなるとされている．蕁麻疹様の淡い紅斑や小紫斑を伴ったり，紅色の小丘疹が集簇して線状に配列したりなど，多彩な発疹がさまざまな部位に生じる．本症の原因とされる免疫活性化因子は加熱により不活化する．

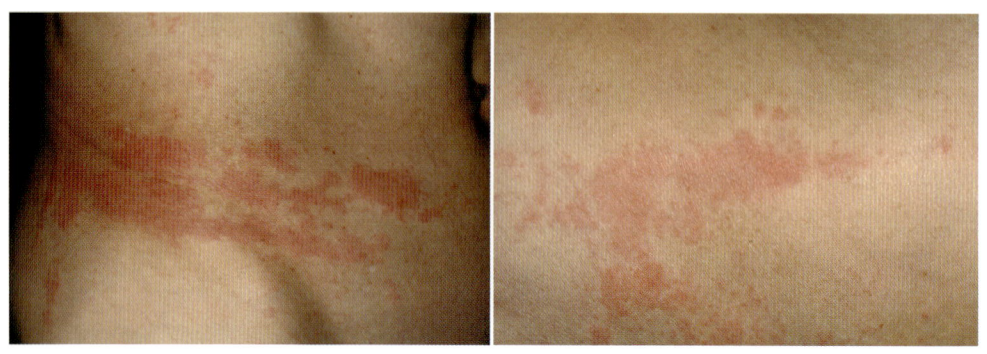

図4．シイタケ皮膚炎

◎ **皮膚描記症**：皮膚への機械的刺激により生じる蕁麻疹である．痒みにより搔破すると搔破部位に一致して膨疹形成がみられ，通常30分以内に消褪する．
◎ **蕁麻疹様血管炎**(図5)：皮疹は蕁麻疹に類似した浮腫性紅斑ないしは膨疹であり，出没を繰り返すが持続時間が24〜72時間と長いことで通常の蕁麻疹と鑑別される．瘙痒を訴えることは少ないが違和感などを生じ，ときに物理的刺激により線状に配列することがある．本症は組織学的には白血球破砕性血管炎を示し，紅斑内に紫斑を伴ったり，赤血球漏出の結果として消褪後に軽度の色素沈着を残す．

(服部友保)

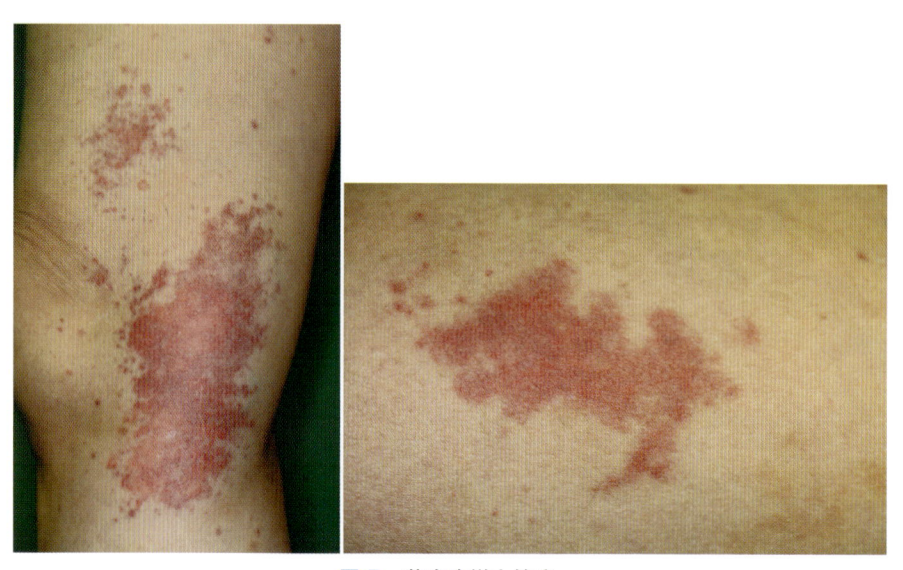

図5．蕁麻疹様血管炎

column ⑧　医師過剰時代がくる!!

　人口10万人当たりの医師数を，国民1人当たりのGDP(約3万米ドル)が日本とほぼ等しいドイツやフランスと比べると，日本は200人，ドイツとフランスは300人です．政府指導の下，医師数をドイツやフランスの水準まで引き上げようと医学部の入学定員増加が図られてきました．その結果，入学定員は平成15〜19年の7625人を底として，平成22年度には8846人まで増えました．これは，この13年間に定員100人の医学部を12か所設けたことになります．

　現在，日本の人口は減少し続けています．一方，8000人強の医師が毎年誕生し，3500人が死亡などにより医籍から離れています．従って，4000人強の医師が毎年増えていることとなり，5〜10年以内に目標値に達することは確実と考えられています．

　10年後には医師過剰時代が来るかもしれません．皮肉にも，その時が来て初めて地域や診療科の偏在が解消されるのかもしれません．すなわち，都市部の就職口は飽和状態となり，現在人気のある診療科では過当競争が起こるでしょう．すると，新卒医師は地方へ，そして外科系へと働き口を求めざるを得なくなります．

　卒後10年前後の時期といえば，ようやく臨床医として独り立ちできる時期です．患者さんは人格，知識，技術ともに信頼できる医師を求めています．中途半端な医師は淘汰されてしまう時代と覚悟しておく必要があります．

　「守破離(しゅ・は・り)」は，桃山時代の茶人千利休に由来する言葉です．この言葉は習い事をするときの心構えとして教えられることが多いようです．「守」とは師からの教えを忠実に学び，型や作法，知識・技の基本を習得する第一段階，「破」とは師の教えを土台としながら経験と鍛錬を重ね，自分なりに工夫して道を深める第二段階，「離」とはこれまで教わった型や知識に囚われることなく独自の芸の境地に飛躍する第三段階です．この教えは臨床医にとっても通じるものがあります．すなわち，過去の学問・技術体系を学んだうえで，現在の問題点や課題に気づき，未来においてこれらを解決してこれまでの学問・技術体系に新しい一行を加えることだと思います．個人が加えられる行数は少ないかもしれませんが，同じ志を持つ医師が多くいれば学問・技術体系は必ず進歩します．

　「守破離」の教えを忘れず，日々研鑽する姿勢を持ち続けたいものです．そうすれば，医師過剰時代が来ても何も恐れることはないでしょう．

[躯　幹]

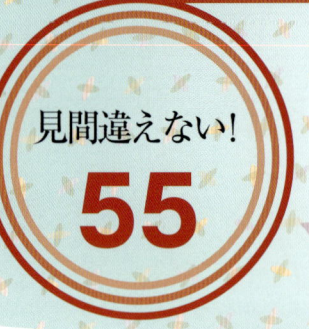

見間違えない！ 55

見れば分かる！ ツツガムシ病

診断・治療が遅れると死亡することも

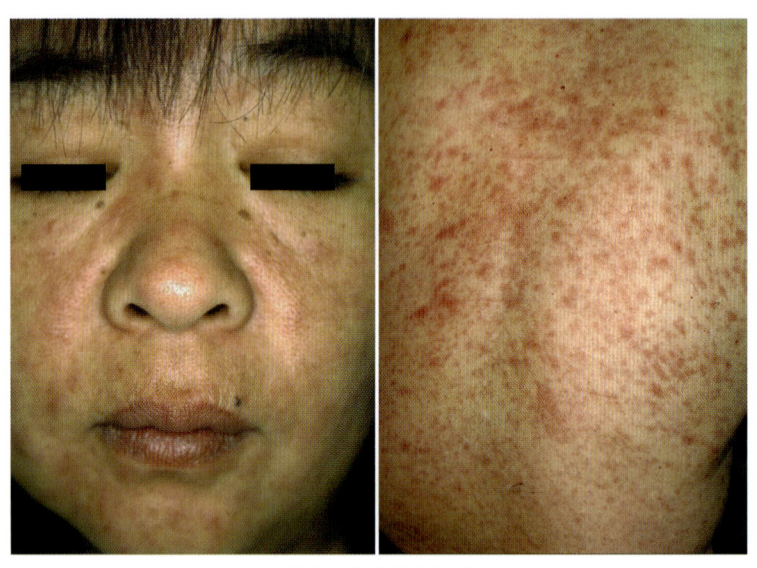

図1．ツツガムシ病
紅斑はくすんだ暗紫紅色調を呈する．

診断のポイント

　発熱，発疹，刺し口が主要3徴候であり，およそ90％以上の患者にみられる．好発地域での山菜取り，ハイキング，ゴルフなどの有無を確認する．

　10〜14日の潜伏期間の後に発熱で発症し，3〜5日後に皮疹が出現する（図1）．そのため，発熱に対して抗菌薬やNSAIDsを投薬され，皮疹が出現してから皮膚科医を受診することが多い．このような症例は薬疹と診断されて重症化する危険性がある．

　ツツガムシ病は薬疹にしては重症感（全身倦怠感など）が強いことが特徴である．全身くまなく刺し口を探す（図2）．

　正しく診断できれば速やかに解熱して皮疹も消褪するが，診断に至らないと多臓器不全で死亡することもある．

解　説

- ツツガムシ病は *Orientia tsutsugamushi* が感染しているツツガムシ幼虫(図3)に刺されることにより発症する．日本では春・秋に好発する新型が多い．
- 10～14日の潜伏期の後，発熱，頭痛，関節痛などが出現する．さらに3～5日後に体幹・四肢に爪甲大までの，ややくすんだ色調の紅斑が多発する．紅斑は境界不明瞭で，ときに出血性となるものもある．全身リンパ節腫脹，結膜充血，咽頭発赤，肝脾腫なども高頻度にみられる．非常に重症感が強い．
- 臨床検査ではCRP強陽性，白血球はむしろ減少することが多い．肝酵素の上昇などもみられる．確定診断はペア血清でツツガムシ抗体価の有意な上昇を認めることによる．
- 治療はテトラサイクリン系抗生物質が著効する．比較的速やかに効果がみられることが多いが，2週間は継続投与する．確定診断としての血清学的検査は結果が出るまでに時間がかかる．ツツガムシ病が疑わしい場合は治療を優先する．
- ツツガムシ病は届出伝染病であり，血清を保健所に送付する．

(清水　晶)

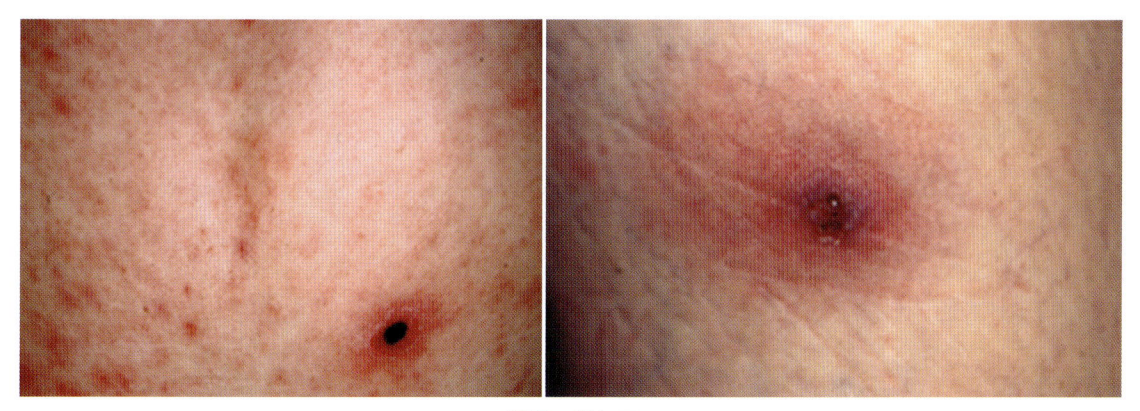

図2．刺し口

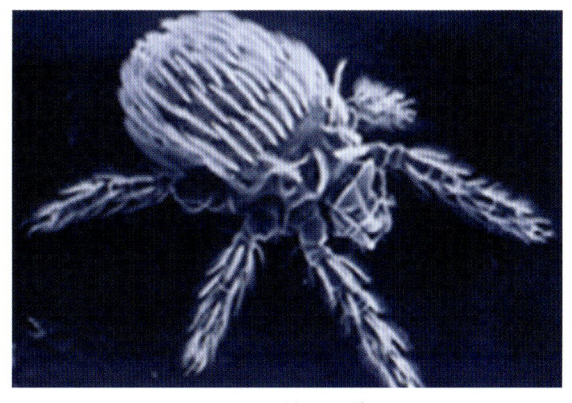

図3．フトゲツツガムシ

[躯 幹]　見落とさない！見間違えない！この皮膚病変

見間違えない！ 56 躯幹の硬化性病変

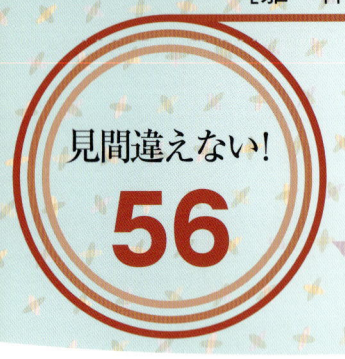

外陰部以外の硬化性萎縮性苔癬との鑑別

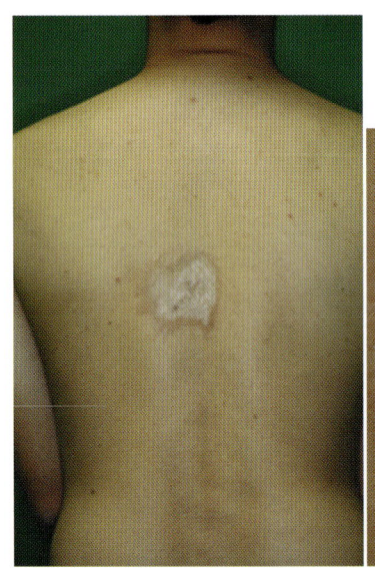

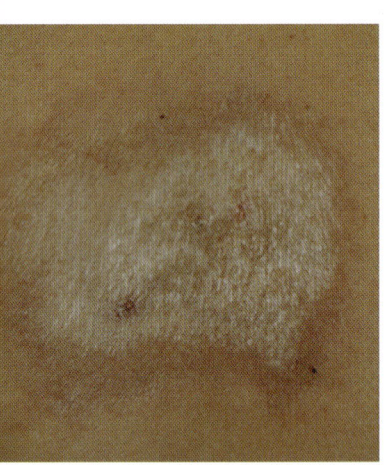

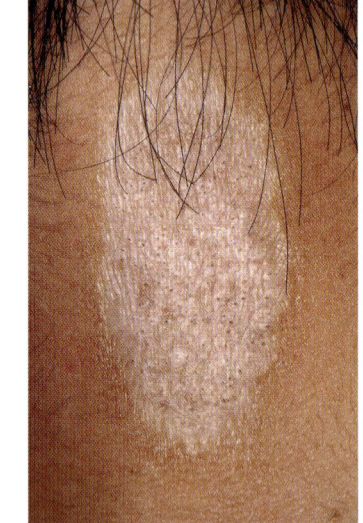

図1．モルフェア

図2．項部の硬化性萎縮性苔癬

診断のポイント

皮膚硬化は，表皮を下床（真皮あるいは皮下脂肪組織）からつまみ上げられるかどうかで評価する．躯幹の限局性硬化病変（特にモルフェア）（図1）では，限局性強皮症と外陰部以外の硬化性萎縮性苔癬（lichen sclerosus et atrophicus；LSA）（図2）との鑑別が問題となる．

【鑑別点】
- 臨床所見：LSA では角化や黒色面皰様丘疹がみられる．限局性強皮症では角栓形成はみられず，初期に皮疹辺縁の紅斑（ライラック輪）を伴う．
- 病理組織所見：毛孔性角栓や基底層の液状変性，真皮上層の弾性線維の減少，圧縮像は LSA に特徴的な所見であり，限局性強皮症ではみられないため重要な鑑別点である．限局性強皮症の特徴である真皮の膠原線維の膨化，均質化は，慢性に経過した LSA にみられることがある．

解　説

◎ **限局性強皮症**：全身性強皮症とは異なり，レイノー症状や臓器病変を伴わず，皮膚の硬化病変のみを生じる疾患である．

皮疹の形態から斑状強皮症(モルフェア)と線状強皮症(図3)に分類される．線状強皮症のうち，顔面，頭部正中に生じるものを剣創状強皮症と呼ぶ．また，斑状強皮症が全身に多発するものを汎発性斑状強皮症(generalized morphea)と呼ぶ(図4)．

モルフェアは若年女性に好発し，体幹，四肢に円形ないし楕円形の境界明瞭な硬化局面が単発ないし複数個生じる．病初期には硬化局面の周囲に紅斑を伴うことがあり，ライラック輪(lilac ring)と呼ばれる．病気の進行とともに表面は光沢を有し，萎縮し，色素沈着や色素脱失を伴うようになる．

病理組織では真皮の膠原線維の膨化，均質化がみられるが，慢性に経過したLSAにもみられることがある．

関節にかかる皮膚硬化は関節可動域の制限をきたすおそれもある．また，筋や骨にも病変が及ぶことがある．特に小児の場合，成長障害や機能障害をきたす可能性も念頭に置いて，病変の拡大の有無を注意深く観察する必要がある．副腎皮質ステロイドの全身投与を行うこともある．

◎ **硬化性萎縮性苔癬**：40～60歳代の女性に好発する．皮膚と粘膜を侵し，光沢のある白色の硬化性萎縮性局面を呈する．角化や黒色面皰様丘疹を伴う．女性の外陰部に好発するが，外陰部以外の部位に生じた場合には，限局性強皮症との鑑別を要する．

病理組織では，角質増生，毛孔性角栓，基底層の液状変性，真皮上層の著明な浮腫，弾性線維の減少，圧縮像がみられる．

(茂木精一郎)

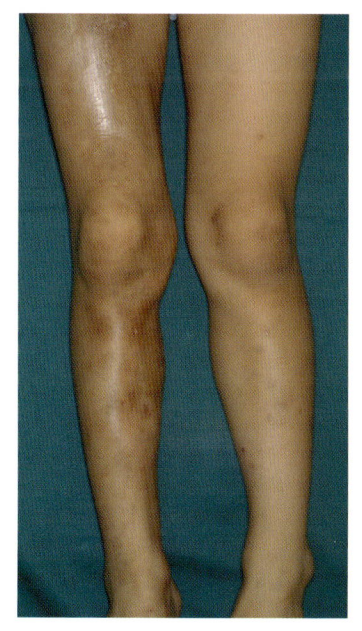

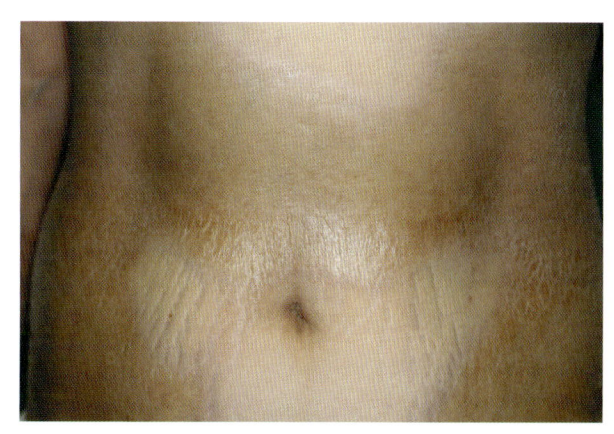

図3．線状強皮症　　　　図4．汎発性強皮症

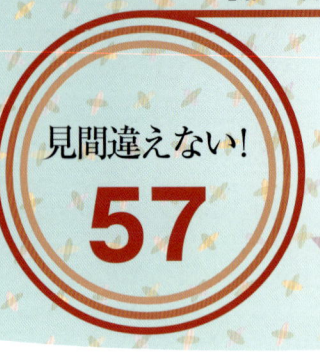

[躯幹] 見落とさない！見間違えない！この皮膚病変

見間違えない！ 57

ちょっと待て！乳児の肛門周囲の発赤
オムツ皮膚炎でいいの？

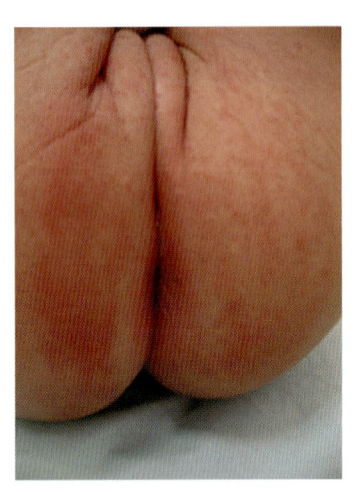

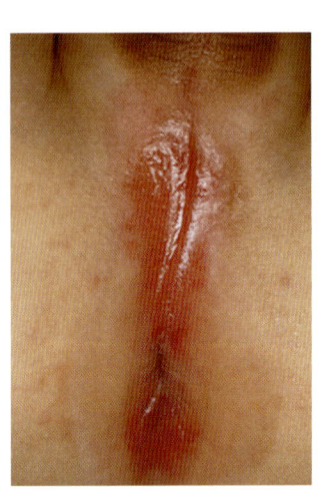

図1. オムツ皮膚炎　　図2. 肛囲溶連菌感染症

診断のポイント

乳児の外陰部や肛囲の発赤は，他科医師にもいわゆる「オムツかぶれ」と包括されることが多い．その他の疾患を正しく理解し，適切な治療を選択することが重要である．

1) **一時刺激性接触皮膚炎（オムツ皮膚炎）（図1）**
小型の鮮紅色調の紅斑が多発し，漿液性丘疹を伴う．その後，痂皮や鱗屑を伴う．オムツ部に一致するが，なかには市販の保湿クリームなどによるアレルギー性接触皮膚炎の場合があり，詳細な問診による原因究明を行う．

2) **肛囲溶連菌感染症（図2）**
肛門を中心とする鮮紅色～暗赤色調を呈する境界明瞭な紅斑．ときに鱗屑を付し，びらんや出血を伴うことがある．瘙痒を伴い，伝染性膿痂疹を伴うこともある．

3) **乳児分芽菌性紅斑**
カンジダ感染により肛囲および陰股部に境界明瞭な紅斑を生ずる．瘙痒を伴い，比較的急速に進行する．以下の2型に分かれる．Beck型は紅斑および乾いた鱗屑を付す乾燥型で，Ibrahim型は小水疱や小膿疱が混在する湿潤型．

4) **亜鉛欠乏症候群**
肛囲に丘疹，小水疱，膿疱を伴う紅斑を生ずる．その後びらんし，痂皮，鱗屑を伴う．

5) **オムツ部乾癬（napkin psoriasis）**
ときに乳児分芽菌性紅斑に続発し，オムツ部に乾癬皮疹がみられる．

解説

- **オムツ皮膚炎**：「オムツかぶれ」は，オムツ部における湿疹皮膚炎の俗称である．発症要因として，オムツ内に存在する尿や便はアルカリ性であるために角質を軟化させ，バリア機能が障害されるために発症する．発症機序からも一時刺激性接触皮膚炎であることが理解できるが，ときに市販の保湿剤などによるアレルギー性接触皮膚炎である場合もあり，診断は慎重に行うべきである．また，長期間にわたりオムツ交換をしないことにより本症が発症した場合には，虐待も考慮しなければならない．
  臨床症状は肛囲や外陰部の紅斑に始まり，漿液性丘疹，鱗屑，ときにびらんを伴う．オムツは極力紙オムツを使用するように指導し，頻回に交換するよう指導する．

- **乳児分芽菌性紅斑**(図3)：カンジダによる表在性真菌症である．皮疹は紅斑，鱗屑を主体とし，これに小水疱や膿疱を混ずるが，鱗屑が薄く軟らかいのが特徴である．診断はKOH法により仮性菌糸を確認することによる．乳児分芽菌性紅斑は，肛囲および陰股部に境界明瞭な紅斑および乾いた鱗屑を付す乾燥型(Beck型)と，小水疱や小膿疱が混在する湿潤型(Ibrahim型)としてみられる．
  オムツ使用により誘発されるため，オムツがとれた後の年齢では急速に減少する．また，オムツ皮膚炎に対して外用される副腎皮質ステロイド薬により誘発されることもある．

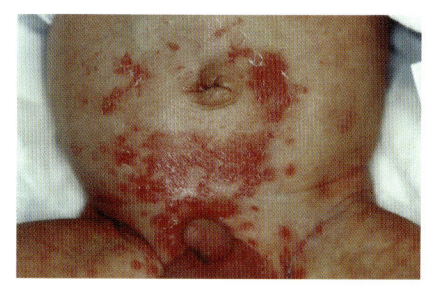

図3．乳児分芽菌性紅斑

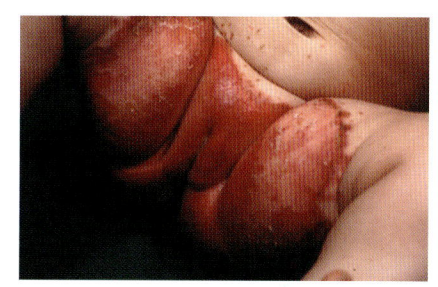

図4．亜鉛欠乏症候群

- **肛囲溶連菌感染症**：生後半年から学童期にみられる肛門を中心とする鮮紅色〜暗赤色調を呈する境界明瞭な紅斑で，比較的男児に多い．ときに鱗屑を付し，びらんや出血を伴うことがある．排便後疼痛を訴えることが多い．このために便秘になる場合もある．瘙痒を伴い，伝染性膿痂疹を伴うこともある．原因は小外傷に続発するA群β溶血性連鎖球菌による感染症である．ペニシリン系抗生物質を内服させ，局所は亜鉛華軟膏などで保護する．

- **亜鉛欠乏症候群**(図4)：亜鉛特異的輸送蛋白をコードする*SLC39A4*遺伝子の異常による腸性肢端皮膚炎(常染色体劣性遺伝)と後天性の種々の原因による二次性とに分けられる．
  肛囲や外陰部，四肢末端や口周囲に丘疹，小水疱，膿疱を伴う紅斑を生ずる．その後びらんし，痂皮，鱗屑を伴う．全例に脱毛がみられ，爪変形を伴う．血清亜鉛，尿中亜鉛，血清アルカリフォスファターゼがそれぞれ低下していることを確認する．

- **オムツ部乾癬**：乳幼児のオムツ部に生じた乾癬皮疹．ときに乳児分芽菌性紅斑に続発し，躯幹に乾癬皮疹が続発することもある．発症機序はいまだ不明であるが，乾癬遺伝的素因を有する乳児に，カンジダなどの外的刺激で誘発される乾癬皮疹と考えられる．

(安部正敏)

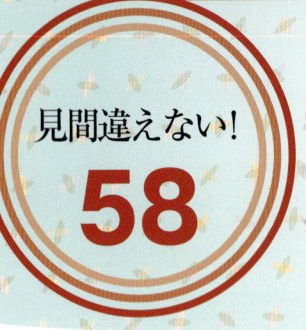

[躯幹] 見落とさない！見間違えない！この皮膚病変

見間違えない！ 58

その診断にご用心！外陰部潰瘍
ベーチェット病か単純ヘルペスか？

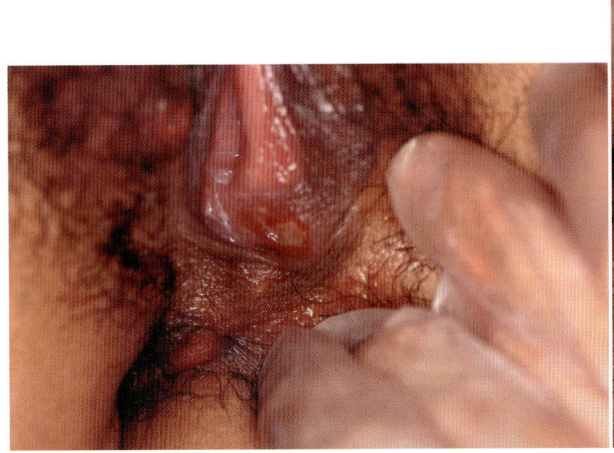

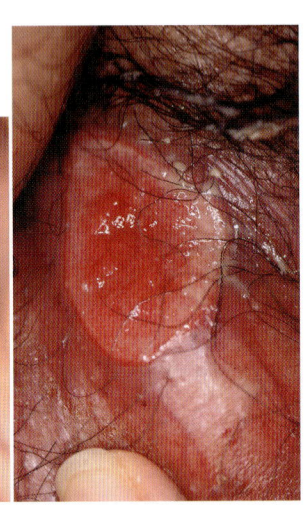

a：大陰唇　　　　　　　　　　　　　　b：陰嚢
図1．ベーチェット病の陰部潰瘍

診断のポイント

　陰部潰瘍を呈する代表的な疾患にはベーチェット病と単純ヘルペスが挙げられる．ベーチェット病は特異的検査所見に乏しく，全症状が揃わない不全型が多い．激痛のある深い潰瘍は特徴的で，診断的価値がある．単純ヘルペスは個々の潰瘍が小さく浅くかつ多発すること，梅毒の潰瘍は通常無痛であることから鑑別しうる．

【外陰潰瘍をきたす鑑別疾患】
- ベーチェット病（図1）：陰嚢や陰唇に激痛を伴う深い潰瘍が単発ないし多発する．
- 性器ヘルペス（図2）：通常，浅い潰瘍が多発する．
- 急性陰門潰瘍：急激に発症する比較的深い潰瘍．予後はよい．
- 梅　毒：初期硬結が潰瘍化することがある（硬性下疳）．無痛性である．

解 説

- **ベーチェット病**：口腔粘膜のアフタ性口内炎，皮膚症状，眼症状，外陰部潰瘍の4つを主症状とする．4症状が揃ったものを完全型と呼ぶが，不全型が多い．
  外陰部潰瘍は小豆大より大きいことが多く，疼痛を伴い深い．皮膚病変としては結節性紅斑や皮下の血栓性静脈炎，痤瘡・毛包炎様皮疹がみられる．眼病変や特殊型の重篤病変に注意して治療を選択する．
- **性器ヘルペス**(図2)：初感染の場合，多くは1週間以内の潜伏期間を経て発症し，発熱，強い疼痛やリンパ節腫脹などの全身症状を伴う．外陰ヘルペスの60％以上は再発性である．
  男性では亀頭，陰茎に，女性では大陰唇，小陰唇などに好発する比較的浅い，多発性潰瘍を呈する．
- **梅毒**(図3)：感染から3週間経過すると，感染局所に初期硬結と呼ばれる硬い無痛性の硬結を生じる．潰瘍化したものは硬性下疳と呼ばれる．陰茎冠状溝，亀頭や陰唇に好発する．
  第1期梅毒初期には血清抗体価は陰性であるので注意する．硬性下疳から *Treponema pallidum* の検出が可能である．
- **急性陰門潰瘍**(図4)：若い女性に発症しやすい．急性に発症する単発ないし数個のやや深い潰瘍．発熱，倦怠感などの全身症状を伴う．ウイルス感染やベーチェット病との関連が指摘されている．

(永井弥生)

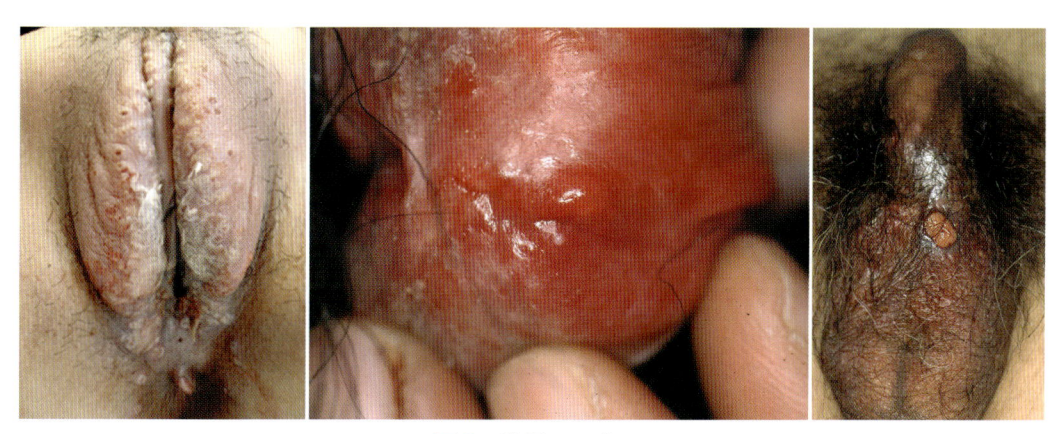

図2. 陰部ヘルペス

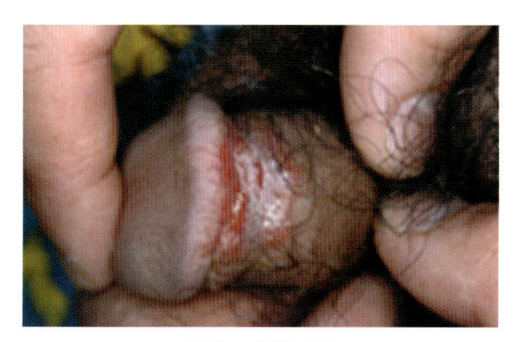

図3. 硬性下疳

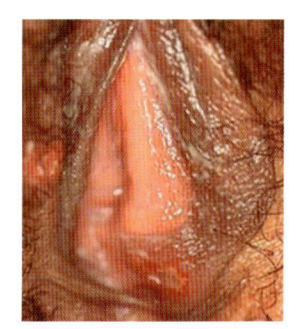

図4. 急性陰門潰瘍

[躯幹]

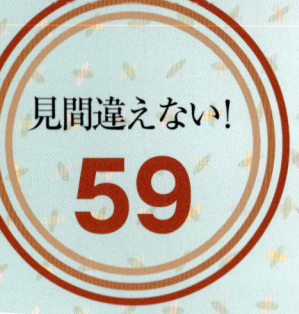

見間違えない！59 外陰部の白色調病変をどう見る？

硬化性萎縮性苔癬を忘れずに

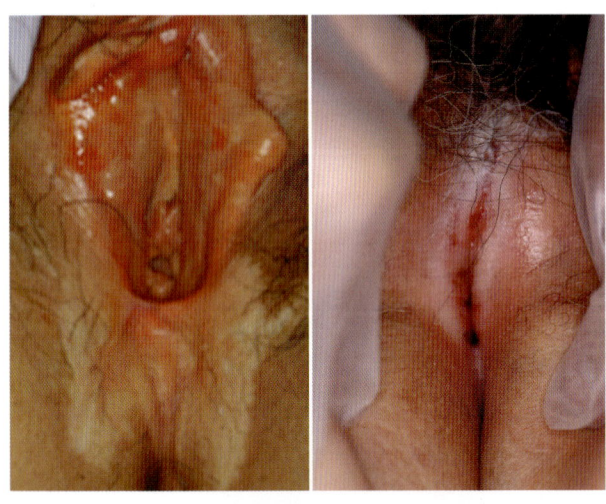

図1．硬化性萎縮性苔癬（女性．陰門萎縮症）

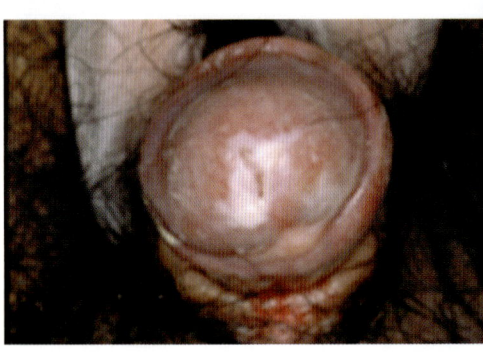

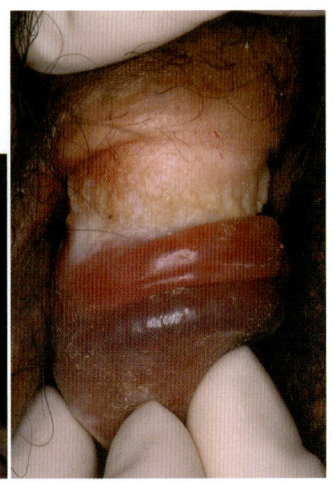

図2．硬化性萎縮性苔癬（男性．閉塞性乾燥性亀頭炎または陰茎萎縮症）

診断のポイント

外陰部の硬化性萎縮性苔癬（図1, 2）は白色調で萎縮・硬化した光沢ある皮膚を呈する．悪性腫瘍が続発する疾患であり注意を要する．

【鑑別疾患】
ビダール苔癬
尋常性白斑
扁平苔癬

解　説

- **硬化性萎縮性苔癬**：中高年の女性の外陰部に好発するが，全身いずれにも生じうる．自覚症状は乏しい．外陰部から肛門周囲にかけての白斑，丘疹として始まる．集簇融合し局面を形成する．時間が経過すると，萎縮し羊皮状となる．外陰部に生じたものは有棘細胞癌の発生に注意する(図3)．
- **ビダール苔癬**(図4)：中年女性の項部に出現することが多いが，外陰部にも出現する．慢性湿疹の一型である．強い瘙痒を伴う苔癬化局面であり，しだいに色素脱失となり白色調を呈する．
- **尋常性白斑**(図5)：自覚症状を欠く，境界明瞭な完全脱色素斑．角化，硬化を伴わない．多発する傾向あり．
- **扁平苔癬**(図6)：本邦十数例と稀ではあるが，小陰唇や陰核の変形，腟の癒着や狭窄をきたすので早期の治療を要する．海外では口腔内扁平苔癬の合併が多いとされている．

（清水　晶）

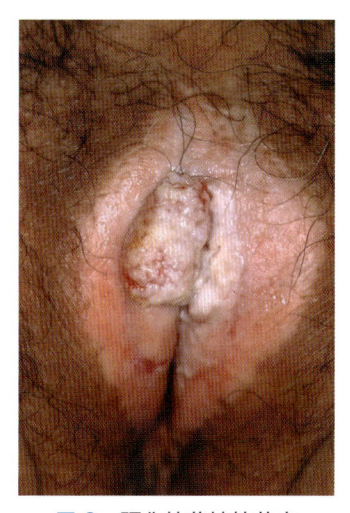

図3．硬化性萎縮性苔癬
有棘細胞癌が続発

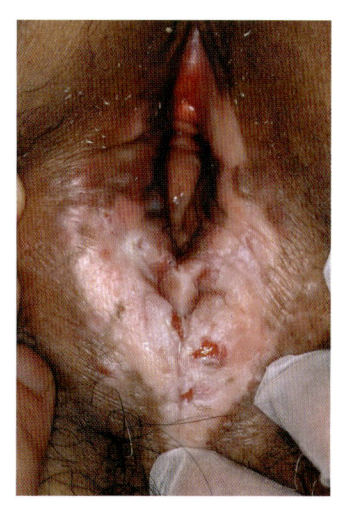

図4．ビダール苔癬
苔癬化と不整形の小潰瘍が多発

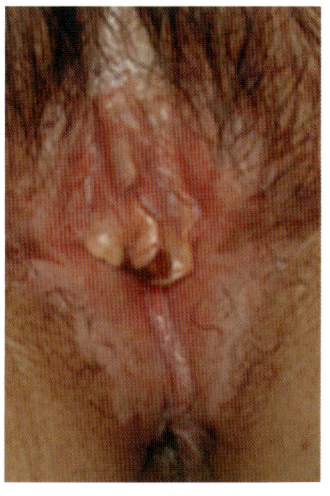

図5．尋常性白斑

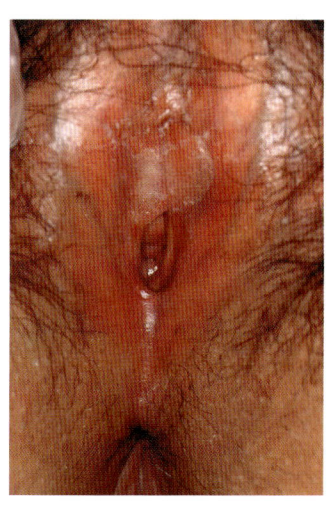

図6．扁平苔癬
陰唇の癒着あり

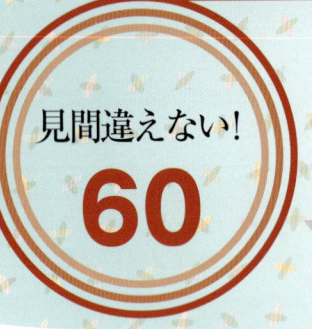

[躯幹] 見落とさない！見間違えない！この皮膚病変

見間違えない！ 60 陰部の暗紅色斑を見逃さない！間違えない！

プライベートパーツなのでついつい…

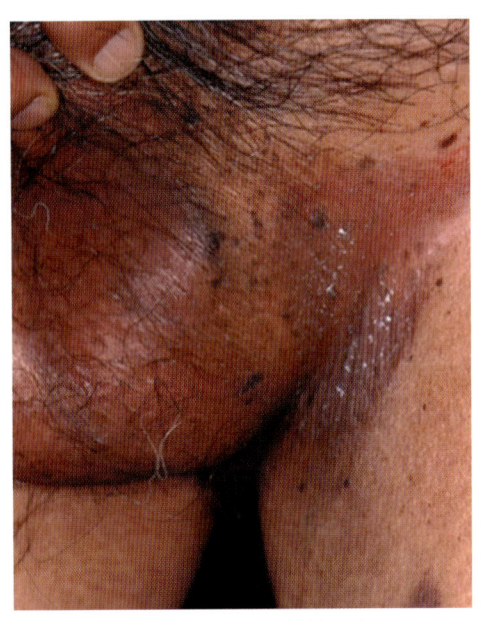

図1. 外陰部の間擦性湿疹

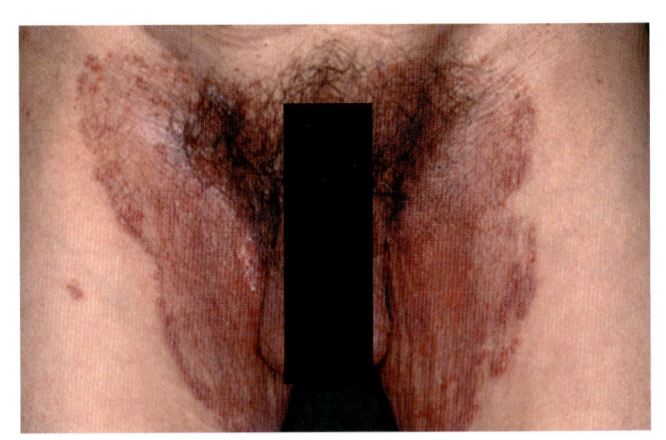

図2. 股部白癬

診断のポイント

陰部の暗紅色斑は間擦性湿疹（図1）や真菌感染症（図2）の頻度が高いが，初期のパジェット病などの腫瘍性病変やヘイリー・ヘイリー病などを見逃さないようにする．難治の場合は，積極的に病理組織学的検査を行う．

また，陰部の疾患は白癬を伴うことが多いため，定期的に真菌検査を行う．

【鑑別疾患】
- 湿疹，皮膚炎：間擦性湿疹，接触皮膚炎，亜鉛欠乏症候群
- 炎症性角化症：ヘイリー・ヘイリー病，尋常性乾癬
- 感染症：股部白癬，カンジダ感染症（分芽菌性間擦疹），蜂窩織炎
- 腫　瘍：乳房外パジェット病，ボーエン病

解 説

- **間擦性湿疹**：肥満者に多くみられ，強い瘙痒感を伴う．湿性傾向を示し，搔破によってびらん，痂皮を付すこともある．
- **接触皮膚炎**：高齢者では，便，尿漏れによる排泄物の刺激，女性の場合は生理用品による刺激が原因である場合も念頭に置いて，問診・診察を行う．
- **陰股部白癬**：鼠径部，大腿内側にかけて生じ，辺縁に小丘疹・鱗屑を伴い遠心性に拡大する紅斑を呈する．中心治癒傾向がみられる．春〜夏に好発し，激しい瘙痒を伴う．女性では，膣カンジダ症を伴う場合もある．
- **ヘイリー・ヘイリー病**(図3)：常染色体優性遺伝の皮膚疾患．カルシウムポンプをコードする*ATP2C1*遺伝子の異常による．腋窩・外陰部などの間擦部に好発し，小水疱，膿疱を伴う紅斑が融合し，湿潤した局面を形成する．夏季に増悪する．ステロイド外用にて難治の場合は，白癬を合併している可能性を考慮して，真菌検査を行う．
- **乳房外パジェット病**(図4)：初期には瘙痒感を伴う紅斑を呈し，湿疹性病変に類似する．本症の初期では，臨床所見のみからは間擦性湿疹と鑑別することは困難である．
長期の経過でびらんや色素沈着，色素脱失を伴った局面を呈する．一見，湿疹性病変のように見えても，浸潤を触れる場合や難治のびらんを伴う場合には積極的に生検を行う．

(茂木精一郎)

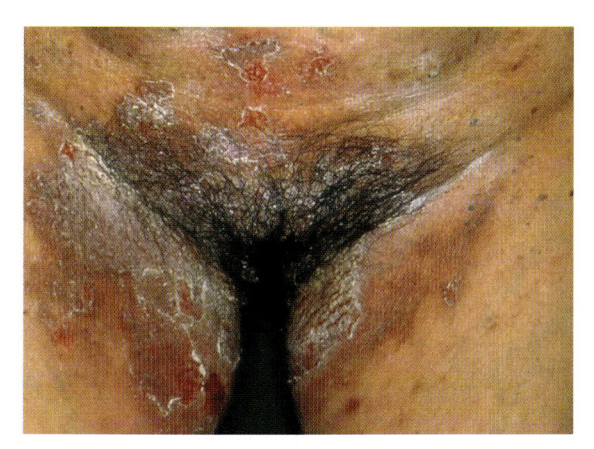

図3．ヘイリー・ヘイリー病

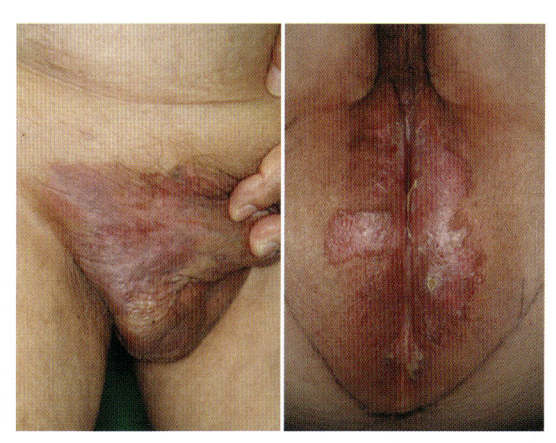

図4．乳房外パジェット病

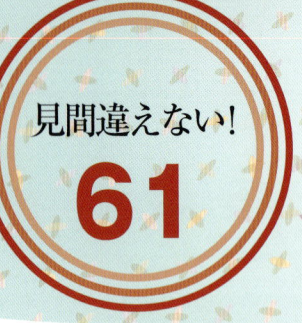

[四 肢] 見落とさない！見間違えない！この皮膚病変

見間違えない！ 61 下肢の多発性紫斑に潜むもの

血管炎？診断は？

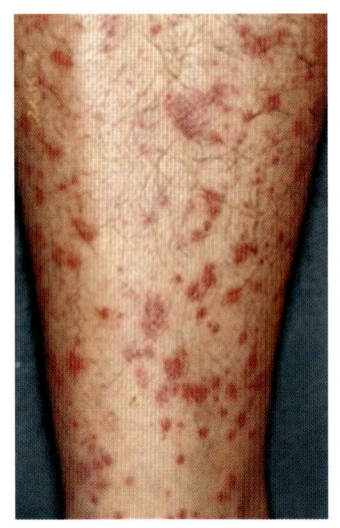

図1. Henoch-Schönlein 紫斑病

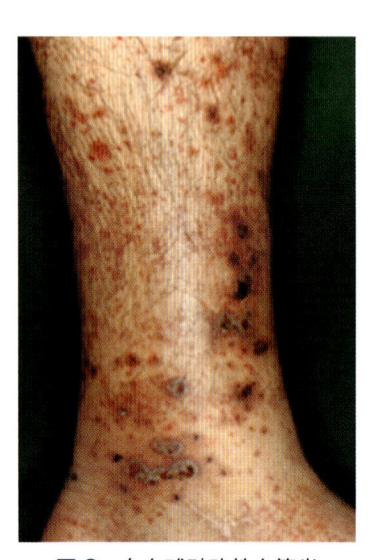

図2. 白血球破砕性血管炎
（皮膚アレルギー性血管炎）

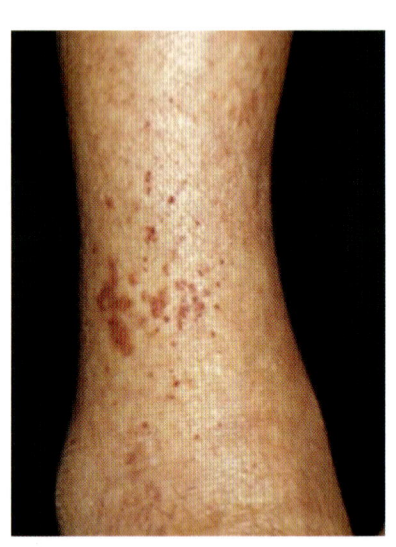

図3. 顕微鏡的多発血管炎

診断のポイント

下肢に紫斑を生じる代表的疾患は血管炎である．図1〜3の血管炎はいずれも浸潤を伴う紫斑（palpable pupura）を呈するが，組織所見や検査所見より鑑別可能である．紫斑の特徴をとらえたうえで，鑑別疾患を挙げて必要な検査を行う．

- **紫斑を生じる血管炎**：Henoch-Schönlein 紫斑病（HSP）（図1），白血球破砕性血管炎（皮膚アレルギー性血管炎）（図2），ANCA 関連血管炎，顕微鏡的多発血管炎（microscopic polyangiitis；MPA）（図3），Wegener 肉芽腫症，アレルギー性肉芽腫性血管炎，クリオグロブリン血症性紫斑，高ガンマグロブリン血症性紫斑，膠原病に伴う血管炎など

【その他の鑑別疾患】
抗リン脂質抗体症候群，リベド血管症，慢性色素性紫斑，単純性紫斑，機械性紫斑，うっ滞性皮膚炎，蜂窩織炎，パルボウイルス B19 感染症，薬疹など

解　説

　血管炎には皮膚のみを侵すものもあるが，全身性血管炎の部分症状として皮膚を侵すものもある．侵される血管の種類や深さによって，紫斑以外にも多彩な症状を呈しうる．

　皮膚科を受診する患者の血管炎の罹患血管は皮下小動脈レベルまでである．従って，皮膚血管炎は小血管レベル以下のHSP，ANCA関連血管炎とクリオグロブリン血症性紫斑，白血球破砕性血管炎(皮膚アレルギー性血管炎)が主なものである．

◎ **Henoch-Schönlein 紫斑病**：Palpable purpura を呈する血管炎の代表疾患である．Palpable purpura は組織学的には真皮上層〜中層レベルの血管炎を反映している．

　下腿の伸側を中心に，浸潤を伴い，軽度隆起する紫斑が多発する．感冒様の前駆症状を伴うことが多く，合併症として関節症状，腹部症状(腹痛)，腎障害(血尿・蛋白尿)がある．

　皮疹部の病理組織学的所見では白血球破砕性血管炎がみられ，血管壁にIgAが沈着する．

◎ **ANCA関連血管炎**：本邦の血管炎・血管障害ガイドラインにおいては抗好中球細胞質抗体(anti-neutrophil cytoplasmic antibody；ANCA)を測定することとしている．これは特異性が高く，myeloperoxidase(MPO)-ANCA あるいは proteinase 3(PR3)-ANCA(C-ANCA)陽性であれば，下記3つのANCA関連血管炎である可能性が高くなる．

① **顕微鏡的多発血管炎**(図3，4)：MPO-ANCA 陽性となることが多い．主要臓器病変は急速進行性糸球体腎炎と肺病変である．侵される血管のレベルにより，紅斑，紫斑，血疱，リベド，皮下結節など多彩な症状を呈しうる．罹患血管が比較的細い血管レベルにとどまった場合，臨床的にはHSPと鑑別できない紫斑を生じる．HSPを疑った場合には必ずANCAを測定する．

② **Wegener 肉芽腫症**(図5)：上気道(E)，肺症状(L)，腎症状(K)の3臓器症状が揃ったものを全身型とする．皮膚病変の頻度は高くないが，浸潤のある紫斑，血疱，びらん，潰瘍，網状皮斑など多彩な症状を呈する．組織学的には血管外肉芽腫性病変，白血球破砕性血管炎，肉芽腫性血管炎がみられる．C-ANCA陽性は特異的である．また，抗体価は病勢と平行して推移する．

③ **アレルギー性肉芽腫性血管炎(Churg-Strauss 症候群)**：診断には先行する気管支喘息，末梢血好酸球増多の確認が重要．MPO-ANCA 陽性率は30％程度である．

◎ **白血球破砕性血管炎(皮膚アレルギー性血管炎)**(図2)：皮疹は多彩で紫斑，紅斑，水疱，血疱，潰瘍など多彩な所見を呈し，新旧混在する．また，組織学的に真皮全層の血管壁に血管炎がみられる．IgAの沈着がない点よりHSPと鑑別している．

　感染症，薬剤，悪性腫瘍の関与も考えられている．

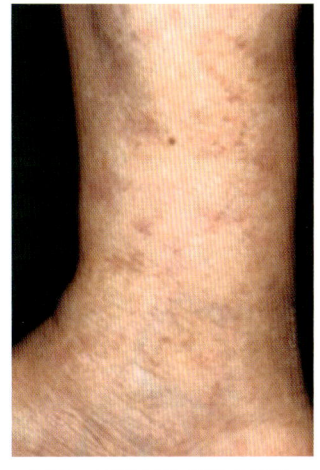

図4．顕微鏡的多発血管炎
紫斑のほか分枝状皮斑を呈することもある．

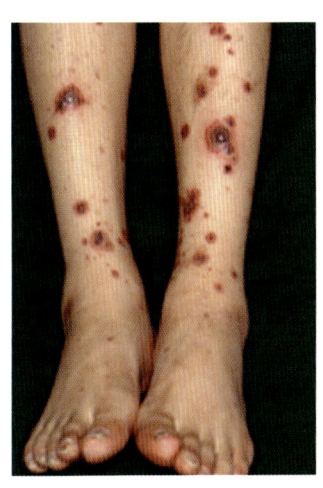

図5．Wegener 肉芽腫症
紫斑，血疱，潰瘍などを呈する．

- **クリオグロブリン血症性紫斑**(図6)：クリオグロブリン血症は，低温で沈殿する異常蛋白血症が血管内に生じ，これによる血管閉塞および血管炎の結果，紫斑，水疱，血疱，潰瘍などを生じる．シェーグレン症候群やC型肝炎などに合併することが多い．
- **高ガンマグロブリン血症性紫斑**(図7)：シェーグレン症候群でみられることが多い．紫斑の浸潤はないか軽度，色素沈着を残すことがある．
  組織学的にはリンパ球性血管炎または壊死性血管炎などの所見を呈する．
- **膠原病に伴う血管炎**(図8)：全身性エリテマトーデス，シェーグレン症候群に伴う蕁麻疹様血管炎，関節リウマチに伴うリウマチ性血管炎などがある．

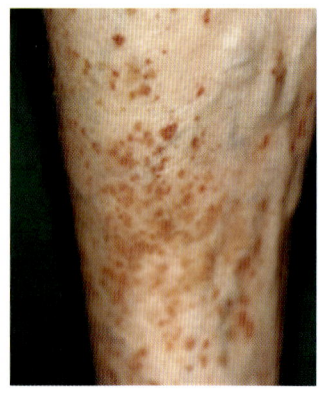

図6．クリオグロブリン血症性紫斑

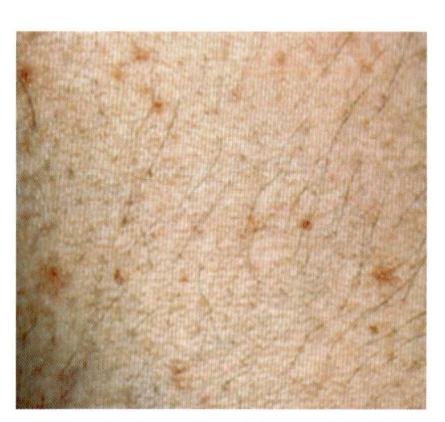

図7．高ガンマグロブリン血症性紫斑

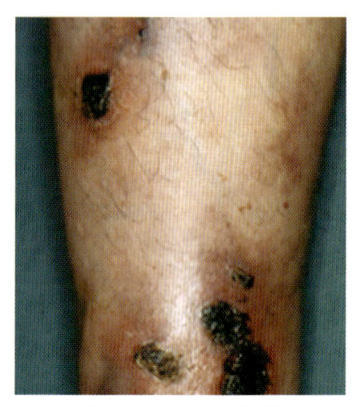

図8．リウマチ性血管炎

- **その他の鑑別疾患**

  さまざまな疾患で種々の程度の紫斑を生じうる．
  - **慢性色素性紫斑**(図9)：浸潤のない紅褐色斑が主体で点状の紫斑を伴う．
  - **単純性紫斑**：浸潤のない点状の紫斑．
  - **機械性紫斑**：浸潤のない斑状の紫斑．
  - **蜂窩織炎**(図10)：腫脹，発赤とともに紫斑を生じうる．初期症状としてみられることもある．急速に紫斑を伴った病変が拡大するときには壊死性筋膜炎を念頭に置く．
  - **パルボウイルスB19感染症**(図11)：成人では前腕や手を中心とした丘疹や紅斑が多発し，関節痛や浮腫などの全身症状を伴うことが多い．体幹や下肢の小丘疹，紅斑が多発するが，紫斑を生じることもある．
  - **紫斑型薬疹**(図12)：紅斑と紫斑が混在し，やがて紫斑が主体となる．

（永井弥生）

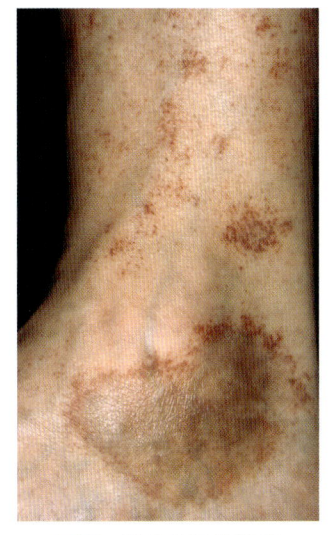

図 9. 慢性色素性紫斑

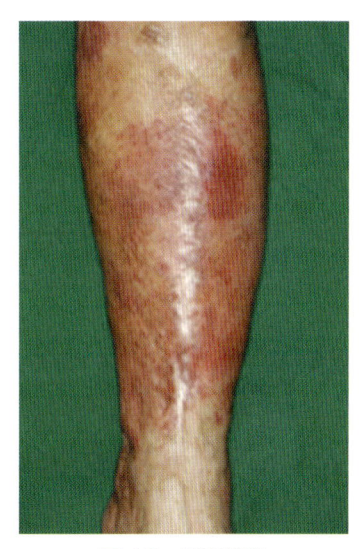

図 10. 蜂窩織炎

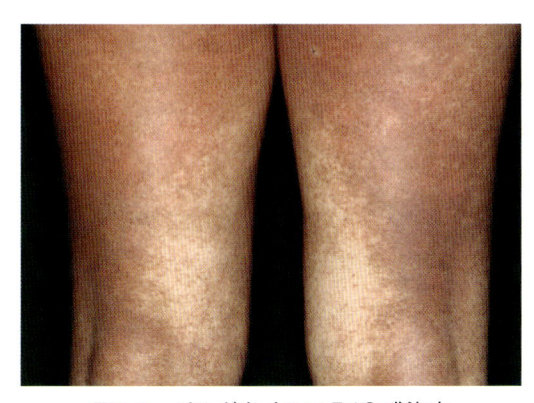

図 11. パルボウイルス B19 感染症

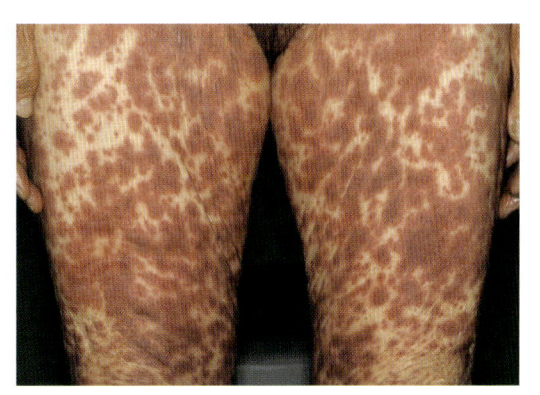

図 12. 紫斑型薬疹

61. 下肢の多発性紫斑に潜むもの

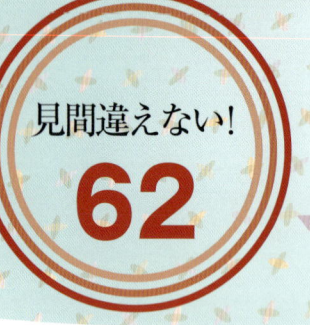

[四 肢] 見落とさない！見間違えない！この皮膚病変

見間違えない！ **62**

下腿に多発する紅斑

どんな疾患を考えますか？

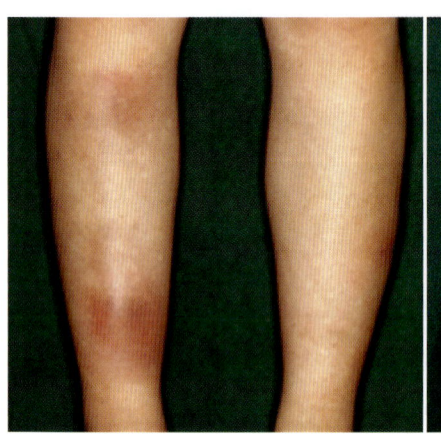

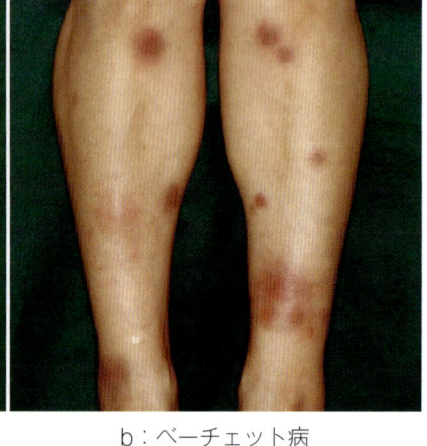

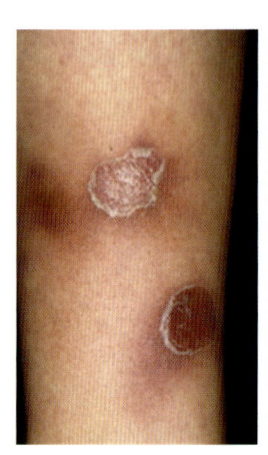

a：咽頭炎に続発　　　b：ベーチェット病　　　図2．バザン硬結性紅斑

図1．結節性紅斑

診断のポイント

　感染症などを契機として発症する典型的な急性型の結節性紅斑の多くは，その経過や臨床像から診断は比較的容易である（図1）．

　しかし，結節性紅斑は症状名であり，なんらかの基礎疾患に伴って生じる場合がある．基礎疾患の検索や類似の症状を呈する他の疾患を見逃さないように注意する．結節性紅斑の基礎疾患としては，サルコイドーシス，ベーチェット病，炎症性腸疾患などが代表的である．これらを念頭に置いた問診とスクリーニング検査が必要である．

【結節性紅斑の原因ないし基礎疾患】（表1, 2）

感染症（溶連菌感染症，エルシニア感染症，風疹，流行性耳下腺炎，B型肝炎，ケルスス禿瘡，ハンセン病など），サルコイドーシス，ベーチェット病，Sweet病，炎症性腸疾患，薬疹（サルファ剤）など．

【結節性紅斑と鑑別を要する疾患】（表3）

バザン硬結性紅斑（図2），蜂窩織炎，遊走性血栓性静脈炎，うっ滞性脂肪織炎，Weber-Christian病，Rothmann-Makai症候群，皮下脂肪壊死症（膵炎や膵癌に伴う）など．

解説

◎ **結節性紅斑**：下腿の伸側に多発する浸潤の強い紅斑であり，表面の潮紅は鮮紅色，境界明瞭で，熱感，自発痛，圧痛がある．発症は急激で，発熱，関節痛などの全身症状を伴い，個疹の経過は1～数週間で，通常，経過は一過性である．

慢性に経過する結節性紅斑では暗赤色を呈し，熱感は軽度で硬結を触知する．皮下硬結の境界は比較的明瞭で硬い．一つの病変の経過は長く，数か月以上続くことも稀ではない．

病理組織学的には脂肪織小葉間の脂肪織炎である（septal panniculitis）．

原因不明の特発性のものと，細菌などの感染症に続発するもの，薬剤に起因するものなどがある．代表的基礎疾患としては，ベーチェット病，サルコイドーシス，炎症性腸疾患などがある．

本症の発症機序として，細菌などの種々のアレルゲンに対する免疫複合体によるⅢ型アレルギー説や遅延型過敏反応説があるが，現在なお不明である．

◎ **硬結性紅斑（バザン硬結性紅斑）**：臨床的には結節性紅斑との鑑別を要する．結核疹の一つとして古典的な疾患であり，両下腿に多発する暗赤色調を呈する硬結性紅斑である．下腿の，特に後面に多発するクルミ大程度までの浸潤の強い暗紅色～紅紫褐色を呈する皮下硬結である．急性炎症所見，つまり局所熱感，発赤，疼痛，浮腫性腫脹に乏しく，鱗屑の固着がみられることもある．しばしば潰瘍化し瘢痕を形成する．時間とともに境界不明瞭な暗紅色斑を伴う硬結となり，1～数か月で消褪する．ツベルクリン反応は強陽性である．

病理組織学的には脂肪小葉を病変の主座とする lobular panniculitis である．

近年，結核は増加傾向に転じ，再興感染症としての認識と対策が求められている．また，最近の生物学的製剤使用に伴う発症リスクの増大など，今後の蔓延化が危惧されている．

（永井弥生）

表1．結節性紅斑の原因

感染症	A群溶血性連鎖球菌，結核菌，クラミジア，サルモネラ，キャンピロバクター，らい菌，白癬菌，ウイルス感染症など
薬剤	サルファ剤，テトラサイクリンなどの抗菌薬，スルホニル尿素，経口避妊薬，ヨード剤
サルコイドーシス	
炎症性腸疾患	潰瘍性大腸炎，クローン病
リウマチ・自己免疫性疾患	ベーチェット病，Sweet病
悪性腫瘍	白血病，悪性リンパ腫，乳癌
その他	肉芽腫性乳腺炎，妊娠
特発性	

表 2. 主な結節性紅斑の基礎疾患

基礎疾患	臨床症状と結節性紅斑の特徴	検索すべき所見
ベーチェット病	口内アフタ，外陰部潰瘍，眼症状，皮膚症状が主徴．皮膚症状として毛嚢炎様皮疹，結節性紅斑，皮下の血栓性静脈炎など．結節性紅斑は小型のことが多く，また経過が短い．血栓性静脈炎は結節性紅斑様所見を呈することもある（図 3）．	眼所見の有無 血清 IgD，HLA-B51
Sweet 病	顔面，頸部，上肢に好発する有痛性隆起性紅斑が特徴的である．発熱などの全身症状を伴う．結節性紅斑を合併する場合，比較的広範囲に隆起性紅斑を生じる例が多い（図 4）．	好中球増多，CRP 上昇 基礎疾患として骨髄異形成症候群など
サルコイドーシス	組織学的に類上皮細胞肉芽腫がみられる場合は皮膚サルコイドであり，結節性紅斑様皮疹と呼んで区別している（図 5）．	胸部 X 線写真，血清アンギオテンシン変換酵素（ACE）
炎症性腸疾患	〔潰瘍性大腸炎〕 ・活動性には一致することが多いが，重症度や病変の拡大には一致しない． ・女性に圧倒的に多い．関節炎を伴いやすい． 〔クローン病〕 ・肉芽腫性病変である metastatic Crohn's disease を認め，潰瘍を伴うことが多い．	便潜血 消化管精査

表 3. 結節性紅斑と鑑別を要する主な疾患

蜂窩織炎	下腿に好発する圧痛，自発痛の強い発赤と腫脹がみられ，硬結を伴うことも多い．基本的には片側性に生じ，発熱，白血球増加，CRP 高値などの異常を認める．
遊走性血栓性静脈炎	索状の硬結を触れる圧痛のある紅斑が，片側性，単発性に生じる．範囲が限局すると，臨床的に類似する．
うっ滞性脂肪織炎（図 6）	静脈瘤のある患者の下腿に生じる有痛性の硬結であり，慢性に経過する．
Weber-Christian 病	皮下硬結に加え，発熱，関節痛，全身倦怠などの全身症状を伴う．組織学的には lobular panniculitis を呈し，脂肪融解や脂肪肉芽腫もみられる．
Rothmann-Makai 症候群	組織学的には lobular panniculitis を呈し，脂肪融解や脂肪肉芽腫もみられる．このような所見は全身性症状を伴わない．
皮下脂肪壊死症（図 7）	急性および慢性膵炎や膵癌に続発する．

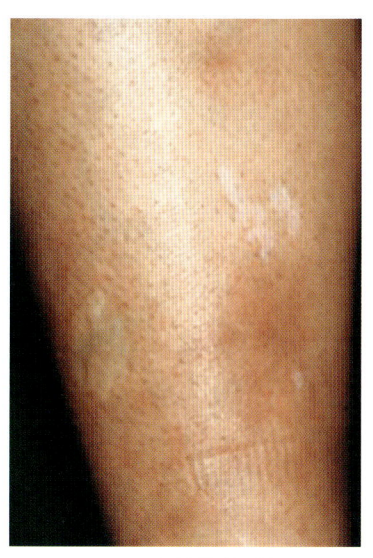

図3. 血栓性静脈炎
ベーチェット病

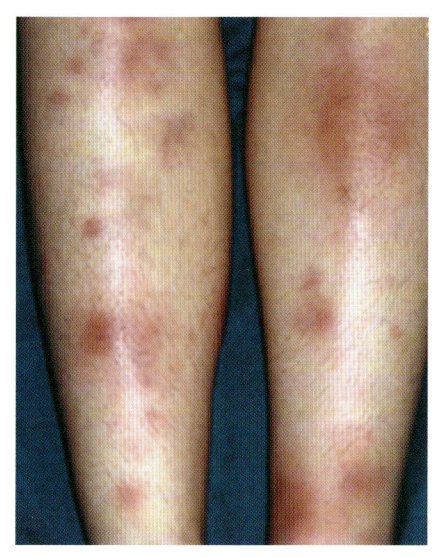

図4. 結節性紅斑
Sweet病

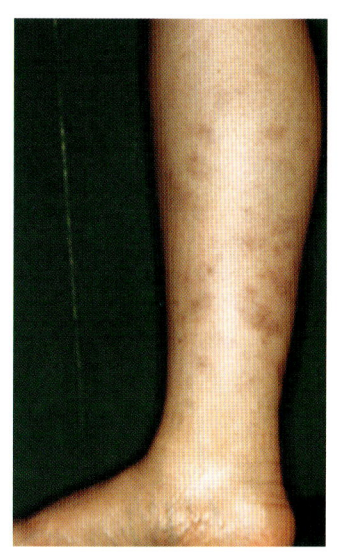

図5. 結節性紅斑様皮疹
サルコイドーシス. 組織学的に類上皮細胞肉芽腫をみる.

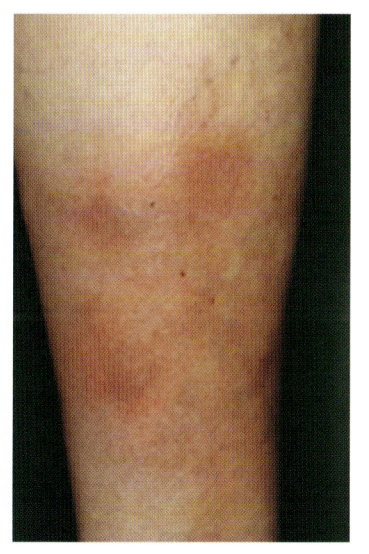

図6. うっ滞性脂肪織炎

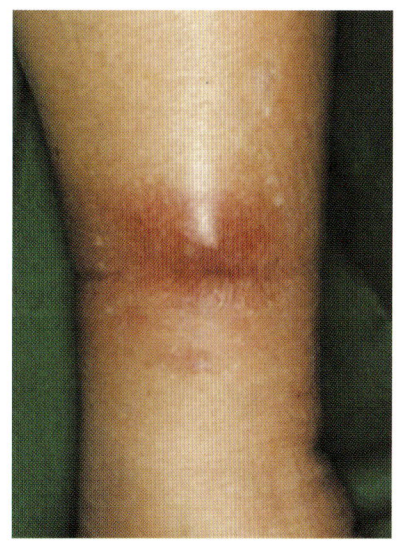

図7. 膵癌に伴う皮下脂肪壊死
硬結が多発すると結節性紅斑に類似することもある.

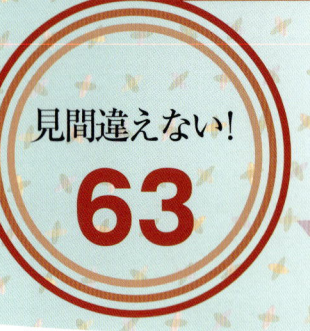

[四 肢] 見落とさない！見間違えない！この皮膚病変

見間違えない！
63 片側下腿の発赤・腫脹

ありふれた症状ですが…

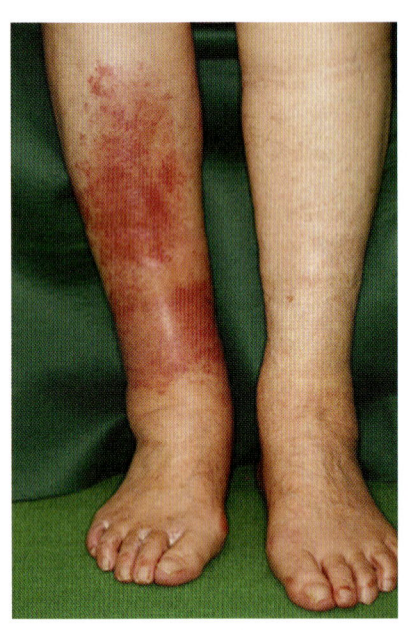

図1. 蜂窩織炎

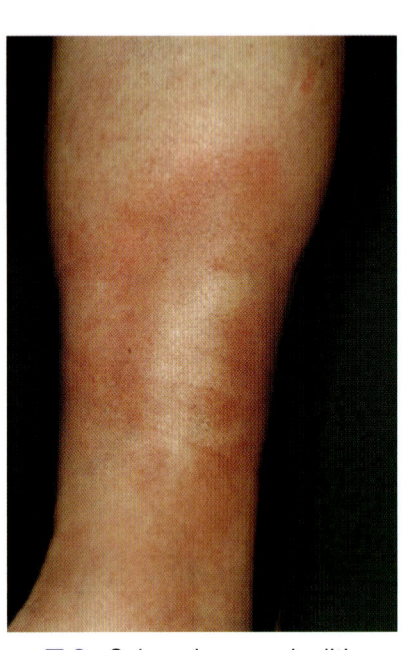

図2. Sclerosing panniculitis

診断のポイント

片側下腿に発赤，腫脹，硬結をきたす疾患は多岐にわたる．下腿に病変をきたす疾患のうち，臨床的に重要なものとして，感染症，血管性病変，外傷などが挙げられる．稀ではあるが，悪性リンパ腫も考慮する必要がある．

1) **感染症**
   癤，癰，蜂窩織炎（図1），壊死性筋膜炎など．
2) **血管性病変：静脈うっ滞に伴う場合が多い**
   Sclerosing panniculitis（図2）などの静脈うっ滞を基盤とする脂肪織疾患．
   表在静脈疾患：血栓性静脈炎．
   深部静脈血栓症（deep vein thrombosis；DVT）．
3) **外傷：高齢で皮膚脆弱性が著しい場合，軽微な外傷で病変を呈する**
   皮下血腫（deep dissecting hematoma）．
4) **悪性リンパ腫**
   Subcutaneous panniculitis-like T-cell lymphoma，B-cell lymphoma など．

解　説

- **蜂窩織炎**(図1)：急性発症し，真皮深層〜皮下組織に感染をきたした状態である．足白癬や毛包炎，外傷などに続発する場合が多いとされるが，実際には先行病変がはっきりしない場合が多い．リンパ浮腫，糖尿病など基礎疾患を有する患者の場合，再発性，難治性となる．起炎菌の多くは黄色ブドウ球菌である．白血球増多や炎症反応が高値で，病変部被覆皮膚に紫斑，水疱，壊死を伴う場合には壊死性筋膜炎を念頭に置き，試験切開や造影CTによる画像評価を行う．

- **Sclerosing panniculitis**(図2)：慢性的な下肢静脈うっ滞を基盤とする皮下脂肪織炎であり，下腿遠位に有痛性紅色硬結をきたし，進行すると色素沈着，板状硬結を呈するようになる．発赤疼痛を伴うことも多いが感染はない．ときに難治性皮膚潰瘍を併発する．静脈瘤の明らかな症例では診断しやすいが，ときに静脈瘤が明らかでない例もある．症状が著しい例に対して短期間の中等量副腎皮質ステロイド薬内服が有効である．

- **血栓性静脈炎**：表在静脈の炎症に続発し血栓を形成する．表在静脈に生じ，重篤な血栓塞栓症を併発することはない．表在静脈の索状硬結，発赤腫脹，疼痛が特徴的である．

- **深部静脈血栓症(DVT)**：先天性/後天性凝固異常や手術後，長期臥床，悪性腫瘍，外傷後に下肢の深部静脈に血栓を生じる疾患である．無症候性のものから下腿腫脹，発赤，熱感，腫脹を伴うものまでさまざまである．肺塞栓症をきたすリスクがあり，治療は抗凝固療法が選択される．近年，血管CTや下肢静脈エコーの普及により無症候性DVTの発見率が高まっている．無症候性DVTに対する確立された診療ガイドラインはなく，今後の課題である．

- **加齢に伴う皮膚脆弱性**：軽微な外傷で皮膚剥離や皮下血腫をきたすことが知られている．これらの病態はdermatoporosis(皮膚粗鬆症)と呼ばれ，特徴的徴候として老人性紫斑，星芒状偽瘢痕，皮膚萎縮などがある．軽微な外傷による皮膚剥離，創傷治癒遅延，難治性萎縮性潰瘍と皮下血腫をきたし，しばしば治療抵抗性である．特に，皮下血腫(deep dissecting hematoma)(図3)は，初期に下腿腫脹，発赤，疼痛をきたし，感染性疾患と鑑別を要する場合があり，血腫が拡大すると広範な被覆皮膚壊死をきたす．

- **悪性リンパ腫**(図4)：下肢型皮膚原発びまん性大細胞型リンパ腫はB-cell lymphomaの一型で，下肢に発生し紅色局面・結節を形成し急速に増大する．Subcutaneous panniculitis-like T cell lymphomaは結節性紅斑様の皮下結節ないし板状硬結をきたす．

(田子　修)

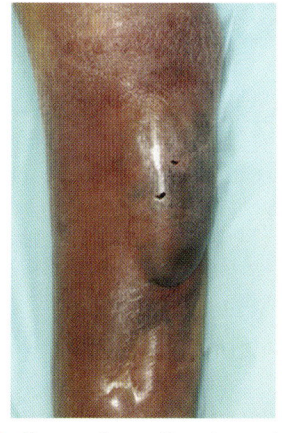

図3．Deep dissecting hematoma 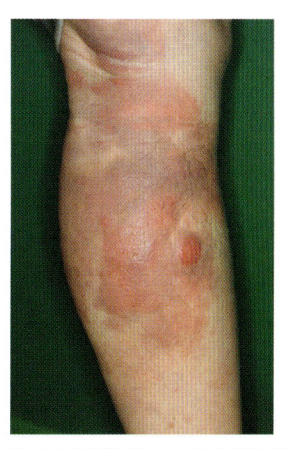　　図4．下肢型皮膚原発びまん性大細胞型リンパ腫

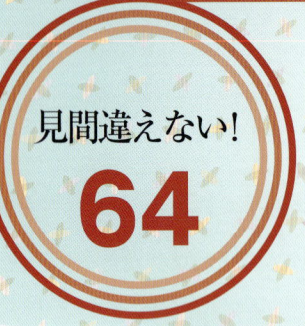

[四 肢] 見落とさない！見間違えない！この皮膚病変

見間違えない！
64 手指の扁平結節は慎重に！

手は小さな外傷の多い部位

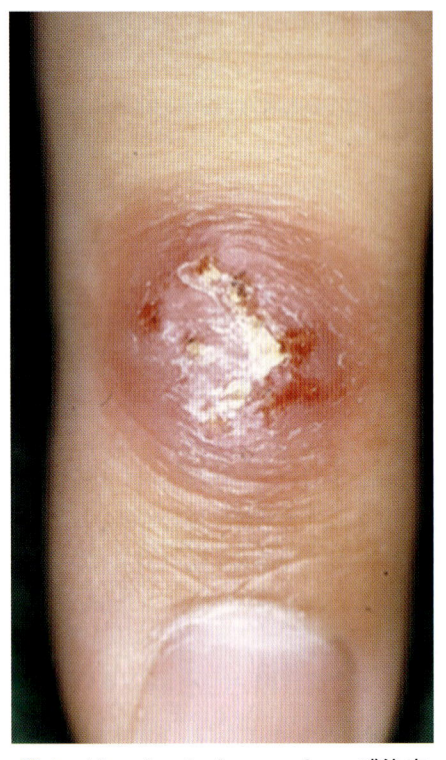

図1. *Mycobacterium marinum* 感染症

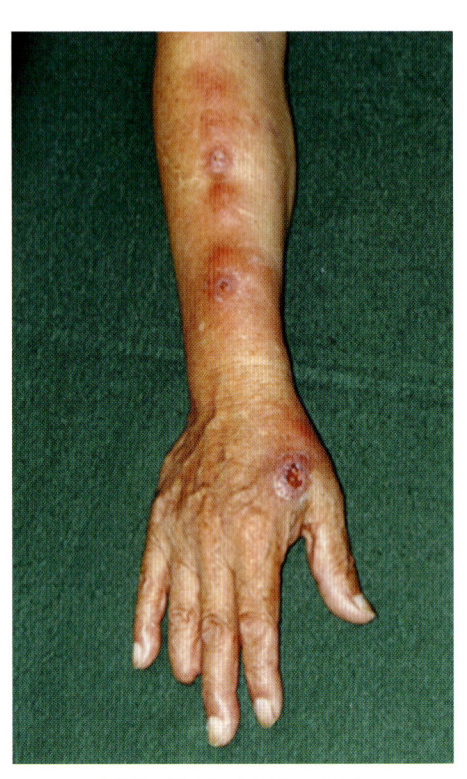

図2. スポロトリコーシス
　　リンパ管型

診断のポイント

　手指はさまざまな外的刺激を受けやすい部位であり，外傷の有無や刺激物質との接触の有無，職業歴などの病歴聴取が重要となる．

【鑑別疾患】
感染症：*Mycobacterium marinum* 感染症（図1），スポロトリコーシス（図2），尋常性疣贅
腫瘍性：ボーエン病，日光角化症，無色素性悪性黒色腫，後天性被角線維腫
その他：環状肉芽腫，痛風結節，多中心性細網組織球症（multicentric reticulohistiocytosis）

解 説

- ***Mycobacterium marinum* 感染症**：皮膚非結核性抗酸菌症の半数以上を占める．*M. marinum* は，主に海水魚，淡水魚(特に熱帯魚)や水槽水に存在し，手背，指背，肘などに生じた外傷部位から感染する．従って，熱帯魚を飼育する人や水族館職員などの魚類との接触がある人に好発するため fish tank granuloma とも呼ばれる．熱帯魚との接触などの病歴聴取が重要となる．

  手背，指背などに生じた外傷部位から感染し，受傷から約 2～3 週間の潜伏期を経て発症する．紅色丘疹や小膿疱から始まり，類円形の浸潤を伴う扁平な結節を生じる．

  皮疹の分布によって皮膚固定型，皮膚リンパ管型，播種型の 3 型に分類される．皮膚固定型は，皮疹が外傷部位に限局するもので，皮膚リンパ管型は，皮疹が手指から前腕，上腕にかけて，リンパ管の走行に沿って出現する．

  病理組織学的には類上皮細胞性肉芽腫の像を呈し，生検組織や組織液，水槽の水を小川培地を用いて 25℃で培養し菌を同定する．治療はミノサイクリン，クラリスロマイシン，リファンピシンなどの抗菌薬内服に加え，温熱療法が有効である．

- **スポロトリコーシス**：*Sporothrix schenckii* を病原菌として生じる深在性真菌症である．*S. schenckii* は腐敗した植物，土壌などに生息しており，外傷を契機に皮膚内に接種することで感染が成立する．従って，土や植物に触れる機会の多い小児の顔面，農業・林業・ガーデニングを営む成人の手指に生じることが多い．顔面や手指に難治性の紅色の扁平結節を見たら，本症を疑い詳細な問診を行う．

  手指や顔面などの外傷部位に淡紅色丘疹として発症し，浸潤の強い扁平結節を呈する．しだいに潰瘍化し，排膿や痂皮を伴う．皮疹の分布によってリンパ管型，固定型，播種型に分類される．手指などの外傷部位から体幹に向かって皮内～皮下の結節が飛石状に生じるリンパ管型が最も多くみられる．

  病理組織学的には肉芽腫性炎症像を呈する．サブロー・ブドウ糖寒天培地を用いて，27℃で培養し菌を検出できる．治療はヨウ化カリウムやイトラコナゾールの内服が有効である．

- **尋常性疣贅**(図 3)：手足背や指趾に好発する角化性病変で，多くは多発性であり，自覚症状をほとんど伴わない．指趾の病変は増大するとカリフラワー状に隆起し，爪囲では連続性に疣状局面を呈する．手掌・足底では隆起せずに，胼胝または鶏眼様を呈するが，表面の角質を削ることにより点状出血が確認できる．

- **ボーエン病**(図 4)：通常，高齢者の躯幹・四肢に好発する．類円形～不整形で境界が比較的明瞭な紅褐色～黒褐色局面．表面は鱗屑，痂皮やびらんを伴い，やがて結節，腫瘤を混じた浸潤性局面を呈する．

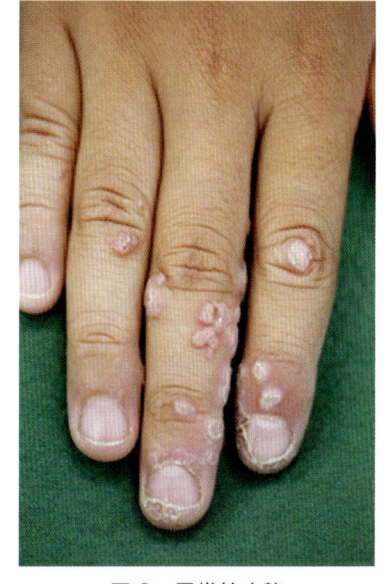

図 3．尋常性疣贅

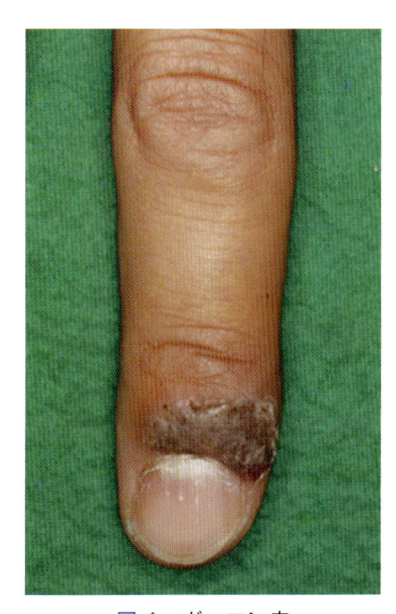

図 4．ボーエン病

誘因として，ヒト乳頭腫ウイルス(HPV)感染，熱傷・凍瘡・外傷後の瘢痕，紫外線，慢性放射線皮膚炎，タール，砒素摂取などが報告されている．

手指に生じるボーエン病は疣状の臨床像を呈することがある．高率にHPVが検出されることから，手指のボーエン病はHPV感染との関連が深いと考えられている．多発性の場合には慢性砒素中毒を念頭に置き，鉱山労働歴や鉱山付近の居住歴，井戸水摂取歴について問診する．

病理組織学的所見は，角質増生，不全角化，表皮の棍棒状肥厚，真皮乳頭延長，表皮全層に異型細胞がみられ，個細胞角化やclumping cellがみられる．

◎ **日光角化症**(図5)：高齢者の手指，手背，顔面などの日光露光部に好発する．境界やや不明瞭で色調不均一な淡紅色の紅斑角化性局面を呈する．表面は粗糙で鱗屑・痂皮，ときに皮角を伴う．

日光角化症を「有棘細胞癌の発生母地」とする考え方と，「日光角化症は有棘細胞癌の *in situ* 段階である」とする考え方とがある．いずれにしても，実地臨床では除去することが優先すべき治療方針である．

◎ **環状肉芽腫**(図6)：常色または淡紅色の比較的硬い丘疹・小結節が遠心性に拡大し，環状，堤防状に配列する．好発年齢は0〜10歳と50歳以上の中高年の二峰性である．

0〜10歳の幼小児では肘頭，膝蓋，顔面などの露出部に多く，環状の定型疹を呈し，虫刺，外傷，紫外線などの局所刺激が誘因と考えられている．50歳以上の中高年では，皮疹が広範囲に多発する汎発型が多く，糖尿病などの耐糖能異常を呈する基礎疾患を有する場合が多い．

確定診断には病理組織学的診断にて柵状肉芽腫(palisading granuloma)を確認することが必要である．生検後に自然消褪することもある．

糖尿病などの基礎疾患を有する場合はその治療を行う．治療としてはステロイド内服・外用が一般的である．DDS，ニコチン酸アミド，ヨードカリ，トラニラスト内服，PUVA，narrow-band UVB療法が奏効したとする報告がある．

◎ **痛風結節**(図7)：重症痛風患者の指趾関節，耳介に好発する．被覆皮膚は菲薄化し，白色の内容物を透見できる．

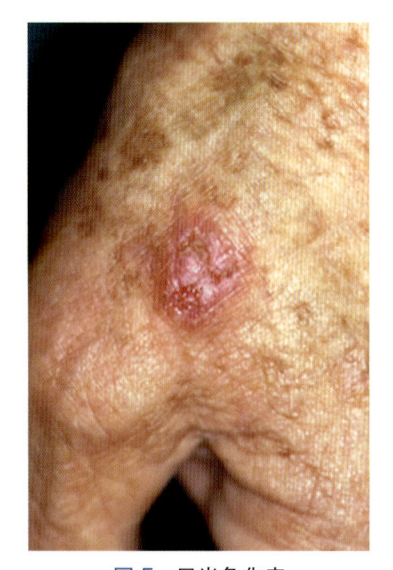

図5．日光角化症 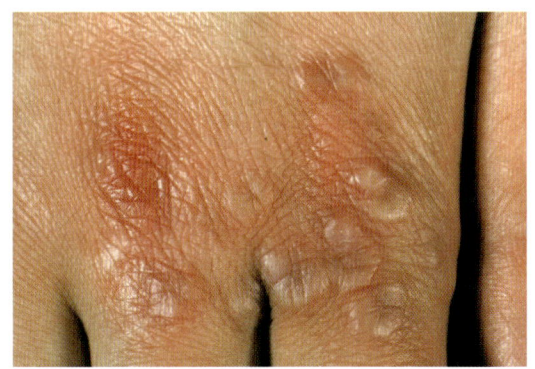　　　　　図6．環状肉芽腫

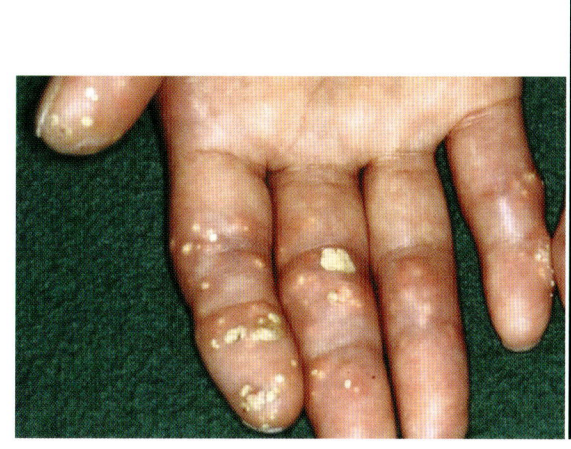

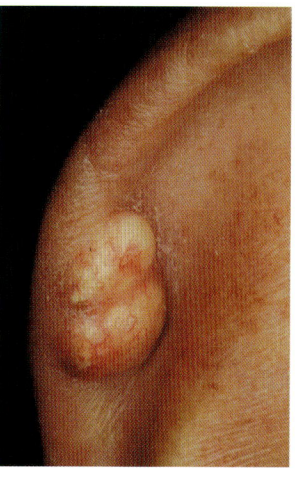

図7. 手指および耳介の痛風結節

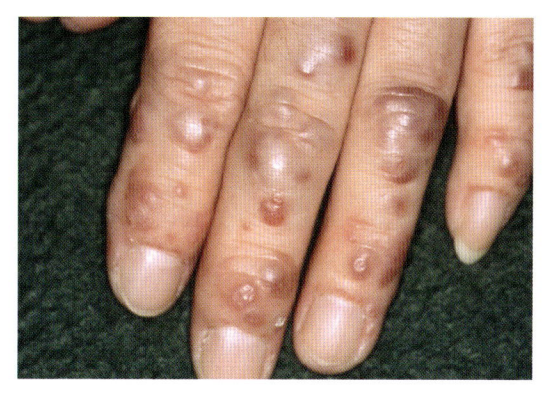

図8. 多中心性細網組織球症

◎ **多中心性細網組織球症**(図8)：40歳代の女性に好発する．初発症状として多発性関節炎が出現することが多い．主に手指のIP関節が侵されるが，四肢の関節が冒される場合もある．
主に手指背，爪囲，前腕，顔面，耳介に褐色〜黄色の結節が多発し，一部で融合し局面を形成する．また，内臓悪性腫瘍や自己免疫性疾患を合併することが多く，精査を要する．病理組織学的所見は，すりガラス状の好酸性の胞体を持つ大型の組織球様細胞が結節状にみられる．

(茂木精一郎)

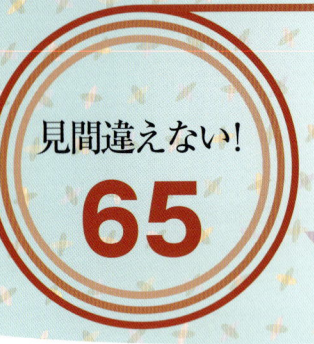

[四肢]　見落とさない！見間違えない！この皮膚病変

見間違えない！ 65　指趾末端の色素沈着

脱色素斑も混在しているか？

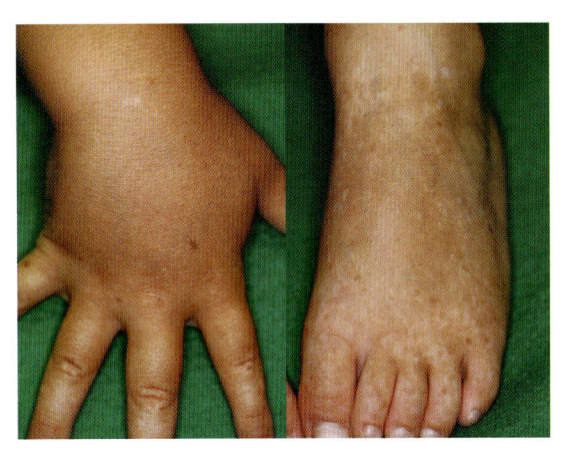

図1．遺伝性対側性色素異常症
色素斑と脱色素斑が混在する．

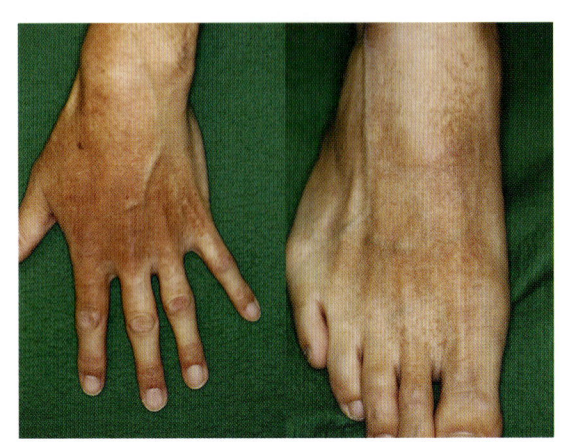

図2．網状肢端色素沈着症
微細な色素斑が密に集簇し，中央では融合する．

診断のポイント

　指趾の色素沈着は人目に触れやすく，皮膚科を受診する患者は少なくない．種々の原因で指趾に色素異常が生じるが，先天性色素増加症とそれ以外に分類して考える．

1）先天性疾患で色素増加ないし異常を呈する疾患
　遺伝性対側性色素異常症（図1）
　網状肢端色素沈着症（図2）
　色素性乾皮症
　Peutz-Jeghers症候群およびLaugier-Hunziker-Baran症候群
　Cockayne症候群
　Spitzenpigment

2）後天性の色素増加ないし異常を呈する疾患
　アジソン病
　ヘモクロマトーシス
　ペラグラ
　化学・薬剤性色素沈着
　炎症後色素沈着
　異物沈着

解 説

- **遺伝性対側性色素異常症**：常染色体優性遺伝形式をとる．皮疹は特徴的で，手背および足背に粟粒大〜半米粒大の濃淡さまざまな小色素斑と，斑状または網状の小脱色素斑が密に混在する．家族内発症の有無を確認する．また，ブラックライトを使用すると特徴的な脱色素斑が強調されて観察できる．*ADAR1*遺伝子の異常による．
- **網状肢端色素沈着症**：不完全常染色体優性遺伝する．四肢末梢部を中心に半米粒大までの淡〜濃褐色の点状小色素斑が多発し，一部は網状に融合する．掌蹠の点状陥凹や掌蹠紋理の点状断裂が診断の補助になる．脱色素斑や炎症症状がないことが特徴となる．
- **色素性乾皮症**：常染色体劣性遺伝で露光部における高度の光線過敏症状により，手指背などに雀卵斑様色素斑や脱色素斑を生じる．非露光部である足背では通常皮疹を伴わず，上記疾患との鑑別点となる．
- **Cockayne 症候群**(図3)：常染色体劣性遺伝で，早老症の一つである．光線過敏性を呈する．ごく一部に色素性乾皮症を合併する．
- **炎症後の色素沈着**：明らかにするには病歴，先行病変の有無，職歴などの問診が重要である．
- **Spitzenpigment**：健常小児の指趾の末節背面にみられる淡褐色〜暗褐色の色素沈着である．2歳ごろに著明となり5，6歳以降は自然消褪する．遠位指節間関節部を越えて近位側には拡大しない．
- **抗悪性腫瘍薬などの薬剤による色素沈着**(図4，5)：指趾に色素沈着を生じる場合がある．フルオロウラシル，ブレオマイシン，シクロホスファミド，ブスルファン，メトトレキセートによるものが多い．抗生物質のミノサイクリンによる色素沈着も有名である．サルファ剤，サイアザイド系利尿薬，抗悪性腫瘍薬，抗精神病薬では光線過敏型薬疹を引き起こし露光部に色素沈着を生じる．
- **Peutz-Jeghers 症候群**：常染色体優性遺伝性疾患で，口唇の色素斑とともに指趾の末端腹側に類円形〜紡錘形の色素斑が出現する．消化管ポリポーシスや他臓器悪性腫瘍の合併に注意が必要である．
- **Laugier-Hunziker-Baran 症候群**：口唇や掌蹠，指趾に Peutz-Jeghers 症候群に類似した色素斑を生じるが，消化管ポリポーシスはみられない．
- **アジソン病**：ACTH や MSH 分泌が亢進することでメラノサイトが刺激され色素沈着をきたす．全身に色素沈着が生じるため，通常色素沈着の少ない指趾屈側から掌蹠における色素沈着は診断に有用である．

(服部友保)

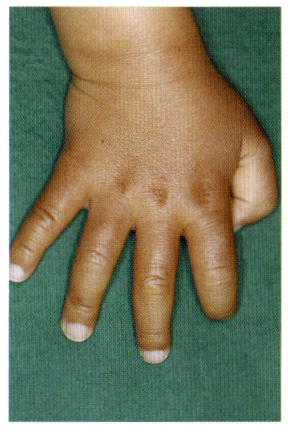

図3．Cockayne 症候群

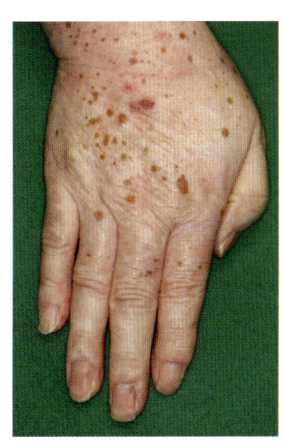

図4．色素沈着型薬疹 原因薬はフルオロウラシル

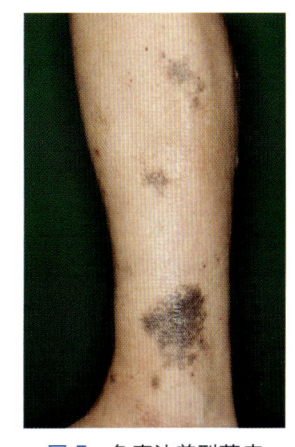

図5．色素沈着型薬疹 原因薬はミノサイクリン塩酸塩

[四 肢] 見落とさない！見間違えない！この皮膚病変

見間違えない！ 66 足底の小結節

鶏眼，胼胝腫，疣贅の鑑別

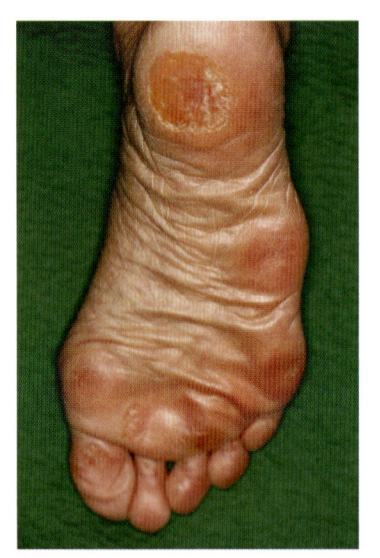

図1．多発する胼胝腫
Werner 症候群

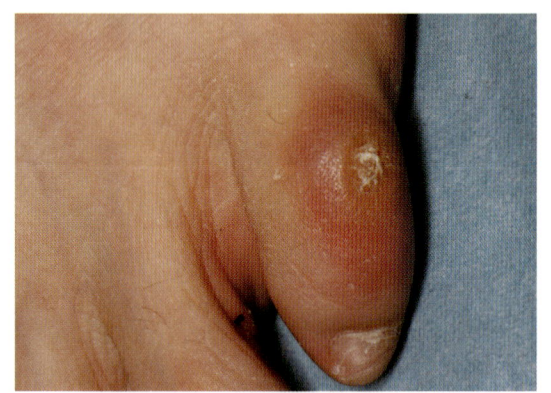

図2．鶏眼
圧痛を伴う．

診断のポイント

足底の限局性角化結節は，患者自ら「ウオノメ」などと自己診断して受診する場合が多い．しかし，実際は足底疣贅であることのほうが多い．また，看護師などが誤診している場合があり，皮膚科医が正しい診断を下すことが重要である．

1) 胼胝腫
 角層が外方に肥厚した状態である．鶏眼に比較して皮疹は大型で，圧痛などの自覚症状を伴わない（図1）．

2) 鶏　眼
 肥厚した角層が真皮に向かって楔形に食い込むため，体重が一点に集中して圧痛を生じる（図2）．

3) 尋常性疣贅
 通常は乳頭腫として観察されるが，足底などの荷重部にできた場合には，表面が扁平化するため鶏眼のように見えることもある．重要な鑑別点は尋常性疣贅では点状出血が存在することである．原因ウイルスのタイプにより，ミルメシア疣贅などの特徴的な外観を呈する．

解　説

- **胼胝腫**：角層が外方に肥厚した状態である．鶏眼に比較して皮疹は大型で，圧痛などの自覚症状はない．荷重に対する皮膚の防御反応である．
- **鶏　眼**(図3)：肥厚した角層が真皮に向かって楔形に埋入した状態となっている．体重による荷重が一点に集中するために圧痛を生じる．これも荷重に対する皮膚の防御反応である．角層を削ると，中央部に半透明の芯が見える．
- **尋常性疣贅**(図4)：小さな小丘疹もしくは乳頭腫として始まり，しだいに拡大する．足底では隆起せず，表面が顆粒状の角化病変を呈し，モザイク疣贅とも呼ばれる．爪周囲ではときに融合し，巨大な局面を形成することもある．ヒト乳頭腫ウイルス感染症である．
  鶏眼と尋常性疣贅とを鑑別する場合，表面をカミソリなどで削るとよい．点状の出血がみられれば，尋常性疣贅と判断する(図5)．
- **ミルメシア**：足底や手掌に発生する蟻塚様外観を呈する小結節で，疼痛を伴い鶏眼と誤診されることもある．皮疹は深く陥凹して深く広がる．融合はしない．ヒト乳頭腫ウイルス感染症である．
- **足底表皮嚢腫**：足底においてヒト乳頭腫ウイルス60型がエクリン汗管上皮に感染することで，表皮嚢腫を形成すると考えられている．圧痛を伴うことが多い．
- **多発する胼胝腫**：胼胝腫が多発する場合にはWerner症候群や早老症候群であるプロジェリア，アクロジェリア，全身性強皮症などを疑う．足底脂肪組織の減少に対する皮膚の防御反応である．

（安部正敏）

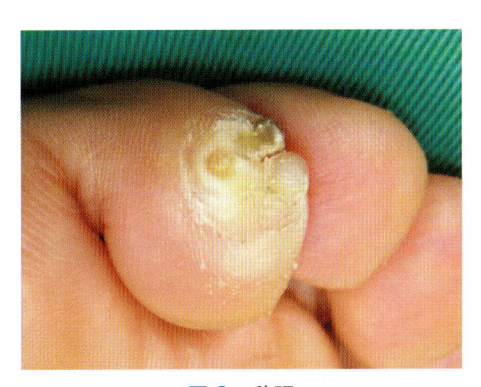

図3．鶏眼

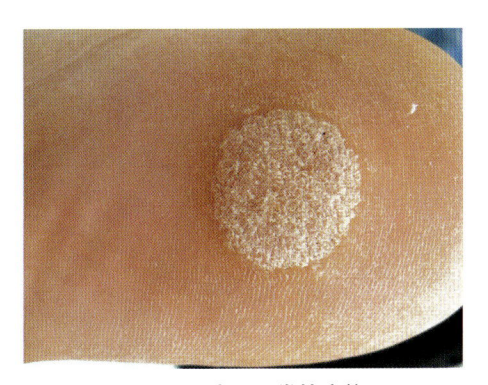

図4．足底の尋常性疣贅

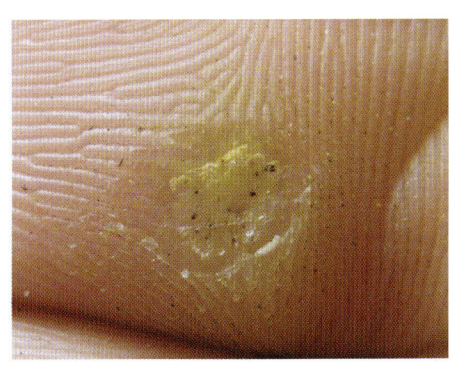

図5．点状出血を呈する尋常性疣贅

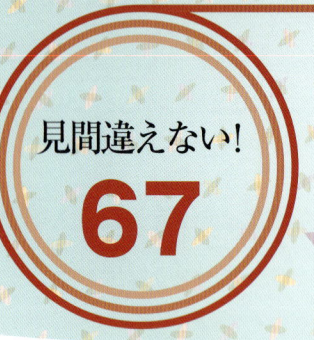

[四肢] 見落とさない！見間違えない！この皮膚病変

見間違えない！ **67**

凍瘡と見誤ってはならない疾患

凍瘡（しもやけ）をほんとうに知っていますか？

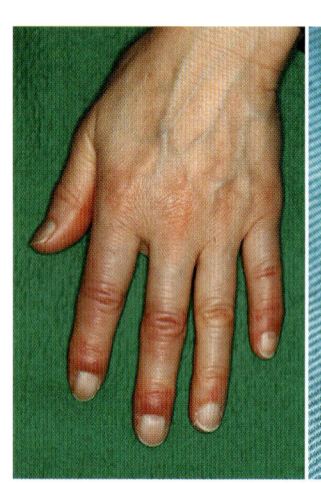

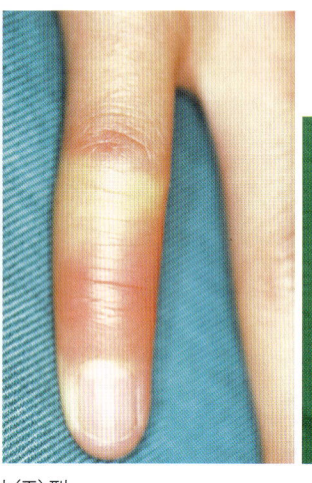

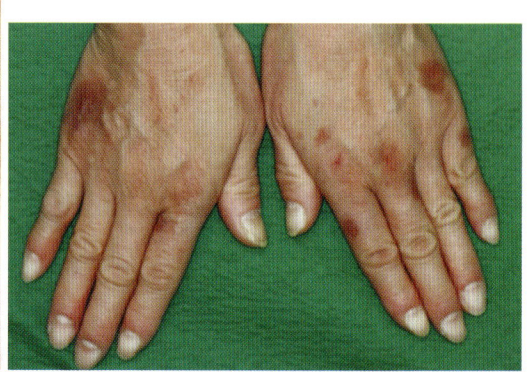

a：樽柿（T）型　　　　　　　　　b：多形紅斑（M）型

図1．凍瘡

診断のポイント

凍瘡，いわゆる「しもやけ」はありふれた疾患であるが，成人患者においてはシェーグレン症候群や全身性エリテマトーデスの存在を疑う契機となる重要な皮膚症状である．

1） **凍　瘡**
寒冷に曝露され，循環障害が起こりやすい末梢部，すなわち耳介，頬部，鼻尖部，指趾尖部に好発する．皮疹は概ねT型（樽柿型）とM型（多形紅斑型）に分類される．T型は指節もしくは足趾全体が紫藍色調でうっ血性に腫脹する（図1-a）．M型は小指頭大以下の暗紫紅色調を呈する滲出性紅斑，もしくは丘疹が多発ないしは散在する（図1-b）．

2） **凍瘡様ルーブス（chilblain lupus；CL）**
浮腫性紅斑で始まり，その後，中心部の萎縮とともに角化・鱗屑がみられる．夏になっても消褪せず，紅斑が残る．

3） **シェーグレン症候群（SjS）**
凍瘡を合併しやすい．他の部位の環状紅斑や紫斑の有無を観察する．

4） **全身性エリテマトーデス（SLE）**
冬期に凍瘡に酷似した紫紅色斑が手指背面に出現する．この皮疹は凍瘡の皮疹よりも小型のことが多く，浸潤も軽度である．組織学的に凍瘡と鑑別可能である．

解　説

　凍瘡様皮疹を有する患者に遭遇した際には，凍瘡という診断でよいのか？　基礎疾患はないのか？　という点を絶えず考える必要がある．具体的には下記の項目に当てはまる項目があれば凍瘡でない可能性を考えるべきである．
　① 寒冷刺激が先行していない．
　② 冬季のみならず，通年性に皮疹が持続している．
　③ 成人期以降に発症している．
　④ 凍瘡として非定型的な臨床像を呈している．
　⑤ 瘢痕が多発している．
　凍瘡と鑑別が重要となる疾患は凍瘡様ルーパスや，多型滲出性紅斑などである．

◎ **凍瘡様ルーパス**(図2)：臨床像は凍瘡に類似する．しかし，病理組織学的に円板状エリテマトーデスに類似し，エリテマトーデスの皮膚症状の一つととらえられている．浮腫性紅斑で始まり，角化・鱗屑が顕著となり，その後，中心部の萎縮とともにびらんや潰瘍を形成し，萎縮性瘢痕や色素沈着として治癒する．夏になっても紅斑が残る．なお，凍瘡様狼瘡(lupus pernio)はサルコイドーシスのびまん浸潤型であり，病理組織学的に診断する必要がある．

　成人の凍瘡患者をみたらシェーグレン症候群，全身性エリテマトーデスなどの膠原病関連疾患を考慮する必要がある(図3)．

(安部正敏)

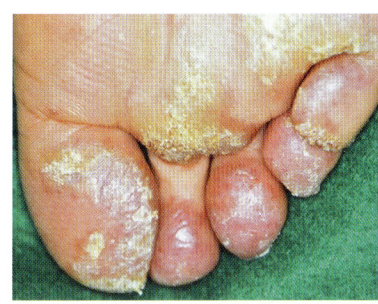

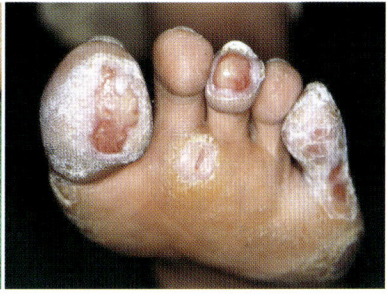

図2. 凍瘡様ルーパス

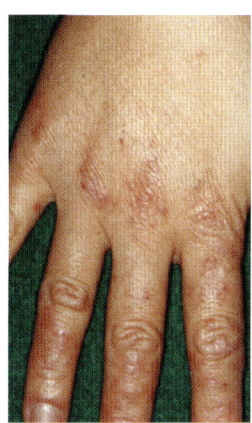

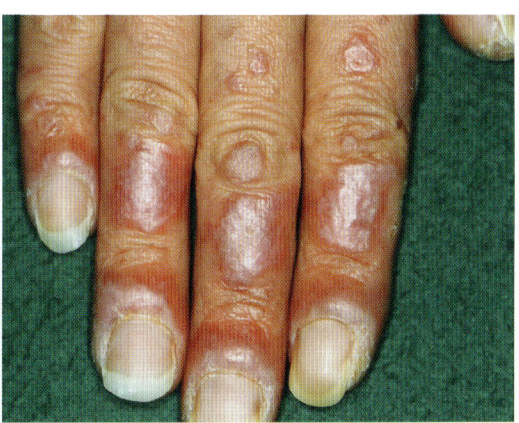

図3. SLE患者の凍瘡様紅斑

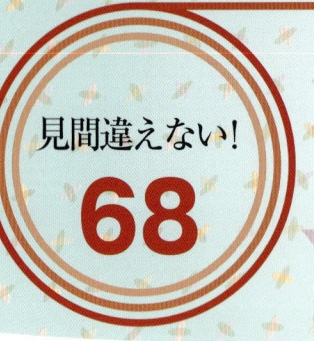

[四 肢]　見落とさない！見間違えない！この皮膚病変

見間違えない！ 68 掌蹠の点状水疱

病態は多彩!! 異汗性湿疹，金属アレルギー，掌蹠膿疱症，etc

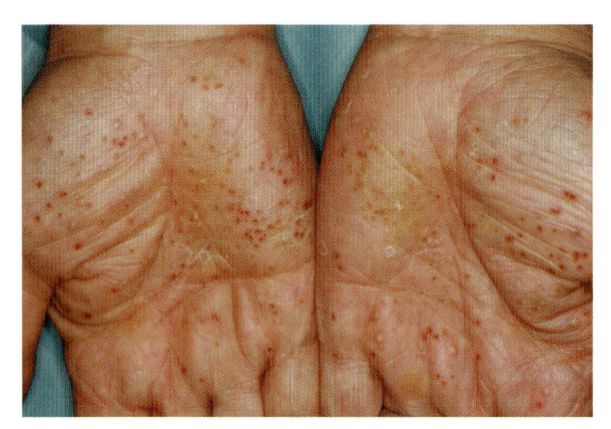

図1．掌蹠膿疱症

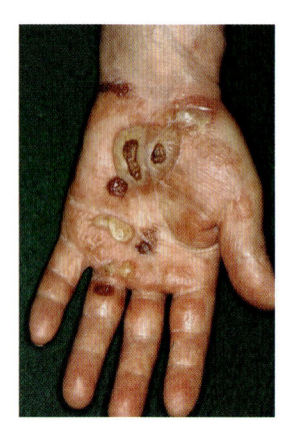

図2．汗疱

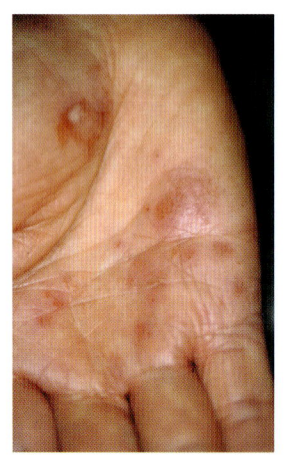

図3．手白癬

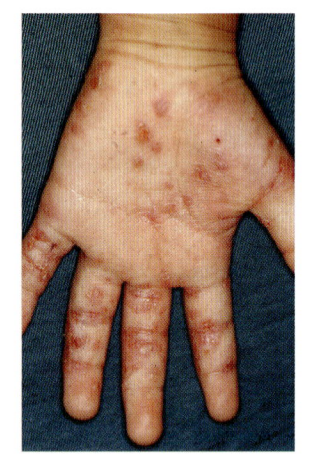

図4．疥癬

診断のポイント

　小水疱を主体とする掌蹠の疾患は臨床症状が似通っており，経過，増悪因子，皮疹の特徴などを十分に把握する．

【鑑別疾患】
掌蹠膿疱症（図1），汗疱または異汗症（図2），異汗性湿疹，金属アレルギー，手および足白癬（図3），手足口病，疥癬（図4），多形滲出性紅斑，異汗性類天疱瘡，大量免疫グロブリン静注療法後

解説

- **掌蹠膿疱症**：無菌性膿疱が，手掌では母指球や小指球，足底では穹隆部・外足縁・踵部・足底擦部に多発する．中年以降に発症することが多い．点状水疱として生じ，その後，膿疱化する．最終的には鱗屑を付す角化性紅斑上に膿疱を伴う局面を形成する．比較的大型の膿疱もみられる．疼痛と腫脹を伴う胸肋鎖骨間骨化症が患者の約1〜3割に合併する．

- **汗疱または異汗症**：湿疹化した場合，異汗性湿疹とも呼ばれる．手指や足趾の側縁や指腹，趾腹，足底に極めて小さな小水疱が多発し，それらが乾固して鱗屑となる．ときに多汗症を合併することがある．季節性にみられることがあり，高温多湿の時期に悪化することが多いことから，発症に汗管の閉塞が推定されていたが，現在は否定されている．真の原因はまだ解明されていないが，喫煙や金属アレルギー，アトピー素因，薬剤などが関与することがあり，さまざまな原因による臨床表現型ととらえると考えやすい．

- **金属アレルギー**：金属による全身性接触皮膚炎において，手掌および足底は角層が厚いという解剖組織学的特性から，汗管に金属がトラップされ，湿疹変化が起こることが推定されており，特殊型として一項目に挙げた．
臨床的には掌蹠膿疱症や異汗性湿疹の像をとる．すなわち，金属アレルギーの皮膚表現型としてこれらの臨床像をとると考えられる．原因究明の観点から，これらの疾患と診断した患者では金属パッチテストを必ず行う．

- **手および足白癬**：足白癬は臨床的に小水疱鱗屑型，角化型，趾間型に分かれる．小水疱鱗屑型は，汗疱に類似するが，皮疹が趾腹や足縁を中心に存在し鱗屑を伴う．角化型は文字どおり，足底全体が高度に角化し，硬く皮溝に沿って鱗屑を付す．趾間型は特に第4趾間にみられ，白く浸軟した鱗屑とともに，ときに小水疱がみられる．
手白癬では小水疱鱗屑型，角化型をとることが多い．手湿疹などと安易に即断せず，KOH標本で白癬菌の有無を確認する．

- **疥癬**：ヒトを固有宿主とするヒトヒゼンダニによる感染症である．角層に寄生し，トンネルを作りメスは産卵する．指間や外陰部など，皮膚の軟らかい部分に粟粒大の紅色丘疹や漿液性丘疹が多発し，しだいに小水疱や小膿疱が多発する．高齢者ではときに紫斑や痂皮を生じ，さらに湿疹化することも多い．疥癬トンネルや水尾徴候などの特徴的所見を見逃さない（図5）．ダーモスコピーが診断に有用である．

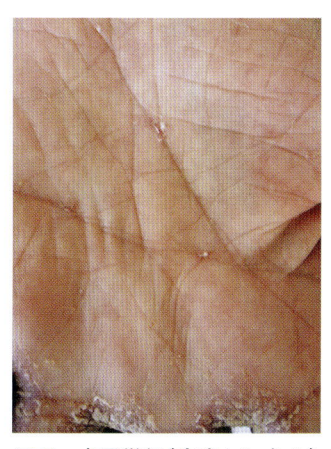

図5．水尾徴候（疥癬トンネル）　　図6．ノルウェー疥癬

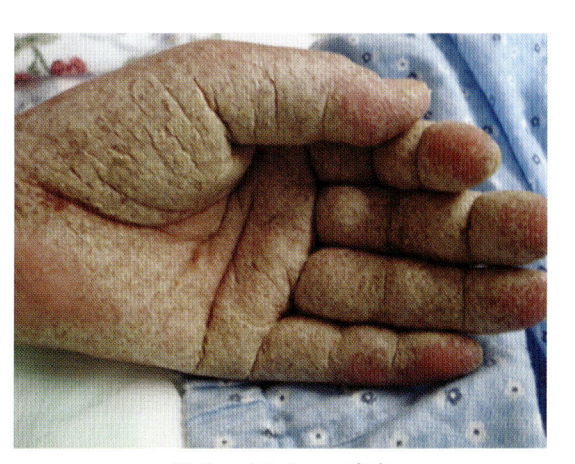

ノルウェー疥癬では多数のヒゼンダニが寄生しており，著明な角化を呈する（図6）．また，免疫不全患者などには鱗屑が蠣殻状に厚く堆積するノルウェー疥癬が発生する（図6）．極めて感染力が高く，隔離して治療する必要がある．

- **手足口病**（図7）：経口感染もしくは経気道感染により，3〜4日間の潜伏期の後，手掌，足底に小紅斑が多発し，ほどなく小水疱となる．同時に口腔粘膜には小水疱やアフタ様びらんが出現する．原因ウイルスはコクサッキー A16，A10，エンテロ 71 など．
- **異汗性類天疱瘡**（図8）：水疱性類天疱瘡において，しばしば掌蹠に限局して汗疱様皮疹を呈することがある．水疱性類天疱瘡は，表皮と真皮を結合する基底膜の蛋白に対する抗体が産生されて起こる自己免疫疾患である．すなわち，表皮基底膜部のヘミデスモソーム構成蛋白のうち，BPAG1（XVII 型コラーゲン：BP180）およびBPAG2（BP230）に対する抗体が産生され，基底膜の機能が破綻するために表皮下水疱が形成される．
- **大量免疫グロブリン静注療法後**：免疫原性神経疾患や特発性血小板減少性紫斑病，天疱瘡などの治療に用いられる大量免疫グロブリン静注療法の副作用として，汗疱や異汗性湿疹反応がみられる．治療開始直後から数日で出現する．
- **多形滲出性紅斑**（図9）：若年女性の四肢伸側に好発する左右対称性に鮮紅色調の紅斑．春，秋に多い．紅斑は当初小型であるが，しだいに遠心性に拡大する．ときに皮疹は水疱，血疱となる．感染徴候が先行する場合がある．皮疹は新生・消褪を繰り返すため，全体として新旧入り混じり，「多形」を呈する．粘膜に生ずることあり．

（安部正敏）

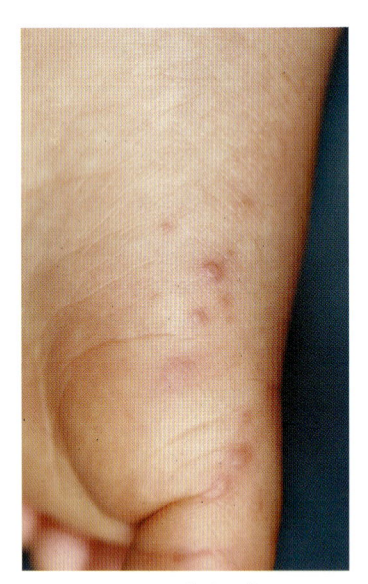

図7．手足口病

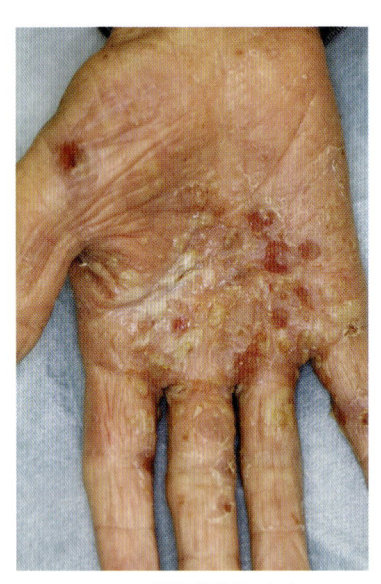

図8．異汗性類天疱瘡

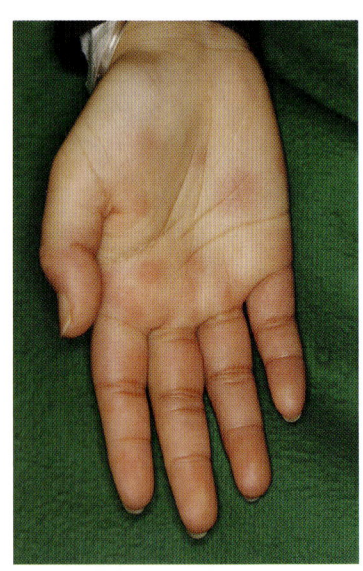

図9．多形滲出性紅斑

column ⑨ 日本語を正しく使っていますか？

　私たちは言葉の本来の意味を知らずに誤った使い方をしていることが少なくありません．学会発表でも首を傾げたくなることがときどきあります．使っている本人に誤用の認識がないのは当然ですが，「お里が知れる」とさえ思われてしまうかもしれません．また，やたらと「～認める．～認めた」を連発する学会発表も気になります．指導医はきちんと指導しているのでしょうか．
　以下の10問であなたの日本語能力の一部を確認してみてください．

問1．正しいのはどっち？
　　　1．的を射る　　　　　　2．的を得る
問2．「天地無用」の意味は？
　　　1．天地（上下）を気にする必要はない
　　　2．天地（上下）さかさまに扱ってはいけない
問3．正しいのはどっち？
　　　1．汚名挽回　　　　　　2．汚名返上
問4．正しいのはどっち？
　　　1．苔の一念　　　　　　2．虚仮の一念
問5．正しいのはどっち？
　　　1．素人はだし　　　　　2．玄人はだし
問6．「ぞっとしない」の意味は？
　　　1．感心しない　　　　　2．怖くない
問7．「ご多分に洩れず」の意味は？
　　　1．噂どおり　　　　　　2．例外ではなく，ほかと同じ
問8．正しいのはどっち？
　　　1．喧々諤々（けんけんがくがく）　2．喧々囂々（けんけんごうごう）
問9．正しいのはどっち？
　　　1．焼け棒杭に火がつく　2．焼けぽっくりに火がつく
問10．「清濁併せ呑む」の意味は？
　　　1．良い面も悪い面も併せ持っている人
　　　2．どんな人でも受容できる人

　正解は次のとおりです．説明は紙面の都合上できませんので，ご自分で調べてみましょう（これが大事なことです）．
正解：　問1：1　　問2：2　　問3：2　　問4：2　　問5：2　　問6：1
　　　　問7：2　　問8：2　　問9：1　　問10：2
　私たち日本人は頭の中で自分の考えを日本語で組み立てています．反射的な会話は別として，論理（理由，言いわけ）を組み立てなければならない会話（他人に説明する，納得させる）や作文（論文，報告書，レポート）となると多くの語彙とその意味，そして正しい文法・形式を知っていなければなりません．また，公的会話では尊敬語，謙譲語，丁寧語を正しく使い分けられる能力が社会人としての医師には求められます．チャットやメールの文章は社会人の公式文書として通用しませんし，患者さんや上司などに対して友人と同じような会話をしていては顰蹙をかってしまうでしょう．

[四肢] 見落とさない！見間違えない！この皮膚病変

見間違えない！ **69**

その診断は問題ないか？
脂漏性角化症

その臨床像は多彩！ボーエン病との鑑別を

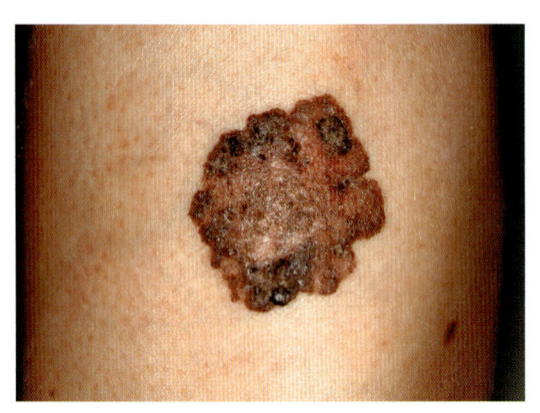

図1. 脂漏性角化症
表面が乳頭腫状で軽度隆起する褐色局面

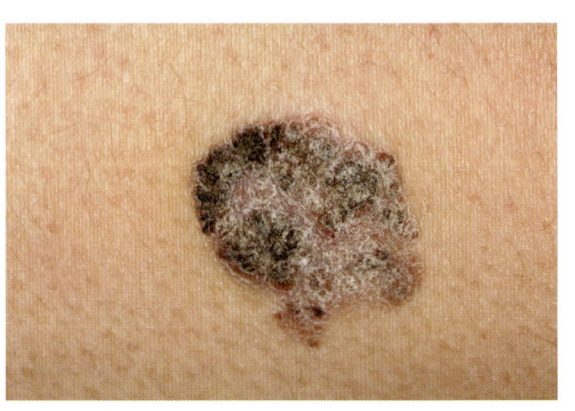

図2. ボーエン病
辺縁が黒色で角化を伴う紅褐色局面

診断のポイント

　脂漏性角化症（図1）は，別名，老人性疣贅と呼ばれ，高齢者に好発し，掌蹠，粘膜を除く体表面のどこにでも生じる．初期病変は小型の色素斑で，老人性色素斑と区別できないことも多い．しだいに隆起して黄褐色～黒色の角化性結節や，ときに皮角を呈する．

　脂漏性角化症は臨床所見が多彩であり，さまざまな疾患との鑑別を要する．

【鑑別疾患】
老人性色素斑
扁平苔癬様角化症
日光角化症
尋常性疣贅
軟性線維腫（skin tag）
ボーエン病（図2）
悪性黒色腫
基底細胞癌
有棘細胞癌

解　説

◉ **脂漏性角化症**(図3，4)：小結節，結節，扁平隆起局面，有茎性腫瘤など多彩な臨床像を呈し，色調も正常〜淡褐色〜黒色と変化に富むためにさまざまな疾患との鑑別が必要である．
　盛り上がらない初期のものは老人性色素斑との区別は難しい．色素が乏しいものでは尋常性疣贅，日光角化症，有棘細胞癌に類似する．色素沈着が強いものでは，基底細胞癌，悪性黒色腫との鑑別が必要になるが，光沢の有無や色調の不均一，びらん・潰瘍の有無などの所見から総合的に判断する．
　ダーモスコピーで観察すると，脂漏性角化症特有の変化を確認できる．

【脂漏性角化症のダーモスコピー像】
　面皰様開孔，多発性稗粒腫様嚢腫，指紋様構造，脳回転様外観，白暈を伴うヘアピン血管．

◉ **ボーエン病**(図5)：体幹，四肢に好発する円形〜楕円形の境界明瞭な不整形局面で，褐色〜黒褐色の部分を混じ，浸潤があり部分的に角化して鱗屑，痂皮を伴う傾向にある．組織学的に表皮内有棘細胞癌である．角化性病変周囲の紅褐色斑が認識できれば脂漏性角化症との鑑別に有用である．

(岡田悦子)

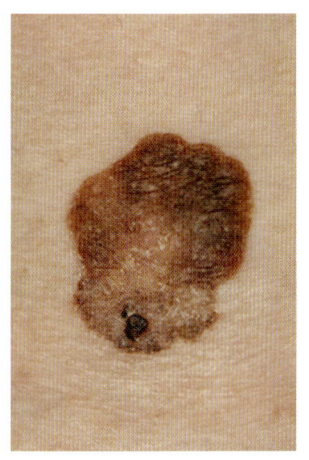

図3．脂漏性角化症
軽度隆起する角化性褐色結節

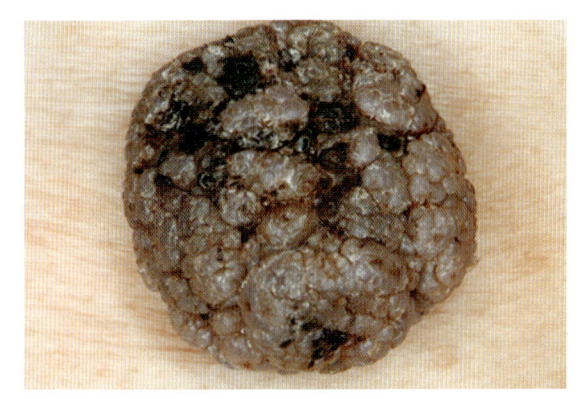

図4．疣状有茎性の脂漏性角化症
表面が角化し疣状に隆起した結節

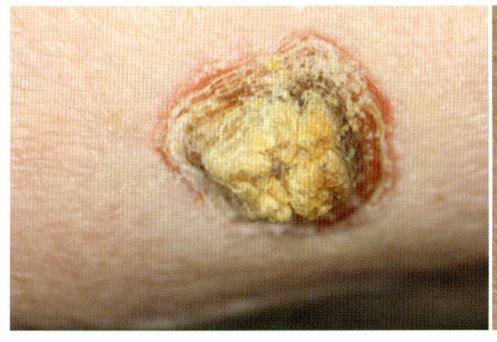

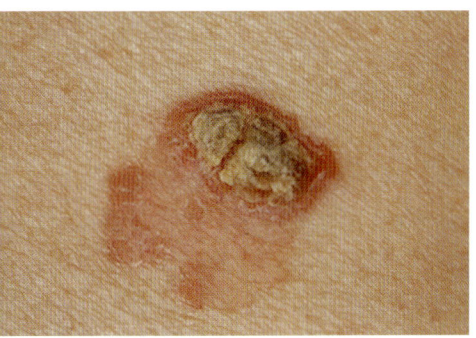

図5．ボーエン病
中央は角化が顕著で，辺縁に鱗屑を伴う紅褐色斑がある．

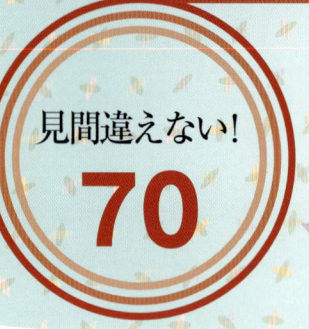

[四 肢]　見落とさない！見間違えない！この皮膚病変

見間違えない！ **70**

気をつけろ！
無色素性/乏色素性悪性黒色腫
肉芽腫様結節には要注意

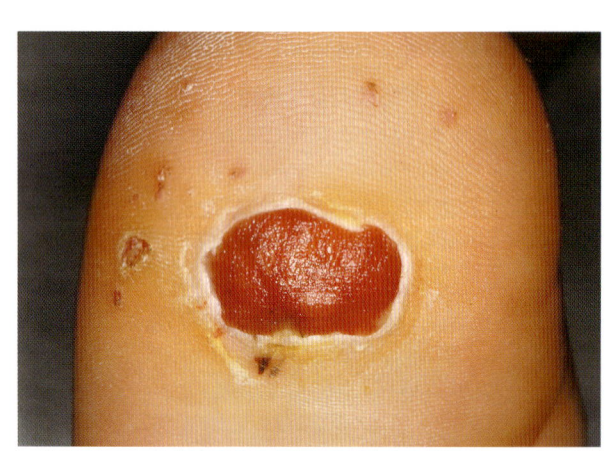

図1．無色素性悪性黒色腫

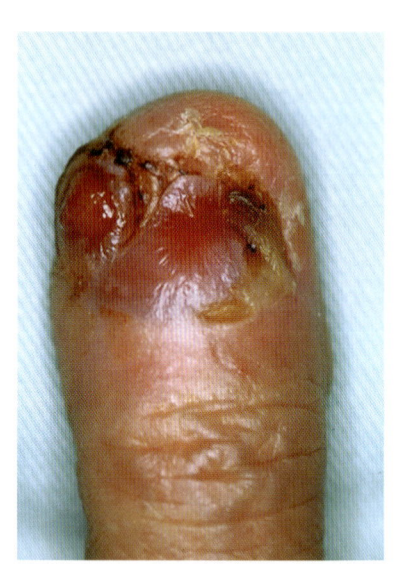

図2．乏色素性悪性黒色腫
爪下の紅色肉芽腫様結節

診断のポイント

　悪性黒色腫は表皮メラノサイトに由来する悪性腫瘍で，日本人では足底と爪部に多い．他の皮膚癌に比べて若年から発症し，悪性度が高い．

　多くは黒褐色斑と結節，または黒褐色結節を呈するが，メラニン色素が乏しい無色素性/乏色素性悪性黒色腫も稀に遭遇する（図1，2）．無色素性悪性黒色腫は紅色肉芽腫状の結節を呈することが多いが，詳細に観察するとわずかに黒褐色の色素斑が認められる場合もある．

【鑑別疾患】
- エクリン汗孔腫（eccrine poroma）：中年以降の手足，特に足縁に好発し，単発性で淡紅色～紅色の結節．ときにメラニンを多く含有するものがあり黒色調が強いこともある．易出血性を示すこともある．
- 毛細血管拡張性肉芽腫（granuloma teleangiectaticum）：手足や頭部，口唇などに好発する鮮紅色の軟らかい腫瘤である．発症初期には薄い表皮で被覆されるが，徐々に表面がびらんし易出血性となる．外傷を契機に発症することが多く，二次性の毛細血管増生により血管腫様の組織像を呈する．

解説

◎ **悪性黒色腫**：メラノサイト由来の悪性腫瘍で，通常は黒色調を呈する．初期には斑状色素性病変として出現することが多く，悪性黒色腫を疑う肉眼的早期診断項目である ABCDE に注意する（表 1，2）．

表 1．

A	asymmetry	左右非対称，不規則形
B	border irregularity	境界不整・不鮮明
C	color variegation	不均一な色調
D	diameter	大きい，長径 6 mm 以上
E	evolution	形状の変化，隆起する

表 2．悪性黒色腫の病型分類（Clark 分類）

病型	臨床像	組織像
悪性黒子型	悪性黒子に次いで発生．高齢者の顔面に生じ，比較的予後がよい	基底層を中心に異型メラノサイトの個別増殖，胞巣形成があり，真皮に日光変性を伴う
表在拡大型	扁平隆起した浸潤性局面	表皮のほぼ全層に異型メラノサイトが個別性，または胞巣を形成して増殖する
結節型	周囲に色素斑を伴わない結節	表皮内病変が真皮内浸潤の辺縁から表皮突起 3 個以内のもの．毛包幹細胞由来？
末端黒子型	掌蹠，爪部に生じ，周囲に色素斑を伴う結節，潰瘍を呈する	表皮基底層，特に表皮突起先端部を中心に異型メラノサイトの個別増殖，胞巣形成がある

◎ **無色素性/乏色素性悪性黒色腫**（図 3～5）：臨床的にメラニン色素が乏しく，紅色調で肉芽腫のようにみえることが約 2％程度にある．肉眼的にわずかに色素がみられることがあるが，早期発見が困難で誤診しやすいことから予後不良．

（岡田悦子）

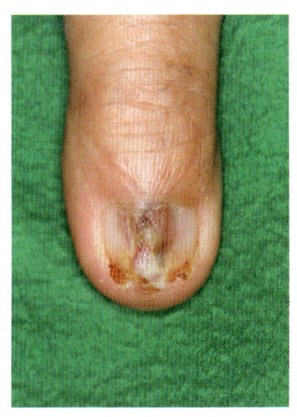

図 3．悪性黒色腫
爪甲の変形と軽度の色素線条を伴う爪下結節

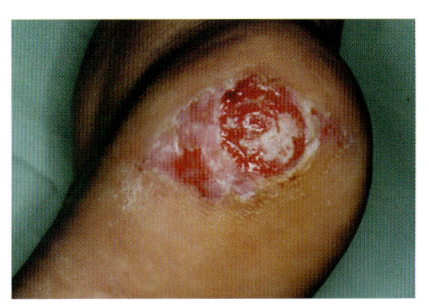

図 4．有棘細胞癌
不整形で角化を伴うびらんした結節

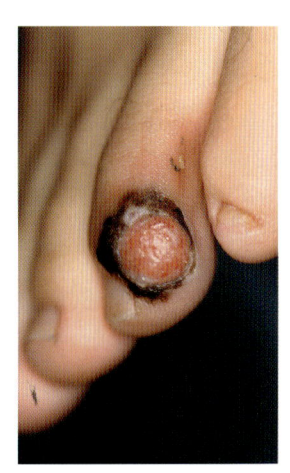

図 5．悪性黒色腫
びらんした紅色結節と周囲の黒色斑

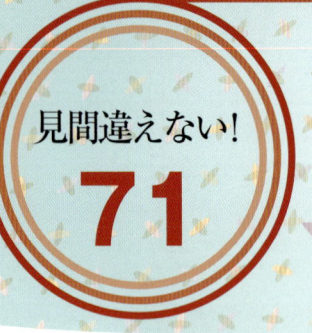

[四肢] 見落とさない！見間違えない！この皮膚病変

見間違えない！
71
発熱を伴う皮膚潰瘍のチェックポイント
緊急を要する疾患を見逃さない！

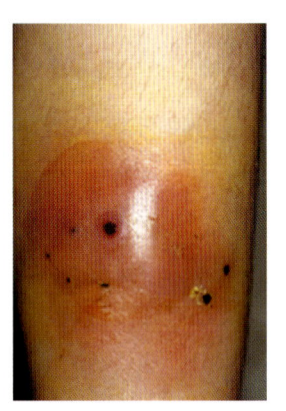

図 1. 蜂窩織炎
下腿の発赤腫脹．中央が潰瘍化し，排膿あり．皮下膿瘍を形成している．

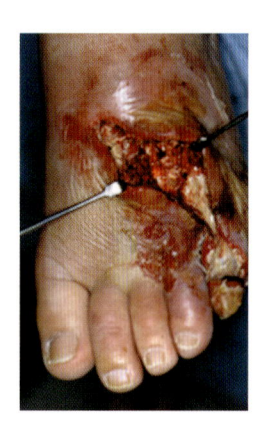

図 2. 壊死性筋膜炎

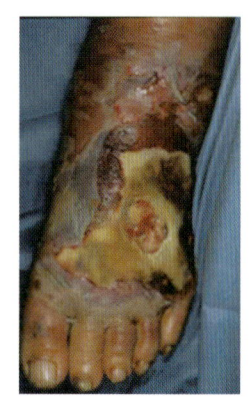

図 3. 劇症型壊死性筋膜炎
急速に紫斑が拡大．A 群溶連菌による．

診断のポイント

　発熱を伴って生じる皮膚潰瘍は重篤な感染症が多い．緊急デブリドマンを要する壊死性筋膜炎，ガス壊疽を見逃してはならない．蜂窩織炎(図 1)は境界明瞭な紅斑として始まり，しだいに腫脹し疼痛や熱感を伴い，ときに水疱や点状出血を伴う．発赤が急速に拡大する場合，紫斑を伴っている場合には壊死性筋膜炎を疑い，病変の範囲の確認やガス産生の有無を CT にて検索する．また，血液生化学検査データをもとにした LRINEC score* は補助的な診断ツールとして有用とされる．早期から活用するとよい．

1) 壊死性筋膜炎(図 2)
　　細菌が皮下組織および浅在性筋膜を主に冒し，炎症は筋膜に沿って急速に拡大，皮膚の栄養血管が障害されて広範囲の壊死が起こる重症感染症である．皮下のガス像がみられることもある．特殊な劇症型(図 3)として A 群溶連菌のほか，*Aeromonas* 感染症，*Vibrio vulnificus* 感染症などがある．

2) ガス壊疽
　　クロストリジウム性は狭義のガス壊疽であり，非クロストリジウム性は壊死性筋膜炎に含まれる．なお，ガス像が筋層に及ぶものをガス壊疽とする意見もある．

*LRINEC score(Laboratory Risk Indicator for Necrotizing Fasciitis score)
　・CRP，白血球数，血色素量，血清ナトリウム，クレアチニン，血糖の 5 項目でスコア化するもの．
　・壊死性筋膜炎の早期診断にも有用である．

解 説

- **壊死性筋膜炎・ガス壊疽**（図4, 5）：壊死性筋膜炎は，細菌が皮下組織および浅在性筋膜を侵し，炎症は筋膜に沿って急速に拡大，皮膚の栄養血管が障害されて広範囲に壊死が起こる重症感染症である．

  壊死性筋膜炎はA群溶連菌によるものと，それ以外の複数菌によるものとに大別される．ガス壊疽はクロストリジウム性と非クロストリジウム性に分けられるが，後者は壊死性筋膜炎の複数菌感染によるグループに含まれる．

  細菌の侵入門戸は不明なことが多いが，微小外傷などが引き金となる．下肢，陰部，肛囲などに好発する．男子外陰部に生じたものをフルニエ（Fournier）壊疽と言う．全身症状は高度で，発熱，関節痛，筋痛などを伴い，ときにショック状態となる．皮膚症状はびまん性の潮紅，腫脹，浮腫で始まり，急速に水疱，血疱，表皮剝離，壊死，潰瘍などを生じる．一見正常と見える部位でも，その皮下組織では病変が進行していることが多い．

  重症例は糖尿病や肝腎疾患など基礎疾患を有する場合が多い．死亡率が高く，緊急のデブリドマンとともに，全身管理，抗生物質の大量投与が必要である．基礎疾患，特に糖尿病を有する例では予後不良である．

- **蜂窩織炎**：蜂窩織炎は病変の中心が真皮から皮下脂肪組織に及び，黄色ブドウ球菌によることが多い．皮下膿瘍を形成したり，壊死を生じて潰瘍化することもある．

  境界明瞭な紅斑として始まり，しだいに拡大して浮腫状になり疼痛や熱感を伴う．ときに水疱や点状出血がみられ，発熱，所属リンパ節の腫脹，圧痛を伴う．紫斑を伴って急速に拡大する場合には，壊死性筋膜炎の発症に留意する．

（永井弥生）

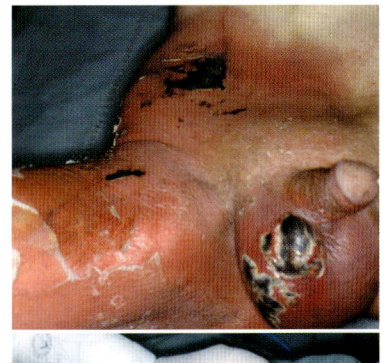

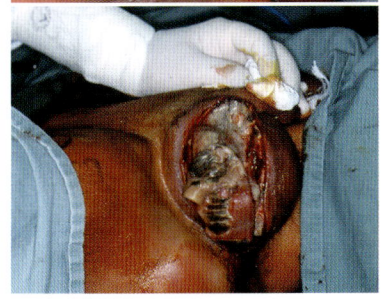

図4．フルニエ壊疽
壊死性筋膜炎が陰囊に及んだフルニエ壊疽．緊急デブリドマンにて多量の膿汁排出あり

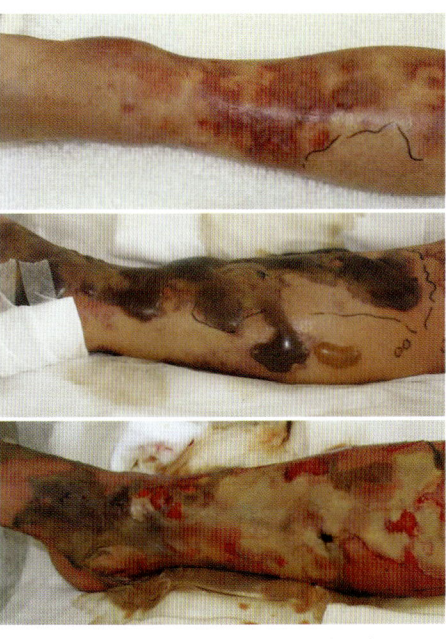

図5．*Vibrio vulnificus* 感染症
発症1日目：紫斑と水疱（上）．3日目：紫斑が拡大（中）．6日目：壊死範囲が明らかとなりデブリドマン（下）
（写真：熊本大学 井上雄二先生より提供）

[四 肢] 見落とさない！見間違えない！この皮膚病変

見間違えない！ 72 壊疽性膿皮症を見極めよ！

隠れている基礎疾患を見つけよう

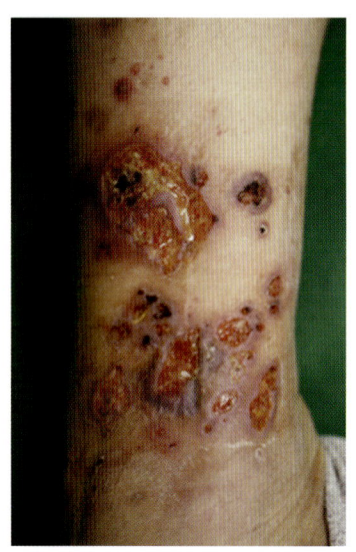

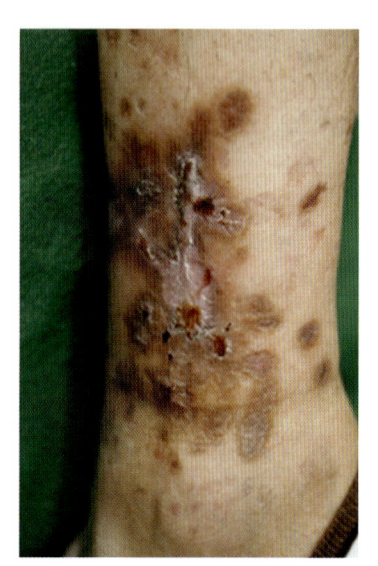

図1．壊疽性膿皮症（第2期）
潰瘍辺縁は暗赤色調で堤防状に隆起

図2．壊疽性膿皮症（第4期）
凹凸な表面，色素沈着を残して瘢痕治癒

診断のポイント

壊疽性膿皮症は，発症初期に紅斑，紅色丘疹，膿疱が出現し，しだいにこれらが多発融合して潰瘍を形成する．そのため，発症初期では，毛嚢炎，癤，癰，虫刺症，Sweet 病，深在性真菌症などとの鑑別を要する．

その後，辺縁が堤防状に隆起する穿掘性潰瘍を呈し，下半身，特に下腿に好発するため（図1，2），下腿潰瘍を生じる下記疾患との鑑別を要する．

【鑑別疾患】
血流障害性潰瘍：閉塞性動脈硬化症，バージャー病，抗リン脂質抗体症候群，クリオグロブリン血症，静脈瘤症候群．
血管炎：結節性動脈炎，Wegener 肉芽腫症，リウマチ性血管炎．
糖尿病性潰瘍
悪性腫瘍：有棘細胞癌，基底細胞癌．
感染症：蜂窩織炎，深在性真菌症，非結核性抗酸菌症．
外傷性潰瘍：熱傷，褥瘡．

解　説

◎ **壊疽性膿皮症**：20～50歳代に好発し，好中球が真皮に密に浸潤し病巣を形成する疾患である．皮膚症状は経過によって4期に分けられる．

第1期は，有痛性の毛囊炎様膿疱，水疱，紅色丘疹が出現し，第2期では，これらが多発融合し，潰瘍を形成する(図1)．辺縁は暗赤色調で堤防状に隆起し，周囲に拡大していく．潰瘍は穿掘性であり，黄白色の壊死組織を付す．第3期では，潰瘍が中心治癒傾向を示し，乳頭状の肉芽増殖が生じる．第4期は凹凸な表面と暗紫色の色素沈着を残して瘢痕治癒する(図2)．数か月の周期で，第1～4期を繰り返すため，各病期の臨床所見を熟知することが大切である．

また，本症は臨床症状から大きく4つの亜型に分類できる．従来の典型的な潰瘍を呈する潰瘍型，周囲に炎症を伴い，有痛性の水疱が出現する水疱型，進行が緩徐で潰瘍部の肉芽形成を示す増殖型(別名：superficial granulomatous pyoderma)，そして，潰瘍を形成せず膿疱を生じる膿疱型に分けられる．

＜鑑別疾患＞

特異的な検査所見は乏しく，臨床所見から本症を疑った場合，合併症の有無の検索や除外診断が重要となる．

発症初期には紅斑，膿疱，紅色丘疹が出現し，しだいにこれらが多発融合して潰瘍を形成する(第1，2期)．そのため，発症初期では毛囊炎，癤，癰，虫刺症，Sweet病，深在性真菌症などとの鑑別を要する．血管炎(結節性動脈炎，Wegener肉芽腫症，リウマチ性血管炎)や悪性腫瘍(有棘細胞癌，基底細胞癌)を除外するために皮膚生検を積極的に行う．

血流障害性潰瘍(閉塞性動脈硬化症，バージャー病，抗リン脂質抗体症候群，クリオグロブリン血症，静脈瘤症候群)が疑われる場合，血管造影，下肢エコーなどを用いた血流の評価を行い鑑別する．

感染症(蜂窩織炎，深在性真菌症，非結核性抗酸菌症)を除外するために，潰瘍部の細菌，真菌，抗酸菌培養検査を頻回に行う．

＜治療のポイント＞

壊疽性膿皮症は全身疾患を合併することが多く，デルマドロームとして重要である．基礎疾患の治療によって，本症が改善することがあるため，本症を疑ったら下記疾患の検索を行い，その治療を行うことが有益である．

【基礎疾患】
クローン病(図3，4)
潰瘍性大腸炎(図5，6)
関節リウマチ
白血病(骨髄異型性症候群)
IgA型単クローン性免疫グロブリン血症
大動脈炎症候群

＜合併疾患＞

壊疽性膿皮症は全身疾患を合併することが多く，基礎疾患の治療によって本症が改善することがある．本症を疑ったら合併疾患の検索を行い，その治療を行う．皮膚症状が契機となって内科的合併疾患が発

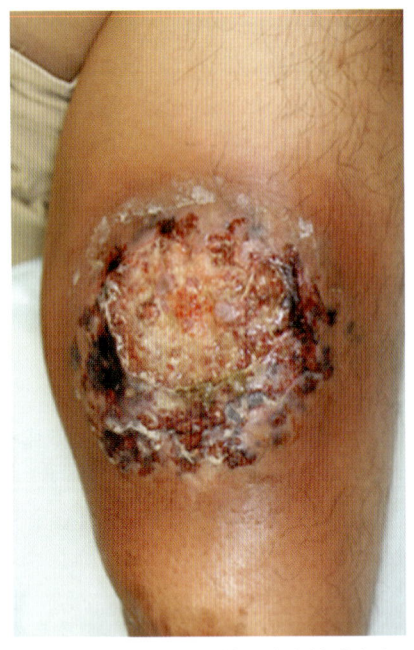

図 3. クローン病に伴う壊疽性膿皮症

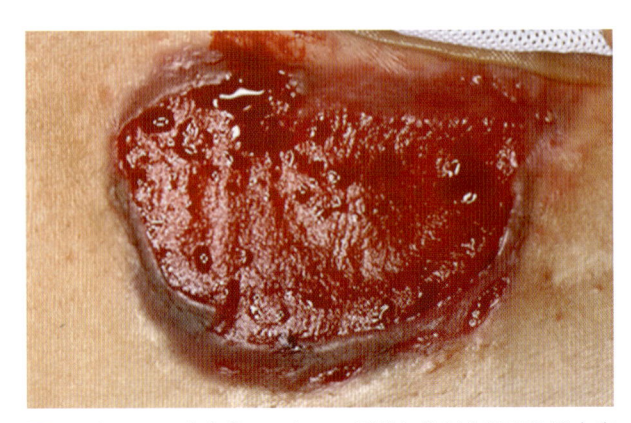

図 4. クローン病患者のストーマ近傍に生じた壊疽性膿皮症

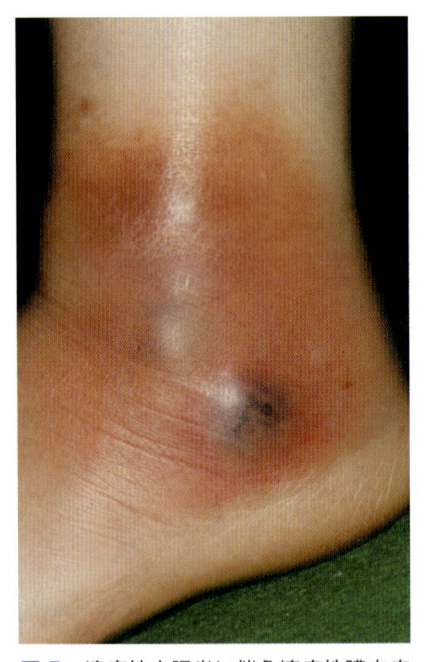

図 5. 潰瘍性大腸炎に伴う壊疽性膿皮症

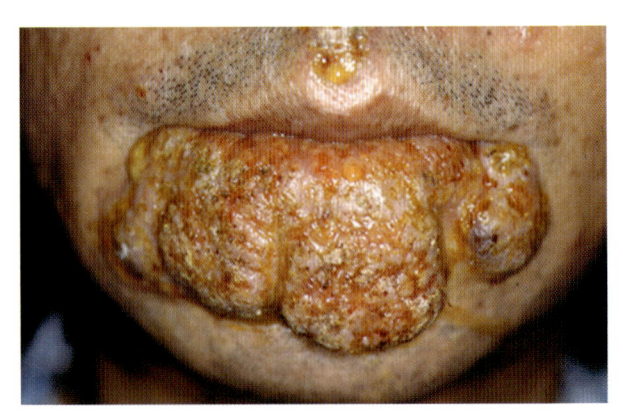

図 6. 潰瘍性大腸炎を伴った pyodermatitis-pyostomatitis vegetans

見される症例もあり，皮膚科医の果たす役割は大きい．
それぞれの病型において，合併しやすい疾患を下記に示す．ただし，絶対的なものではない．
潰瘍型：関節炎，慢性関節リウマチ，炎症性腸疾患(潰瘍性大腸炎，クローン病)，単クローン性免疫グロブリン血症
水疱型：骨髄増殖性疾患
増殖型：合併症は少ない
膿疱型：急性炎症性腸疾患(潰瘍性大腸炎，クローン病)

①**潰瘍性大腸炎**：壊疽性膿皮症は潰瘍性大腸炎の約0.6〜5%に合併すると報告されている．主に潰瘍性大腸炎の症状が先行し，潰瘍性大腸炎の病勢と一致することが多い．また，本症がストーマ周囲に生じることも報告されており，注意を要する．
②**関節リウマチ**：関節リウマチに伴う下腿潰瘍には，本症のほかに rheumatoid vasculitis，循環障害，rheumatoid neutrophilic dermatitis などの成因が関与する．
③**白血病(骨髄異型性症候群，急性および慢性骨髄性白血病)**：発熱などの全身症状を伴う場合，血液検査，骨髄穿刺による精査を行う．
④**単クローン性免疫グロブリン血症**：本症の約10%に単クローン性免疫グロブリン血症を伴うとの報告がある．本症を合併する単クローン性免疫グロブリン血症は，主に IgA タイプである．血清 IgA が好中球の機能異常を起こすと考えられている．
⑤**大動脈炎症候群**：本邦において大動脈炎症候群の合併頻度が高いとされてきたが，近年では潰瘍性大腸炎合併例が増加し，最も頻度が高い．壊疽性膿皮症を有する症例では，血圧の左右差，血管造影などの検査を行い，大動脈炎症候群の有無を精査し早期発見につなげる．

(茂木精一郎)

column 10 換わっても，変わらない

　人はこの世に生を受け，心身両面において成長し，やがて死を迎えます．そこには，一人の人間としての連続性（同一性）があります．私は私以外の何者でもありません．「当たり前だろう，何を寝ぼけたこと言っている」とのお叱りを受けるかもしれませんが，少なくとも身体を構成している成分については当てはまりません．それを証明した面白い実験を紹介します．

　ご存知のように，タンパク質はアミノ酸がいくつも連結してできた高分子です．私たちの体の20%は20種類のアミノ酸で構成されるタンパク質で占められています．1935年，ルドルフ・シェーンハイマーは，アミノ酸代謝を研究するために重窒素を含むロイシン（アミノ酸の1種）を合成し，ほかの食物とともにマウスに3日間与えました．この間，投与量の27.4%が尿中に，2.2%が糞便中に排泄され，残り56.5%が体を構成するタンパク質に取り込まれていました．さらに，重窒素で標識されたロイシンが体を構成するタンパク質の既存のロイシンと入れ替わったのかどうかが調べられました．ネズミの各組織のタンパク質を回収し，加水分解して得られた20種類のアミノ酸のうち，驚くべきことに，重窒素はロイシンだけではなく，グリシン，チロシン，グルタミン酸などにも含まれていたのです．つまり，体内に取り込まれたアミノ酸は，窒素分子のレベルにまで分解され，あらためてアミノ酸合成の材料となり，さらにタンパク質へと新規に組み上げられていたのです．（参考図書：生物と無生物のあいだ　福岡伸一著，講談社現代新書）

　シェーンハイマーの実験結果は，「体内の既存のタンパク質は分解排泄され，驚くべき速さで新たに合成されたタンパク質に置き換えられている」ということを明確に示しました．

　この実験結果を踏まえて分子レベルで極論するならば，1年前に私の体を構成していたタンパク分子の多くは，おそらく現在の私には存在していないことになります．さまざまな原子や分子が私の体の中を通過していったのです．方丈記の冒頭，「ゆく河の流れは絶えずして，しかも，もとの水にあらず」の文言が脳裏をよぎります．それでもなお，精神・身体機能に連続性（同一性）が保たれ，「私が私であり続ける」生物固有の能力には驚愕するばかりです．

　健康食品やサプリメントが大きな市場となっています．ですが，コラーゲンやグルコサミンがそのままの形（高分子）で消化管から吸収され，私たちの臓器や組織に運ばれて身体を構成する成分となることはあり得ません．これらは分解・吸収されることにより，私たち自身の細胞が新規に合成するコラーゲンやグルコサミンの材料として利用されるのです．材料に不足があってはなりませんが，細胞自体の生産能力が低下していることも忘れてはなりません．

　「若さを保ちたい」という願望の究極は「不老不死」でしょうか．しかし，古今東西この望みを叶えた者はいません．仏教では，私たちが避けられない4つの苦しみ（四苦）として，生老病死を挙げています．「生きること」を四苦に含めているところに仏教の懐の深さを感じます．泰然自若として四苦を受け入れられる人間でありたいものです．

索引

欧文

A
Albright 症候群 ………………………… 35
ANCA 関連血管炎 ……………………… 145

B
basal cell nevus syndrome ……………… 74

C
CAPS …………………………………… 53
Cronkhite-Canada 症候群 ………………… 5
Crow-Fukase 症候群 …………………… 44

D
deep dissecting hematoma …………… 153
DLE ………………………… 86, 96, 110

F
Forschheimer 斑 ………………………… 80
Fournier ……………………………… 173

G
Gianotti 病 ……………………………… 39

H
Henoch-Schönlein 紫斑病 …………… 145
HIV 感染 ……………………………… 78
HIV 感染症 …………………………… 12

I
interventional radiology ……………… 42

K
Kaposi 肉腫 …………………………… 79
Koplik 斑 ……………………………… 80

L
Leser-Trélat 徴候 ……………………… 27
Livedo vasculopathy …………………… 49

M
Malassezia furfur …………………… 13
Mycobacterium marinum 感染症
 ……………………………………… 154

O
oral florid papillomatosis …………… 115
Orientia tsutsugamushi …………… 133
Osler 結節 ……………………………… 76

P
Paper money skin ……………………… 39
Pautrier 微小膿瘍 …………………… 123
poikiloderma …………………………… 42

S
sclerosing panniculitis ……………… 153
SLE ……………………………………… 5
staphylococcal scaled skin
 syndrome；SSSS …………………… 102

T
tufted folliculitis ……………………… 84

V
verrucous carcinoma ………………… 114
verrucous skin lesions of the
 feet in diabetic neuropathy
 ………………………………………… 54
Vibrio vulnificus 感染症 …………… 173
von Kossa 染色 ……………………… 41

W
Wegener 肉芽腫症 …………………… 145
Werner 症候群 ………………………… 54
Wickham 線条 ………………………… 80

和文

あ
亜鉛欠乏症候群 ……………………… 136
亜急性感染性心内膜炎 ………………… 76
亜急性皮膚エリテマトーデス ………… 93
悪性黒子 ……………………………… 100
アジソン病 …………………………… 71
アトピー性皮膚炎 …………………… 32
アレルギー性接触皮膚炎 ……………… 28
アレルギー性肉芽腫性血管炎 ……… 145
アレルゲン …………………………… 29

い
遺伝性対側性色素異常症 ……… 35, 158
陰股部白癬 …………………………… 143

う
ウイルス感染症 ……………………… 124

え
エクリン汗孔腫 ……………………… 170
エクリン汗嚢腫 ………………………… 11
壊死性筋膜炎 ………………………… 172
壊疽性膿皮症 ………………………… 174
円形脱毛症 …………………………… 86
円板状エリテマトーデス
 ……………………… 16, 86, 96, 110

お
黄色爪症候群 ………………………… 63
温熱発汗試験 ………………………… 37

か
外歯瘻 ………………………………… 22
疥癬 …………………………… 121, 165
潰瘍性大腸炎 ………………………… 175
角層下膿疱症 ………………………… 126
ガス壊疽 ……………………………… 172
汗管腫 ………………………………… 90
眼瞼腫脹 ……………………………… 21

か

乾癬……………………………… 62
肝斑……………………………… 108
汗疱……………………………… 165
顔面白癬………………………… 95
顔面播種状粟粒性狼瘡………… 11, 90

き

基底細胞癌……………………… 116
基底細胞母斑症候群…………… 74
木村病…………………………… 21
急性陰門潰瘍…………………… 139
急性汎発性発疹性膿疱症……… 126
菌状息肉症……………………… 123

く

クッシング症候群……………… 71
クモ状血管腫…………………… 39
クリオピリン関連周期性症候群… 53
クローン病……………………… 175
グロムス腫瘍…………………… 73

け

鶏眼……………………………… 160
血管脂肪腫……………………… 73
血管線維腫……………………… 10
血管内大細胞B細胞リンパ腫… 44
血管肉腫………………………… 2
結節性硬化症…………………… 10
結節性紅斑……………………… 148
限局性強皮症…………………… 135
剣創状強皮症…………………… 86
顕微鏡的多発血管炎…………… 145

こ

肛囲溶連菌感染症……………… 136
硬化性萎縮性苔癬……………… 135, 141
口腔カンジダ症………………… 78
硬結性紅斑……………………… 149
好酸球性筋膜炎………………… 47
好酸球性膿疱性毛包炎………… 94
甲状腺機能亢進症……………… 47, 51
甲状腺機能低下症……………… 51

紅皮症…………………………… 59
抗リン脂質抗体症候群………… 49
黒色表皮腫……………………… 27
骨腫……………………………… 106

さ

再発性アフタ…………………… 80
刺し口…………………………… 133
サルコイドーシス……………… 97, 149

し

シェーグレン症候群…………… 89, 92, 162
耳介偽囊腫……………………… 16
色素性乾皮症…………………… 9
色素沈着型薬疹………………… 159
脂腺増殖症……………………… 11
紫斑……………………………… 2
シミ……………………………… 109
雀卵斑…………………………… 108
酒皶……………………………… 90
樹枝状血管拡張………………… 116
樹枝状紅斑……………………… 48
種痘様水疱症…………………… 9
漿液性丘疹……………………… 28
掌蹠膿疱症……………………… 165
小児皮膚筋炎…………………… 119
脂漏性角化症…………………… 168
脂漏性湿疹……………………… 84
脂漏性皮膚炎…………………… 12
神経鞘腫………………………… 73
神経線維腫症…………………… 35
尋常性乾癬……………………… 84
尋常性天疱瘡…………………… 112
尋常性白斑……………………… 141
尋常性疣贅……………………… 54
深部静脈血栓症………………… 153
蕁麻疹様血管炎………………… 53, 94

す

スティーブンス・ジョンソン症候群
 ……………………………… 124
スポロトリコーシス…………… 22, 154

せ

成人T細胞白血病……………… 123
成人発症Still病………………… 53, 128
接触皮膚炎……………………… 136
全身性エリテマトーデス……… 88

そ

爪上皮の出血…………………… 56

た

ダーモスコピー………………… 56
多形皮膚萎縮…………………… 42
多胞性卵巣症候群……………… 71
多発性表皮囊腫………………… 74
多発性毛包上皮腫……………… 10
ダリエ徴候……………………… 30
ダリエ病………………………… 27
単純性血管腫…………………… 3
単純ヘルペス…………………… 138

ち

地図状舌………………………… 80
中毒性表皮壊死症……………… 111
蝶形紅斑………………………… 88

つ

ツツガムシ病…………………… 133

て

デルマドローム………………… 58
伝染性膿痂疹…………………… 102

と

凍瘡……………………………… 16, 162
凍瘡様ループス………………… 162
糖尿病性顔面潮紅……………… 7
糖尿病性強指症………………… 7
糖尿病性浮腫性硬化症………… 7
特発性後天性無汗症…………… 37

に

肉芽腫性眼瞼炎……………………… 21
日光角化症…………………………… 96
日光口唇炎…………………………… 115
乳房外パジェット病………………… 143

ね

粘膜類天疱瘡………………………… 112

の

膿疱性乾癬…………………………… 126

は

肺性肥厚性骨関節症………………… 58
梅毒……………………………… 66, 139
白色皮膚描記症……………………… 30
白癬…………………………………… 165
白血球破砕性血管炎………………… 145
バラ疹………………………………… 66
斑状強皮症…………………………… 135

ひ

皮下脂肪壊死………………………… 59
ヒゼンダニ…………………………… 121
ビダール苔癬………………………… 141
皮膚筋炎…………………… 12, 89, 128
皮膚結核……………………………… 23
皮膚腺病……………………………… 22
皮様嚢腫……………………………… 106

ふ

浮腫…………………………………… 46
ブドウ球菌性熱傷様皮膚症候群…… 102
フルニエ……………………………… 173
ブレオマイシン皮膚炎……………… 128
分娩後脱毛…………………………… 5

へ

ヘイリー・ヘイリー病……………… 143
ベーチェット病……………………… 138
ペラグラ……………………………… 9
胼胝腫………………………………… 160
扁平コンジローマ…………………… 66
扁平苔癬………………… 62, 110, 112
扁平苔癬様角化症…………………… 101

ほ

蜂窩織炎………………………… 153, 173
乏色素性悪性黒色腫………………… 170
乏色素性基底細胞癌………………… 116
帽状腱膜下脂肪腫…………………… 106
ボーエン病……………… 68, 154, 168
ポルフィリン症……………………… 9

み

ミルメシア…………………………… 161

む

無色素性悪性黒色腫………………… 170

め

メラノーマ…………………………… 68

も

毛細血管拡張性肉芽腫……………… 170
網状肢端色素沈着症………………… 158
毛包性ムチン沈着症………………… 94
網膜色素線条………………………… 41
モルフェア…………………………… 135

や

薬剤過敏症症候群…………………… 124
薬剤性発汗試験……………………… 37
薬疹…………………………………… 124

ゆ

有棘細胞癌………………………… 68, 114
融合性細網状乳頭腫症……………… 27
有痛性紅斑…………………………… 76

り

隆起性皮膚描記症…………………… 30
リンパ腫……………………………… 123

ろ

老人性血管腫………………………… 44
老人性色素斑………………………… 100
老人性疣贅…………………………… 168

見落とさない！見間違えない！この皮膚病変

2013年6月10日　第1版第1刷発行（検印省略）

編者　石川　治
発行者　末定広光
発行所　株式会社　全日本病院出版会
　　　　東京都文京区本郷3丁目16番4号7階
　　　　郵便番号 113-0033　電話 (03) 5689-5989
　　　　　　　　　　　　　FAX (03) 5689-8030
　　　　郵便振替口座 00160-9-58753
　　　　印刷・製本　三報社印刷株式会社

©ZEN-NIHONBYOIN SHUPPAN KAI, 2013.

・本書に掲載する著作物の複製権・翻訳権・上映権・譲渡権・公衆送信権（送信可能化権を含む）は株式会社全日本病院出版会が保有します．
・JCOPY ＜(社)出版者著作権管理機構　委託出版物＞
本書の無断複写は著作権法上での例外を除き禁じられています．複写される場合は，そのつど事前に，(社)出版者著作権管理機構（電話 03-3513-6969，FAX03-3513-6979，e-mail：info@jcopy.or.jp）の許諾を得てください．
本書をスキャン，デジタルデータ化することは複製に当たり，著作権法上の例外を除き違法です．代行業者等の第三者に依頼して同行為をすることも認められておりません．

定価はカバーに表示してあります．
ISBN　978-4-86519-000-7　C3047